常见病药酒

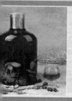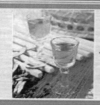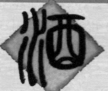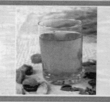

主　编　田　燕

副主编　高　萌　蒋　妮

参　编　于　涛　　马文颖　　王　舒　　王丽娟　　白雅君

　　　　刘丽红　　刘艳君　　孙丽娜　　齐丽娜　　宋春亮

　　　　张　舫　　张大林　　张黎黎　　李　东　　李素华

　　　　杨春雨　　陈淑良　　赵　宇　　赵　慧　　夏　欣

　　　　董海涛　　蒋　妮　　谢丹丹　　褚秋辰　　鲍　旭

主　审　曲长平

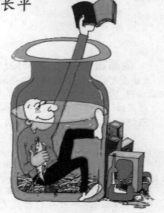

金盾出版社

内容提要

　　本书简要介绍了药酒的起源、发展、命名、分类、配制方法、注意事项及药酒的适用范围与贮存方法等，详细介绍了治疗消化系统、泌尿系统、心血管系统、血液系统、内分泌系统、神经系统、外科、妇科、儿科、耳鼻咽喉科、皮肤科疾病的药酒；并对每种药酒的组成、配制、用法用量、功效主治进行了阐述。本书处方来源准确，药效可靠，集知识性、实用性、可操作性于一体，可供全科医师、中医师、药师、中医爱好者及大众阅读参考。

图书在版编目（CIP）数据

　　常见病药酒治疗手册/田燕主编 . —北京 ：金盾出版社，2015. 3(2019. 1 重印)
　　ISBN 978-7-5082-9238-0

　　Ⅰ.①常… Ⅱ.①田… Ⅲ.①常见病—药酒—验方 Ⅳ.①R289.5

　　中国版本图书馆 CIP 数据核字(2014)第 037270 号

金盾出版社出版、总发行

北京市太平路 5 号(地铁万寿路站往南)
邮政编码：100036 电话：68214039 83219215
传真：68276683 网址：www. jdcbs. cn
双峰印刷装订有限公司印刷、装订
各地新华书店经销
开本：850×1168 1/32 印张：20.5 字数：426 千字
2019 年 1 月第 1 版第 2 次印刷
印数：4 001～7 000 册 定价：60.00 元
(凡购买金盾出版社的图书，如有缺页、
倒页、脱页者，本社发行部负责调换)

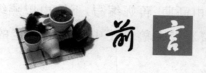 前言

　　药酒疗病保健,源远流长。药物的有效成分渗入酒中制成的药酒,是中医学与酿酒业发展的成功结合。药酒一般是把中药植物的根、茎、叶、花、果和动物的全体或内脏,以及某些矿物质成分按一定比例浸泡在低浓度食用白酒、黄酒、米酒或葡萄酒中,使药物的有效成分溶解于酒中,经过一定时间后去除药渣而制成的。本书介绍了药酒的配制、注意事项、服用方法及适用范围等,并对药酒的一般知识做了详细的介绍。

　　药酒,素有"百药之长"之称,在我国已有数千年的历史,早在西周时期,我国古代人民就广泛使用药酒防病治病,补益强身。我国最早的医书《内经·素问》中曾提到"以酒为浆",做汤液醪醴,用于治疗多种疾病。酒性轻扬,味苦甘辛,具有通血脉、行药势、温肠胃、御风寒之功,在治疗方面有扶正祛邪,强身健体、增强机体免疫力,提高机体适应性等特点。中国中草药材资源丰富,将中药材按照一定配伍用酒浸泡制成药酒,药借酒力、酒助药势而充分发挥其效力,提高疗效。药酒具有制作简便、疗效可靠,所以药酒深受历代医家

的重视和广大群众的喜爱。

本书上篇由高萌、蒋妮编写，下篇由田燕编写，其余编者在收集、整理资料及书稿校正中承担了一定的工作，在此深表感谢。

本书内容涉及面广泛，编者参阅和借鉴了许多优秀书籍和文献资料，并得到了有关专家的帮助，在此一并向他们致谢。书中若有疏漏或不妥之处，敬请广大读者批评指正。

作　者

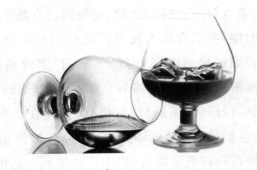

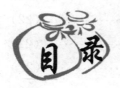

上 篇 概 论

下篇　治疗疾病药酒

药酒方剂索引

上篇 概论

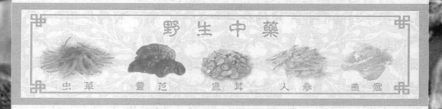

野生中藥

虫草　靈芝　鹿茸　人参　燕窩

上篇 概论

药酒治病保健，源远流长。药物渗入酒中制成的药酒，是中医学与酿酒业发展的成功结合。药酒一般是把中药植物的根、茎、叶、花、果和动物的全体或内脏，以及某些矿物质成分按一定比例浸泡在低浓度食用乙醇、白酒、黄酒、米酒或葡萄酒中，使药物的有效成分溶解于酒中，经过一定时间后去除药渣而制成的。本篇介绍了药酒的配制、注意事项、服用原则及适用范围等，对药酒的一般知识做了详细的介绍，也能帮助读者对药酒的功效、作用等方面有较深入系统的了解。

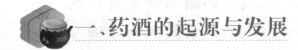

一、药酒的起源与发展

1. 药酒的定义

药酒，在中医史上称“酒剂”，是中医学方剂学的重要组成部分，也是中医学养生健体和防病治病的又一独特医疗方法。它具有制作简单、便于存放、使用方便、内外可用、安全可靠、见效快、疗效高、不良反应少等特点，因而乐于被人们喜爱和接受，采用者日益增多。

所谓药酒，一般是把中药植物的根、茎、叶、花、果和动物的全体或内脏及某些矿物质成分按一定比例浸泡在低浓度食用乙醇、白酒、黄酒、米酒或葡萄酒中，使药物的有效成分溶解于酒中，经过一定时间后去除药渣而制成的，也有一些药酒是通过发酵等方法制作的。药酒之所以有保健祛病作用，是因为酒是中药的良好有机溶剂，中药中所含有效药物成分能充分溶解在酒液中，借助酒温通血脉、改善循环的力量作用于人体脏腑、经络、气血，从而发挥药效作用。

药酒治病保健，源远流长。药物渗入酒中制成的药酒，是中医学与酿酒业发展的成功结合。由此说明，药酒是随着酿酒业的发现、发展而逐步壮大，不断完善的医疗体系之一。几千年以前，我国人民就已掌握了药酒治病的方法，通过长期不断地探索与发展，适用范围不断扩大。药酒既可防病治病，又可养生延年，嫩肤美容。历代许多价廉效果好的药酒良方，一直沿用下来，流传至今。

2. 药酒的起源 ⁕

药酒的起源与酒是分不开的。酒的发明，在我国已有相当悠久的历史，是世界上酿酒业最早的国家之一，对世界酿酒技术的发展做出了巨大的贡献。一般认为，人类社会进入旧石器时代后期已能打制出许多用于获取自然物的石头工具，对于食物的好恶也就有了选择的可能性。据有关史料记载：大约在采集经济时代，那时的农业尚未兴起，野果和蜂蜜则成为可供人类酿酒的理想而又容易得到的原料。我们聪明的祖先在劳动过程中就注意到野果和蜂蜜中含有发酵性的糖分,一旦接触了空气中的真菌和酵母就会发酵成酒。由于经自然发酵的野果好吃而受到了启发,并产生了极大的兴趣,于是他们开始有目的地将野果采摘并贮存起来,让其在适宜条件下自然发酵成酒,这可以说是最原始的,也是最早的酿酒。

早在新石器时代晚期的龙山文化遗址中,就曾发现过很多陶制酒器。关于造酒,最早的文字记载见于《战国策·魏策二》:"昔者帝女令仪狄作酒而美,进之禹,禹饮而甘之。"此外,《世本》亦讲到:"少康作秫酒。"少康即杜康,是夏朝第五代国君。这些记载说明,在四千多年前的夏代,酿酒业已发展到一定水平,所以后世有"仪狄造酒"及"何以解忧?唯有杜康"之说。这里杜康已成了酒的代名词。

3. 药酒的发展

商殷时代,酿酒业更加普遍。当时已掌握了曲蘖酿酒的技术,如《尚书·说命篇》中有商王武丁所说"若作酒醴,尔维曲蘖"的论述。在殷墟河南安阳小屯村出土了商朝武丁时期(公元前1200多年前)的墓葬,在近200件青铜礼器中,各种酒器约占70%,出土文物中就有大量的饮酒用具和盛酒容器,可见当时饮酒之风已相当盛行。从甲骨文的记载可以看出,商朝对酒极为珍重,把酒作为重要的祭祀品。值得注意的是在罗振玉考证的《殷墟书契前论》甲骨文中有"鬯其酒"的记载,对照汉代班固《白虎通义·考黜》曾释"鬯者,以百草之香,郁金合而酿之成为鬯"表明在商代已有药酒出现。

周代,饮酒越来越普遍,已设有专门管理酿酒的官员,称"酒正",酿酒的技术已日臻完善。《周礼》记载着酿酒的六要诀:秫稻必齐(原料要精选)曲蘖必时(发酵要限时),湛炽必洁(淘洗蒸者要洁净),水泉必香(水质要甘醇),陶器必良(用以发酵的窖池、瓷缸要精良),火齐必得(酿酒时蒸烤的火候要得当),把酿酒应注意之点都说到了。西周时期,已有较好的医学分科和医事制度,设"食医中士二人,掌和王之六食、六饮、六膳……之齐(剂)"。其中食医,即掌管饮食营养的医生。六饮,即水、浆、醴(酒)、凉、酱、酏。由此可见,周朝已把酒列入医疗保健之中进行管理。汉代许慎在《说文解字》中更明确提出:酒,所以治病也,《周礼》有"医酒"。说明药酒在周代的运用也相当普遍。

我国最早的药酒酿制方,出现于春秋战国时期。1973年发掘的马王堆汉墓出土的《五十二病方》记载了内外用药,用以治疗疽、蛇伤、疥痒等疾病的药酒方 30 余首。同期出土的帛书《养生方》《杂疗方》中,虽大多数资料不完整,但仍可辨认出药酒的配方、酿制工艺等方面的记述,其中比较完整的是《养生方》"醪利中"的第二方,该方包括了整个药酒制作过程,服用方法,功能主治等内容,是酿制药酒工艺的最早的完整记载,也是我国药学史上的重要史料。由此可见,我国的药酒在先秦时期就有了一定的发展。

先秦时期,中医的发展已达到了可观的程度,这一时期的医学代表著作《黄帝内经》,对酒在医学上的作用,做过专题论述。在《素问·汤液醪醴论》中,首先讲述醪醴的制作"必以稻米、炊之稻薪、稻米者完、稻薪者坚",即用完整的稻米做原料,坚劲的稻秆做燃料酿造而成,醪是浊酒,醴是甜酒。"自古圣人之作汤液醪醴者,以为备耳……中古之世,道德稍衰,邪气时至,服之万全",说明古人对用酒类治病是非常重视的。《史记·扁鹊仓公列传》中"其在肠胃,酒醪之所及也",记载了扁鹊认为可用酒醪治疗肠胃疾病的看法。

汉代,随着中药方剂的发展,药酒便渐渐成为其中的一个部分,其表现是临床应用的针对性大大加强,所以其疗效也进一步得到提高,如《史记·扁鹊仓公列传》收载了西汉名医淳于意的25个医案,这是我国目前所见最早的医案记载,其中列举了两例以药酒治病的医案。东汉·张仲景《伤寒杂病论》中,则载有"妇人六十二种风,腹中血气刺痛,红兰花酒主之"。至于他在书中记载以酒煎药或服药的方例,则更为普遍。

隋唐时期,是药酒使用较为广泛的时期,记载最丰富的数孙思邈的《千金方》,共有药酒方80余首,涉及补益强身,内、外、妇科等几个方面。《千金要方·风毒脚气》中专有"酒醴"一节,共载酒方16首,《千金翼方·诸酒》载酒方20首,是我国现存医著中最早对药酒的专题综述。

此外,《千金方》对酒及酒剂的不良反应,已有一定认识,认为"酒性酷热,物无以加,积久饮酒,酣兴不解,遂使三焦猛热,五脏干燥","未有不成消渴"。因此,针对当时一些嗜酒纵欲所致的种种病状,研制了不少相应的解酒方剂,如治饮酒头痛方,治饮酒中毒方,治酒醉不醒方等。

宋元时期,由于科学技术的发展,制酒事业也有所发展,朱翼中在政和年间撰著了《酒经》,又名《北山酒经》,它是继北魏《齐民要术》后一部关于制曲和酿酒的专著。该书上卷是论酒,中卷论曲,下卷论酿酒之法,可见当时对制曲原料的处理和操作技术都有了新的进步。"煮酒"一节谈加热杀菌以存酒液的方法,比欧洲要早数百年,为我国首创。此时,由于雕版印刷的发明,加上政府对医学事业的重视,使当时中医临床和理论得到了发展。对药酒的功效,也渐渐从临床上升到理论。药酒的治病范围也相对集中,向保健养身方面发展,如"治一切风通用浸酒药二十二道","治风腰脚疼痛通用浸酒药十四道。"另在药酒专门方中,出现了较多的养身延年、美容保健方剂。当时,以药材制曲的风气已开始盛行,单在《叫北山酒经》中就记载了13种药曲。如香桂曲,配用了木香、官桂、防风、杏仁等药品;瑶泉曲,配用了防风、白附子、槟榔、胡椒、桂花、丁香、人参、天南星、茯苓、香白芷、川芎、肉豆蔻等药物。并认为做药酒以东阳酒最佳"用制诸药良",其酒自古擅名,清香远达,色复金色,饮之至醉,不头痛,不口干,不作泻,其水称之重于他水,邻邑所造俱不然,皆水土之美也。李时珍解说:东阳酒即金华酒,古兰陵也,李太白诗所谓:"兰陵美酒郁金香"即此,常饮入药俱良。

随着酿酒工艺的不断发展和提高,有些药酒不但具有强身保健,治疗疾病的优点,而且口味醇正,成为风行一时的名酒,并成为宫廷御酒。元代建都于北京,是当时世界各国最繁华的都城。国内各地和欧亚各国的商客川流不息,国内外名酒荟萃,更成为元代宫廷的特色。羌族的枸杞酒、地黄酒;大漠南北各地的鹿角酒、羊羔酒;另有一些人们自酿自饮的酒,如正月的椒柏酒,端午的菖蒲酒,中秋桂花酒,重阳的菊花酒,都成为人们常酿的传统节令酒类,其中有不少就是药酒。

清代乾隆初年,就以"酒品之多,京师为最"了,当时出现了一类为药酒店用"烧酒以蒸成"的各色药酒,因以花果所酿,故此类酒多以"露"名之,如玫瑰露、茵陈露、山楂露、五加皮、莲花白等,其中不少药酒具有"保元固本、益寿延龄"之功,故多为士子所嗜饮。清《燕京杂咏》中赞其"长连遥接短连墙,紫禁沧州列两厢,催取四时花酿酒,七层吹过竹风香"。"烧酒以蒸成"的药酒大量出现,表明清代用白酒作溶剂的工艺已逐渐普及。当时在清宫佳酿中,也有一定数量的药酒,如夜合枝酒,即为清宫御制之一大药酒。夜合枝即合欢树枝,酒之药物组成除了合欢枝外,还有柏枝、槐枝、桑枝、石榴枝、糯米、黑豆和细曲等,可治中风挛缩之症。

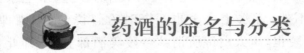

二、药酒的命名与分类

1. 药酒的命名

最古老的药酒方与其他中药方剂一样是没有名称的,在马王堆出土的帛书中,所记载的药酒方,就没有具体的方名。这种情况在唐代方书中仍保留不少,如《千金要方·脾脏下》"治下痢绞痛肠滑不可差方";《外台秘要》卷15的"疗风痹隐疹方"等。直到先秦及汉代才出现了最早的药酒命名,如《内经》中的"鸡矢醴",《金匮要略》中的"红兰花酒"及《伤寒杂病论》中的"麻黄醇酒汤"等,这类命名方法多以单味药或一方中主药的药名作为药酒名称,这种方法成为后世药酒命名的重要方法。汉代以后,药酒命名的方法逐渐增多,传统命名的方法,归纳有以下几种。

(1)单味药配制的酒,以药名作为酒名,如鹿茸酒。

(2)两味药制成的药酒,大都两药联名,如五倍子白矾酒。

(3)多味药制成的酒,用一味或两味主药命名,如羌独活酒;或用概要易记的方法命名,如五蛇酒、五精酒、五枝酒、二藤酒。

(4)以人名为药酒名称,如仓公酒、史国公酒、北地太守酒等,以示纪念。为了区别,有时也用人名与药名或功效联名的,如崔氏地黄酒,周公百岁酒等。

(5)以功能主治命名,如安胎当归酒、愈风酒、红颜酒、腰痛酒。这一命名方法,在传统命名方法中也占相当比重。

(6)以中药方剂的名称直接作为药酒名称,如八珍酒、十全大补酒等。

此外,还有一些从其他各种角度来命名的药酒,如白药酒、玉液酒、紫酒、仙酒、青囊酒等。

2. 药酒的分类

我国的中药资源十分丰富,现在还有很多这类资源尚在发掘、研究之中,这就直接决定了我国药酒资源的种类繁多。药酒的功效主要由中药处方来决定,但与酒的性质也有一定关系。就酒这种对中药有着良好溶解性的溶剂而言也不限于白酒,还可以使用米酒、黄酒和果酒。药酒如何分类,目前仍没有统一的规定,一般有如下几种分类法。

(1)按给药途径分类:中国药酒按给药途径主要可分为内服和外用两类。

①内服药酒。指口服后起全身保健或治疗作用的药酒。内服药酒数量大,工业化生产品种和数量均高,是中药药酒的主要产品。

②外用药酒。指主要作用于皮肤、穴道、黏膜,或敷、揉患处,产生局部药理效应和治疗作用。

(2)按功能分类:中药药酒按功能可分为以下几种,这类分类法较为常用。

①滋补保健药酒。这类药酒的主要作用是对人体的阴、阳、气、血偏虚起到滋补保健作用,使人体各个器官保持正常、协调运行,促进身体健康,提高对疾病的抵抗力,精力充沛并减缓机体衰老,达到益寿延年的目的。如补气养血酒、补肝肾强筋骨药酒等。

②治疗性药酒。这类药酒以治疗某些疾病为主要目的。如风湿痹证药酒、消化器官疾病药酒、皮肤病药酒等。治疗类药酒又可根据其适用范围不一样,分为内科用药酒、外科用药酒、妇科用药酒、骨伤科用药酒、儿科用药酒、皮肤科用药酒、五官科用药酒等。

③美容类药酒。这类药酒主要有美容润肤、乌发防脱、生发、除黄褐斑等功效。如乌发酒、红颜润肤酒等。

（3）按使用基质酒分类：中药药酒按制作药酒时使用的原料酒（基质酒）的不同，可分为白酒类及其他酒类，包括黄酒类、米酒类、果酒类等。

①白酒类药酒。使用蒸馏酒为基酒制备的药酒，所用白酒要符合卫生部关于蒸馏酒质量标准的规定。蒸馏酒的浓度依据各品种要求而定，内服酒剂应以谷类酒为原料。药典收载的中药药酒，均用白酒制备。

②其他酒类。采用黄酒、米酒、果酒等含醇量较低的酒作基酒制成的药酒。由于其醇含量较低，适用于不善饮酒者饮用，这类酒较之白酒含有葡萄糖、氨基酸、微量元素等多种营养成分，常用以制备保健酒和美容酒。

（4）按制作方法分类

①浸提类药酒。采用浸提方法制备的药酒，依浸提温度不同，可分为冷浸法和热浸法，依使用工艺手段的不同，有一般传统制药酒浸制法和工业化生产的浸制法等，如循环法浸渍法、罐组式逆流循环提取法、热回流法及渗漉法制药酒等，均可归入浸提法制的药酒类。

②酿制类药酒。系将药物或药汁配合造酒原料、酒曲等，发酵酿制而成。

③配制类药酒。药材经提取得到提取物，加基酒和其他添加剂配制而成的药酒。

（5）按物理形态分类

①液体酒。外观性状为液体的药酒，这是常用的药酒。

②固体酒。指固体状态的药酒，为便于携带，采用环化糊精等辅料作基料。环化糊精能使酒中有用物质全部吸

收，然后加工成粉末，饮用时只需把粉末用凉开水溶解即可，其色、香、味均可保持原汁酒的特点。这类酒还不多，但已逐步成为治疗药酒开发的一种方向。

3. 古今药酒的区别

根据历代医药文献记载，古代药酒与现代药酒的区别之处主要是基质酒不同和制作方法不同。

(1)基质酒不同：古代药酒的基质酒多以黄酒为主，黄酒酒性较白酒缓和；现代药酒则多以白酒为主，乙醇含量一般在 50%～60%，也有少数药酒使用黄酒，其乙醇含量在 30%～50%。

(2)制作方法不同：古代药酒多以酿制法为主，亦有冷浸法、热浸法；现代药酒则多为浸提法，很少用酿造法。

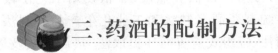

三、药酒的配制方法

1. 配制药酒的工具

在配制药酒前，应准备好配制时所需的容器、加工器材，以及封口器等一切器具。家庭制备药酒以密封良好、5 升左右的玻璃瓶为宜。

通常，配制药酒所需的浸酒器需满足以下 3 点：①容量足够大，方便浸泡药物，防止药液外溢。②容器有盖，防止水分过分蒸发，更好地溶出有效成分并防止乙醇及挥发性的中药蒸发散失。③成分要稳定,以免与中药的有效成分发生化学反应,影响疗效。

　　由于中药材通常都需要进行浸泡、加热等处理,因此选择浸酒器具还应遵循煎药器具的一般原则。按照中医传统的习惯,煎煮中药一般选用砂锅。金属如铁、铜、锡之类的器皿,煎煮药物时容易发生沉淀,降低溶解度,甚至器皿本身会与药物及酒精发生化学反应,影响药性的正常发挥。所以,配制药酒要用非金属容器,诸如砂锅、瓦坛、瓷瓶、玻璃器皿等。当然,药酒的制作有其特殊要求者除外。

2. 酒的选择

　　早在唐代,我国第一部药典《新修本草》就有明确规定:"凡作酒醴须曲","诸酒醇醴不同,唯米酒入药"。由此可知,当时的药用酒是采用以曲酿造的米酒。宋至明代,仍是以曲酿造的米酒为药用酒。至清代渐渐普及用白酒(烧酒)作药用酒。1970 年、1985 年版的《中华人民共和国药典》(简称《药典》)规定,酒剂系指药材用白酒浸提制成的澄清液体制剂;并明确指出,生产酒剂所用的白酒,应符合卫生部关于白酒的质量标准的规定。1982 年由国家标准管理局发布的白酒标准中(由卫生部提出),既包括用谷类原料制成的白酒,也包括用薯干为原料制得的白酒。两种白酒在检测"标准"上允许有一定的差异。以 60°白酒为例(高于或低于60°者,按 60°折算),在甲醇限量上,以谷类制得的白酒应≤0.04 克/100 毫升,而薯类制得的白酒,则允许≤0.12 克/100 毫升。在氰化物方面,谷类白酒应≤2 毫克/升,薯干白

13

酒允许≤5毫克/升。在杂醇酒项上,谷类白酒应≤0.20克/100毫升;包括薯类在内的其他白酒则是≤0.15克/100毫升。其余在铅、锰的限量上,两种白酒的标准是相同的,均为≤1毫克/升。

　　此后,国家出版新药典对酒剂的规定有不断的修订。1990年版《药典》规定:"酒剂系指药材用蒸馏酒浸提制成的澄清液体制剂,其生产酒剂所用的蒸馏酒,应符合卫生部关于蒸馏酒质量标准的规定。内服酒剂应以谷类酒为原料。"1995年版《药典》仅一句话"生产内服酒剂应以谷类酒为原料"。

　　酒的选择除了要严格遵守国家规定的标准外,还须注意传统的质量标准,如高粱等谷类酿制的酒类,具有无色透明、不浑浊、无沉淀物、气香、口味纯正等特点,使制成的药酒香气浓郁悠久。此外,还应当正确把握好原料酒的浓度和用量。一般来说,滋补类药酒所用的原料酒浓度低一些,祛风湿类药酒因祛风活血的需要,所用原料酒浓度可以高一些。根据各种药酒的性能,把握好酒的浓度,十分重要。如酒的浓度过低,一些苦味质及杂质等易溶出,影响到药酒的气味;而且药料吸水多时,体积膨胀,难于去渣,损失较大;如酒的浓度过高,则药料中的少量水分被水吸收,质变坚实,有效成分反难溶出,刺激性亦强,故宜掌握适度。

3. 药材的选用和加工

　　药酒所用的药材要求品种纯正地道,并要注意同一药名不同品种的功能差异。倒如,牛膝有怀牛膝、川牛膝之分。怀牛膝产于河南,含多量钾盐及皂苷等,临床以补肝肾、强筋骨见长;川牛膝产于四川,不含皂苷,临床有活血祛瘀功能。药酒制作时须按药酒的主治功能,进行适当药材选择。

药材的加工炮制也要十分讲究,早在《千金要方》中就提出:凡合药酒皆薄切药。薄切就是加工的一项要求。有的则应轧成粗末,有些矿物及介类等药需轧成细粉,应煮的药材需切成短咀或薄片。适当地粉碎药材,可扩大药材与酒液的接触面,有利于增加有效成分扩散、溶解。但不宜过细,过细使大量细胞破坏,使细胞内的不溶物、黏液质进入酒液中,不但不利于扩散、溶解,还会使药酒浑浊。此外,对有些药物,还应根据需要,进行适当的炮制,既可减少某些药物的毒副作用,保证药用安全,又可增强或改变其药用效果。例如,附子生用有毒,经用辅料甘草和黑豆煎煮加工后,可祛除其毒性。生何首乌有生津润燥、滑肠通便等作用,但经黑豆汁蒸煮后,却有补肝肾、益精血、乌须发的功能。

各种不同药酒所取的药材不同,又有各自不同的加工要求。例如,冯了性药酒,在制作过程中,有些药厂用加热蒸制的方法,这不仅有利于药汁和有效成分的摄取,而且对丁公藤还有去除毒性的作用。因丁公藤在初蒸时有一股腥臭气散发出来,这就是毒性的外泄,经蒸1小时后,逐渐转变为芳香,示毒性除尽,对冯了性药酒的使用,更为安全有效。

至于《神农本草经》中说道:"药性有宜酒渍者,亦有不可入汤酒者,并随药性,不得违越。"说明有些药物不宜入酒,此观点后世很少提及,还当做进一步研究。如中国医学科学院肿瘤研究所对16种药酒中致突变物质做了初步检测,其中 12 种药酒不含有致突变物质,但有 4 种药酒含有致突变物质,虽然这些致突变物质不是二甲基亚硝胺及二乙基亚硝胺,但也应引起重视。致突变物质大多可能来自药材贮存中受到的污染,或制备工艺流程中混进了致突变物质(包括原料酒中的致突变物质),但也不排斥对某些药材本身是否适宜作为药酒成分进行研究。

4. 药酒的制备方法 ····················· ✳

传统以浸渍法和渗漉法为主,也包括其他方法。浸渍法包括冷浸法、热浸法及恒温法,使用时应当根据药料性能分别处理。有些有效成分容易浸出的单味,或味数不多的药物,或挥发性较强的药料,可用冷浸法。如果药料众多,酒量有限,用冷浸法时有效成分又不易浸出,就应当选用温浸法。

(1)冷浸法

1)具体做法

①将炮制后的中药材切为薄片或碎为粗粒,直接置于带盖的陶、瓷罐或带塞的玻璃瓶等非金属容器中,或用绢袋、布袋盛装后放入密封容器中。

②按处方比例加入适量的基质酒。

③室温下密封浸渍 14 日左右,浸泡期间要经常摇动,待有效成分溶解到酒中以后,过滤去渣。

④药渣亦可压榨,再将浸出液与榨出液合并,静置数日后,再进行过滤。

⑤或者将白酒分成两份,将药材浸渍两次。操作方法同前,合并 2 次浸出液和榨出液,静置数日后过滤,即得澄清

的药酒。

⑥每饮 1 次，即加入等量基质酒，至药味淡为止。

2)注意事项

①尽量避免阳光照射。

②冬季浸渍时间延长至 20～30 日。

③注意经常搅拌或振荡。

④如需加入砂糖或蜂蜜矫味着色，应将砂糖用等量基质酒温热溶解，再与药液混匀。

3)优点。操作简便、安全。

4)缺点

①用酒量多。

②所需时间较长。

③药物有效成分不易完全析出。

④药物膨胀后占用体积较大。

5)适用范围

①药物有效成分容易浸出且药材量不多。

②药物含较多挥发性成分。

③药物有效成分受热易破坏。

(2)热浸法

1)具体做法

①将中药材打成粗粉，放在小砂锅内或搪瓷罐等容器中。

②加入 50°左右的白酒，密封。白酒一般为药材量的 4～6 倍，或根据处方规定量。

③放在盛水锅中，隔水炖煮至药面出现泡沫。

④密封静置 10～15 日,取上清液。

⑤药渣压榨取液,过滤澄清。

⑥合并上清液与滤液。

2)注意事项

①注意密封,防止酒精挥发。

②选用稳定酒器,避免无用的化学反应。

③禁止直接用火加热。

④基质酒是医用酒精,或用酒精加热,应注意防火。

⑤如芳香类中药等含挥发类有效成分、受热后治疗作用改变的药物禁用此法。

3)优点。需时短、药物有效成分易析出、用酒量少。

4)缺点

①酒精受热易挥发。

②药物易与酒器发生化学反应。

③某些有效成分受热失效。

④某些有效成分可能受热挥发散失。

5)适用范围

①药物量大。

②酒量有限。

③药物有效成分常温不易浸出。

(3)渗漉法

1)具体做法

① 药物碎成粗末,加适量白酒浸至药材膨胀。

② 分次装入底部垫有脱脂棉的渗漉器中,每次装完后用木棒压紧。

③ 顶层盖纱布,压一层洗净的小石子(以免加入白酒后使药粉浮起)。

④ 打开渗滤器下口开关,从顶端缓慢注入白酒,液体自下口流出时关闭开关,收集渗滤液。

⑤ 继续加白酒至高出药粉面数厘米,密封静置 24～48 小时,打开下口开关,收集渗滤液。

⑥ 反复操作,合并渗滤液,加矫味剂溶解。

⑦ 静置数日,过滤。

⑧ 加白酒至规定量。

2)注意事项

①药物粉碎不能过细,否则可阻塞基质酒的通过,影响提取率。

②基质酒挥发性不能太强,多用不同浓度的乙醇、酸性或碱性水等,否则有损酒效。

③药物装填不能过紧、过松、过量,一般装满渗漉筒的 2/3 即可。

④注入基质酒前,应先打开渗出口的阀栓,以提高渗出率。

3)优点

①节约基质酒。

②药物成分提取比较安全。

③酒液的流动造成了浓度差,有利于有效成分的溶解扩散。

4)缺点。所需器材较多,不宜家庭制作。

5)适用范围。工业大规模生产。

（4）酿制法

1）具体做法

①药物切片或研末，加水煎熬取汁。桑椹、梨、杨梅等果实也可直接压榨取汁。

②取适量糯米或黄黏米入水浸泡至涨，加水煮熟沥干，冷却至 30℃左右。

③将药汁、糯米饭与酒曲拌匀，装入干净的容器里，加盖密封，置保温处发酵。

④酒味香甜可口时，即可去糟留液。

2）注意事项

①器具及手均需洁净，无油污及异味，以免影响发酵。

②发酵器要大，以免发酵中酒液溢出。

③糯米不要煮得过生、过熟、过稀或过稠，以免影响酒质。

④一般每 100 克糯米，加酒曲 4～6 克，高寒、低温地区酒曲可加至 18 克。

⑤酿制过程中，不能蘸冷水。

⑥发酵中应注意气温，气温过高可搅拌降温，时间稍短；气温过低，应用棉花、稻草包绕发酵器，或者加温发酵，时间稍长。

⑦发酵酒液需隔水加热至 75℃～80℃，杀灭酵母菌及杂菌，以保证质量和适于存贮。

3）优点

①药物有效成分充分析出。

②酒味浓郁香甜，醇厚爽口，刺激性少。

4)缺点

①工艺复杂,难以掌握。

②气温和酒曲的质量影响较大。

③容易出现烂酒和性质不稳定的现象。

5)适用范围

①要求药酒口感较好。

②用糯米等粮食入酒。

四、配制药酒的注意事项

药酒,除专业厂家制作外,在家庭中也可以自己配制,无论专业厂家或家庭配制药酒,都不可忽视注意事项。

1. 科学选择药物

(1)分清生熟,某些药材的鲜药和生药在服用前,往往需要先加工炮制,然后才能使用。

(2)避免望文生义,用错药材。例如,有的人把华山参误认为是人参类的补益药,泡酒服用后便出现了面部潮热的阿托品样中毒症状,其实该药材的功效是止咳、平喘。

(3)认清药材的正规名称。例如,有的人把有"野天麻"之称的曼陀罗当成是天麻,大剂量使用制成的药酒就会导致中毒。因为曼陀罗中含有东莨菪碱,过量服用会损害神经系统,甚至死亡。

2. 制作药酒的时节 ·············· ❋

制作药酒的最佳时节是春、秋两季。这是因为,夏季温度高,酒精挥发快,容易丢失有效成分,部分原料也容易变质;冬季过于寒冷,药物有效成分难于析出。春、秋时节不冷不热,避免了冬、夏两季的不足。而且秋季制作的药酒,贮存一段时间后,正好适合冬季饮用。冬季主收藏,人体活动相对减少,新陈代谢相对缓慢,这时进补吸收。同时,养生保健酒多偏温性,在寒冷的冬季也容易被人体所接受。

3. 药酒浸泡的时间 ·············· ❋

药酒一般浸泡 15 天至 1 个月即可。如果为了治病,必须尽早饮用药酒,此时为了使有效成分更快地析出,可不考虑美观,将药材研碎浸泡,反复摇动,放置 5～7 天后即可饮用。浸酒时应考虑外界气温,气温对药酒的浸泡有直接的影响,气温高则浸泡的时间短些,气温低则浸泡的时间长些。

五、药酒的服用原则

1. 药酒饮用应适量 ·············· ❋

药酒饮用时不宜过多,应适量饮用。凡服用药酒或饮用酒,要根据人的耐受力,要合理、适宜,不可多饮滥服,以免引起头晕、呕吐、心悸等不良反应。即使是补性药酒也不宜多服,如过量饮用含人参的补酒,可造成胸腹胀闷、不思饮食;多服了含鹿茸的补酒则可引起发热、烦躁,甚至鼻衄(即鼻出血)等症状。

2. 药酒饮用应因人而异

不宜饮酒的人,不能饮药酒。凡是药酒或饮用酒,不是任何人都适用的,不适用的,就要禁饮。例如,对酒精过敏的人群,还有孕妇、乳母和儿童等人群就不宜饮用药酒,也不宜服用饮用酒;年老体弱者,因新陈代谢功能相对缓慢,饮酒时也应适当减量,避免给身体造成过重的负担。

3. 药酒饮用应辨证而饮

根据中医学理论,就单纯的酒而言,饮酒养生较适宜于年老者、气血运行迟缓者、阳气不振者,以及体内有寒气、有痹阻、有瘀滞者。药酒随所用药物的不同而具有不同的性能,用补者有补血、滋阴、温阳、益气的不同,用攻者有化痰、燥湿、理气、行血、消积等的区别,因而不可一概而论。体虚者用补酒,血脉不通者则用行气活血通络的药酒;有寒者用酒宜温,而有热者用酒宜清。

4. 药酒饮用应内外有别

药酒分外用和内服两种,多数不能混用。一是外用药酒多含有毒物质,外用时人体吸收较少,内服则人体吸收多,容易发生中毒反应。二是发生在体表隐秘处的疾病,如皮肤疖肿、局部瘀肿等,药酒外用则直接与病变部位接触,见效快,改内服后有效成分要经过血液循环才能到达病位,见效慢。三是某些药酒的有效成分,能与胃酸发生化学反应,降低药效,因此应以外用为佳。此外,某些药酒中的有效成分必须与胃酸反应才有作用,外用则无效;或在体内缓慢吸收、持续起效,改外用后可能因药力过猛而导致不良后果。

 5. 药酒饮用应适时 ⋯⋯⋯⋯⋯⋯⋯⋯ ✺

按照中医学理论,人体十二脏气血运行规律与时辰密切相关,即在某个时间段进食某类药酒效果最佳。早上5～7时为肾所主,人体阳气升发,故补肾壮阳、行水利湿的药酒应在清晨服用。支配呼吸道肌肉的自主神经晚上兴奋,早上将多数痰涎、浊物驱逐到咽喉等处,因此化痰止咳类药酒也应在早晨服用。午前阳气升发,服用益气升阳类药酒更能发挥作用。正午阳气升腾之力最大,服用发汗解表类药酒更能祛邪外出。下午9～11时肾脏功能虚衰,服用滋养阴血类药酒可更好地发挥药效。强心安神类药酒应在临睡前服,以便卧床后及时进入睡眠状态,提前服用会影响工作和生活,特别是高空作业者,白天服用后容易引发事故。

服用药酒的时间还应兼顾病位。胸膈以上的疾病,如肺脏、头面部疾病,最好在饭后服用,这样有效成分向上,更易接近病位。胸腹以下疾病,如脾胃、肛肠处疾病,最好空腹服用,这样有效成分向下以靠近病灶,能更好地发挥作用。病在四肢血脉,最好晨起空腹口服,这时四肢血流快,且胃中内容物少,有效成分容易吸收、输送到病灶,可更快发挥作用。病在骨髓,应晚饭后服用,这时人体代谢活动缓慢,生长激素分泌旺盛,有效成分缓慢吸收,药效持续更长时间。

通常,饭前服、空腹服均宜选在饭前 10～60 分钟,饭后服宜选在饭后 15～30 分钟,睡前服宜选在睡前 10～30 分钟,晨起服宜选在早晨起床后 10～30 分钟。

6. 药酒饮用应掌握好温度

药酒温度要适宜,药酒宜冷饮还是宜温饮,历来有不同观点。主张冷饮的人认为,酒性本热,如果热饮则热更甚,易于损胃。如果冷饮,则以冷制热,无过热之害。清朝徐文弼则提倡温饮,他明确指出:"酒最宜温服"。"热饮伤肺""冷饮伤脾",故药酒以温饮为宜,热饮、冷饮皆不足取。

7. 药酒饮用疗程应遵医嘱

任何养生方法的实践都要持之以恒,方可受益,饮酒养生亦然。唐代大医学家孙思邈说:"凡服药酒,欲得使酒气相接,无得断绝,绝则不得药力。多少皆以和为度,不可令醉及吐,则大损人也。"孙思邈说的经年累月、坚持终身地饮用,可能是指在一段时间里要持之以恒。通常药酒分为治疗性药酒和滋补养生性药酒两类,前者有特定的医疗作用,而市场上常见的药酒则以后者为主,一般都具有养生保健的作用,只有很少一部分才能作为日常使用(主要含有枸杞子、黄芪等)。故饮用药酒的时间长短应该由医生决定为妥。

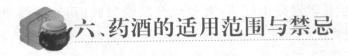

六、药酒的适用范围与禁忌

1. 药酒的适用范围

因为药酒具有"药食同用"的特点,接受的人群广泛,因此药酒的适用范围日益增加。其主要适用于以下几点。

(1)能预防疾病:由于药酒中,酒与药材有补益健身之功,而二者混合后更能增强功效,使人体的免疫功能和抗病能力增强,防止病邪对人体的侵害。

(2)能养生保健,益寿延年:坚持服用适量的保健药酒,能保持人精力旺盛,延长人的寿命,使之达到最高极限。对年老体弱者尤为适用。

(3)能作为病后调养和辅助治疗:药酒能促进血液循环,加之酒中的药物成分,能更快地促进病体早日康复。

(4)能美容润肤:可使人面色红润,皮肤有光泽,从而保护人体的外在美观。

(5)有一定的治疗作用:药酒能治疗的疾病甚多,包括内科、妇科、儿科、外科、骨伤科、皮肤科、眼科和耳鼻咽喉科,各科中190多种常见多发病和部分疑难病症均可治疗,无论急性疾病还是慢性疾病均能适用,且疗效显著,受到广大患者的欢迎。

2. 药酒与药物的禁忌

药酒有偏性,既要避免不同作用的药酒同时、交叉使用,也要避免与某些西药混用出现以下不良反应。

(1)引发乙醇中毒:服用药酒后,如果再服用头孢菌素类药物(头孢哌酮、头孢美唑、头孢米诺、头孢甲肟、头孢曲松、头孢氨苄、头孢唑啉、头孢拉定、头孢克洛等)、硝咪唑类药物(甲硝唑、替硝唑、奥硝唑、赛克硝唑等)、磺胺类药物(磺胺嘧啶、磺胺甲噁唑等)等抗微生物感染药,药酒中的乙醇代谢受阻,积蓄在血液中,导致乙醇中毒,轻则出现面红、眼结膜充血、头晕、恶心、呕吐、出汗、口干、胸痛、心跳加快、视力下降和呼吸困难等症状,重则发生呼吸抑制、心律失常、休克,甚至死亡。因此,使用上述药物期间及停药4~5日内禁止服用药酒。

(2)降低西药疗效:药酒中含有的乙醇能减少维生素 B_1、维生素 B_2、烟酸及地高辛等药物的吸收,药酒与补血药硫酸亚铁合用后容易形成沉淀;药酒与维生素 K、卡巴克洛等止血药同用,能抑制凝血因子,扩张末梢血管,对抗止血作用;少量药酒还能诱导肝药酶活性,加速异烟肼、苯巴比妥、苯妥英钠、普萘洛尔(心得安)、安乃近、丙酮双香豆素、甲苯磺丁脲等药物的代谢,降低血药浓度,从而降低西药的疗效。

(3)增加不良反应:二甲双胍、苯乙双胍(降糖灵)等降糖药与药酒同用,可导致乳酸中毒。药酒与胰岛素、甲苯磺丁脲、格列本脲(优降糖)等降糖药合用,能刺激胰岛 B 细胞分泌胰岛素,引起严重的低血糖反应和不可逆的神经系统病变,常见头晕、呕吐,严重者可见精神错乱、平衡失调、惊厥、昏迷等。药酒与硝酸甘油、硝酸异山梨酯(消心痛)等抗心绞痛药合用,能抑制交感神经和血管运动中枢,减弱心肌收缩力,扩张心肌血管,轻则加剧头痛,重则引起血压下降、血脂升高、胃肠不适等症状,甚至发生昏厥。药酒与胍乙啶、利舍平、肼苯哒嗪、硝苯地平、降压灵等降压药,以及氢氯噻嗪(双氢克尿噻)、依他尼酸(利尿酸)、呋塞米(速尿)、氯噻酮、螺内酯等利尿药同用,能扩张血管,使人感到头晕、发生直立性低血压、虚脱等。药酒与帕吉林(优降宁)合用,轻则出现恶心、呕吐、胸闷、呼吸困难等不适,重则因血压突然升高而出现高血压危象,甚至死亡。药酒与抗肿瘤药甲氨碟呤,解热镇痛药对乙酰氨基酚,抗结核药异烟肼、利福平,抗微生物感染药四环素、酮康唑等合用,会干扰胆碱合成,诱发或加重肝损害,升高丙氨酸氨基转移酶,引起肝性脑病和呼吸抑制。药酒与抗过敏药赛庚啶、苯海拉明、开瑞坦、异丙嗪(非那根)、氯苯那敏(扑尔敏)、氯丙嗪,以及镇静催眠药苯巴比妥、苯妥英钠、氯丙嗪(冬眠灵)、氯氮䓬(利眠宁)、地西泮(安定)等合用,会抑制中枢神经系统,轻则使人昏昏欲睡、身体不协调,重则引起呼吸困难、血压下降,甚至因呼吸中枢麻痹而导致死亡。药酒与解热镇痛药阿司匹林、保泰松、对乙酰氨基酚、布洛芬、吲哚美辛及水杨酸类抗凝药等合用,能增加药物对胃黏膜的刺激,抑制胃黏膜分泌,增加上皮细胞脱落,并破坏胃黏膜对酸的屏障作用,阻断维生素 K 在肝脏的作用,阻止凝血酶原在肝脏中的形成,诱发胃溃疡或引起急性出血性胃炎,加重出血。药酒与单胺氧化酶抑制剂苯乙肼等药物合用,可造成兴奋过度,容易引起血压过高而导致脑出血。药酒与地高辛等洋地黄制剂同用,可降低血钾浓度,增强机体对洋地黄类药物的敏感性,导致中毒。

3. 药酒与病症的禁忌 ·················· ✳

虽然小量饮酒有利于冠心病、脑卒中后遗症的康复,加速骨折愈合,但是肝脏疾病、原发性高血压、严重心脏病、脑卒中、骨折等患者应禁用或慎用药酒,严格控制药酒的用量和次数,最忌多饮频饮。因为肝病患者的肝功能不健全,解毒能力降低,饮酒后乙醇更易在肝脏内积聚,损伤肝细胞,进一步降低肝脏的解毒能力;原发性高血压患者收缩压和舒张压都随饮酒量的增多而逐步升高,并引发心、脾、肾等重要器官的并发症;严重心脏病特别是冠心病患者大量饮酒后,体内酶的活性降低,发生动脉粥样硬化的机会增加;脑卒中患者酗酒则容易诱发血栓,提高疾病发生率,伴有高血压动脉硬化、糖尿病、吸烟等危险因素时更是如此;骨折后饮酒过多会损害骨骼组织的新陈代谢,使其丧失生长发育和修复损伤的能力。此外,酒可刺激胃肠道、咽喉部等出现激惹反应,加重胃溃疡、慢性胃炎、咽喉部炎症等疾病;乙醇过敏者也不宜使用药酒;突发性急性病、传染病及其他严重并发症时,也应停用药酒。

4. 药酒与饮食的禁忌 ·················· ✳

中医学认为,食物分为温热、平性、寒凉 3 类,服用药酒时应避免进食性味相反的食物。服用寒凉类药酒时,忌食温热性食物;服用温热类药酒时,忌食寒凉性食物;服用芳香燥湿类药酒时,忌食肥甘厚腻食物;服用滋阴类药酒时,忌食芳香温燥的食物；服用补气类药酒时，忌食萝卜等破气、下气类食物。同时，中医古籍中有许多中药不能与食物同时服用，如荆芥忌鱼鳖，薄荷忌蟹肉，甘草、黄连、桔梗、乌梅忌猪肉，常山忌葱，地黄、何首乌忌葱、蒜和萝卜，丹参、茯苓、茯神忌醋，土茯苓、使君子忌茶等，服用药酒时也应注意。此外，服用药酒时一般不宜加糖或冰糖，以免影响药效，可适当加一些蜜糖，以减少药酒对肠胃的刺激，保护肝脏，提高药效；葛花、赤小豆、绿豆、白醋等有醒酒解酒作用，不能在饮用药酒后服用，以免降低或消除药酒作用。

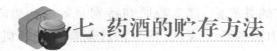

七、药酒的贮存方法

1. 药酒的卫生要求

国家对酒类的卫生标准分为两个：一个是蒸馏酒及配制酒卫生标准，其理化指标含有甲醇、氰化物、杂醇油、铅、锰等 5 项；一个是发酵酒卫生标准，其理化指标含有二氧化硫残留量、黄曲霉毒素、铅、N-二甲基硝胺等 4 项，其细菌指标含有细菌总数、大肠杆菌群等 2 项。

（1）甲醇：甲醇主要来源于含有果胶物质较多的原料。在发酵过程中，果胶水解，产生甲醇。甲醇是无色液体，有刺鼻的气味，能溶解于酒精和水。

甲醇毒性很大，危害人的神经系统，尤其是视神经系统，一旦进入人体，就不易排出。甲醇在人体内的代谢产物是甲酸和甲醛。甲酸的毒性比甲醇大6倍,甲醛的毒性比甲醇大30倍。所以,服用4～10克甲醇,就能引起慢性中毒。它的毒性作用主要表现在损伤视力,使视力减退(不能矫正),视野缩小,以致双目失明,直到死亡。因而,在酿酒过程中严格控制甲醇含量。甲醇的沸点为64.7℃,在酒醅进行蒸馏时,应采取掐头的方法。国家卫生标准规定,以谷物为原料者≤0.04克/100毫升;以薯干及代用品为原料者≤0.12克/100毫升。

(2)杂醇油:杂醇油是一种高级醇的混合物。所谓高级醇,是指分子量比较大的醇类,也就是碳原子多于乙醇的醇类。由于高级醇呈油状,所以称它为杂醇油。白酒中,杂醇油是这样产生的:酿酒原料中的蛋白质经水解生成氨基酸;氨基酸在酵母分泌的脱羧酶和脱氨基酶的作用下,就生成了相应的杂醇油。纯净的杂醇油为无色液体,具有刺鼻的气味和辛辣味,杂醇油的毒性比乙醇大,其中丙醇的毒性相当于乙醇的8.5倍,异丁醇为乙醇的8倍,异戊醇为乙醇的19倍。杂醇油能抑制神经中枢,饮后有头痛、头晕感觉。国家卫生标准规定,以异丁醇与异戊醇计≤0.20克/100毫升。

(3)氰化物:氰化物主要来源于酿酒的原料,如用木薯或代用品酿酒,由于原料中含有苦杏仁苷,苦杏仁苷经水解就产生有剧毒的氰化物,它能使饮者呕吐、腹泻、气促、呼吸困难、全身抽搐、昏迷及死亡。国家卫生标准规定,以木薯为原料者(以HCN计)≤5毫克/升,以代用品为原料者≤2毫克/升。

(4)铅:酒中的铅,主要来自酿酒的器具。铅是一种毒性很强的金属,人体服用 0.04 克,就会引起急性中毒,服用 20 克,就会死亡。由食物引起的铅中毒,会引起急性中毒。白酒中的酸与酿酒容器中的铅相结合所生成的铅盐,就溶在白酒中。铅在人体内会出现中毒现象,使人头痛、头晕、记忆力减退、手握力减弱、睡眠不安、贫血,直至死亡。国家卫生标准规定,以铅计,白酒为≤1 毫克/升;黄酒为≤0.5 毫克/升。

(5)锰:酒中的锰主要是在酿造过程中,使用过锰酸钾处理酒中杂色及异味时残留下来的。锰也是一种毒性很强的金属,会使饮者头痛、头晕、失眠、乏力、记忆力降低、性功能减退、四肢酸痛、易兴奋等。国家卫生标准规定,以锰计≤2 毫克/升。

(6)二氧化硫:二氧化硫主要是在酿造葡萄酒、果酒过程中为使醅液起到杀菌、澄清、溶解、增酸和抗氧化作用而添加进去的。二氧化硫大部分在酿造过程中能消耗掉,只残留极少一部分。二氧化硫是有毒的无色气体,具有窒息性气味,使人呼吸困难,毒害肺部器官。国家卫生标准规定,以游离二氧化硫≤0.05 克/千克。

(7)黄曲霉毒素:黄曲霉毒素主要是在酿造黄酒时,选用原料不慎带进来的。例如,谷物受潮所产生的黄曲霉,在酿造过程中遗留下了毒素,其黄曲霉毒素的毒性很大,是人的肝脏致癌物。国家卫生标准规定,黄曲霉毒素 B≤5 微克/千克。

(8)N-二甲基亚硝胺:N-二甲基亚硝胺主要来自麦芽。大麦生芽后,进行烘干时,燃料在燃烧过程中产生氧化氮,氧化氮与麦芽中的氨基酸结合,就生成了亚硝胺。麦芽中含有的亚硝胺,在麦芽酿造成啤酒后,就被遗留下来了。N-

二甲基亚硝胺是有毒物质,也是人体的致癌物。国家卫生标准规定,N-二甲基亚硝胺≤3微克/克。

(9)细菌:细菌主要是在发酵酒酿造过程中,由于选用水质不干净,或在酿造过程中有污染,或过滤杀菌不彻底,或酒厂卫生设备差等原因带进细菌的,人们饮用后易患胃肠病。国家卫生标准规定酒中细菌量如表1。

表1　国家卫生标准规定酒中细菌含量

	细菌总数(个/毫升)	大肠菌群(个/100毫升)
生啤酒	≤50	≤3
熟啤酒	≤50	≤3
黄　酒	≤50	≤3
葡萄酒	≤50	≤3

为了保证药酒质量,除了做色泽和澄清度的检查外,一般要求用气相色谱法测定多种药酒制剂的含醇量,并对若干药酒做了制法和鉴别上的规定,在生产操作过程中各个药厂为了保证质量,还采取了各种方法对药酒中的药物含量做了具体的研究测定。有些单位对含糖药酒用无水乙醇除糖法,对药酒总固体量的测定,进行了探索,这对控制含糖药酒的质量也有一定的意义。

2. 药酒的贮存保管 ····················· ❋

药酒含有乙醇,不易变质,但如果贮存与保管不当,也会变质或污染,轻则影响疗效,重则不能饮用。因此,应掌握以下贮存和保管药酒的基本知识。

（1）用来配制或盛装药酒的容器要清洗干净，用开水煮沸消毒，或用75％的乙醇消毒，并晾干、烤干，以免混入水液，感染细菌。

（2）药酒配好后，应及时装入有盖且成分稳定的容器里，最好是细口、长颈的玻璃瓶内，并将容器口密封好，避免其与外界空气接触而变质。药酒不能存放在金属容器内，时间长了容易发生化学变化，导致药酒变质。

（3）家庭自制的药酒，要贴上标签，并写明药酒的名称、主要功效、配制时间、用法、有效日期等内容，外用药酒还应该贴上醒目的标签，以免时间久了混淆，造成不必要的麻烦，或导致误用而引起不良反应。一般而言，用乙醇浓度低于20℃的黄酒、糯米酒等浸泡的药酒，保质期不超过1个月；用50℃以上的白酒配制的药酒，保质期可达2～3年。

（4）药酒宜贮存在环境清洁、空气清新、温度变化不大的地方，最佳存贮温度为10℃～25℃；并且不能与有机溶剂（香蕉水、甲醛）、汽油、煤油、化妆品、沐浴露等气味浓烈、刺激性大的物品放在一处，以免串味或受到污染。同时，要注意防火，不要与蜡烛、油灯等明火放在一处。

（5）夏季贮存药酒时要避免阳光直接照射。因为强烈的光照可破坏药酒中有效成分的稳定性，降低药酒的功效。冬季贮存药酒时要注意贮存温度不应低于－5℃，特别是用黄酒或米酒配制的药酒，要避免受冻变质。

（6）使用药酒时，盛出一些后应注意密封，最好每次多盛一些，以减少开启次数，尽量避免药酒与空气接触，导致功效降低或变质。

下篇 治疗疾病药酒

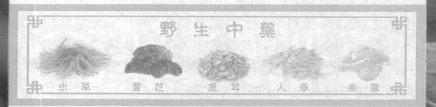

野生中药

虫草　雪芝　鹿茸　人参　燕窝

下篇　治疗疾病药酒

本篇根据药酒主治作用不同,将治疗疾病药酒分为 13 个系统,每个系统列举了大量的药酒实例,并且详细介绍了每一个药酒的处方、配制及功效主治等,能让读者对防治疾病药酒有较全面系统的认识,也能帮助读者配制使用该类药酒来防治疾病起一定的指导作用。

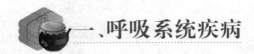

一、呼吸系统疾病

（一）感　冒

感冒是因风邪侵袭人体,以头痛、鼻塞、流涕、发热、恶寒、脉浮等为主要临床表现的疾病。根据其表现特点的不同,临床又分风寒、风热、夹暑、夹湿、夹燥、夹食等证。

本病所用药酒,以治风寒为主,常用豆豉、葱、姜等配制而成,如荆芥豉酒；或用附子、肉桂等配制而成,治疗阳虚外感或受寒为主者,如肉桂酒。

风热外感者,亦可用药酒治疗,意在用酒以行药势。

葱豉酒 ························ ✿

【处　　方】葱白 3 根,豆豉 15 克,白酒 300 毫升。

【配　　制】将前 2 味药与白酒同煎至半,过滤去渣,候温备用。

【功效主治】具有宣通卫气、发散风寒的功效。主治外感风寒初起、恶寒发热、无汗痛而烦、脉浮紧。兼治冷痢腹痛、呕吐、泄泻。

【用法用量】每日 1 剂,每日早、晚分 2 次温服。

【药方来源】引自《本草纲目》。

葱根酒 ························ ✿

【处　　方】葱根 20 克,豆豉 20 克,白酒 500 毫升。

【配　　制】前 2 味药去除杂质,用凉水快速淘洗,沥干置容器中,加入白酒,密封 7 日,取药即可使用。

【用法用量】早、晚分两次温服,每次 10～20 毫升。

【功效主治】具有发汗解肌、除烦热的功效。主治感冒。

【药方来源】引自《本草纲目》。

葱酒饮 ························ ✿

【处　　方】连须葱白 20 克,白酒 90 毫升。

【配　　制】先将白酒加热至沸腾,再将葱白切碎,投入酒中,然后滤取酒液,瓶装备用。

【用法用量】温服。每次 15 毫升,每日 3 次。

【功效主治】具有发表散寒的功效。主治风寒感冒初起。

【药方来源】引自《东医宝鉴》。

葱姜盐酒

【处　方】鲜葱头 30 克,生姜 30 克,食盐 5 克,白酒 30～50 毫升。

【配　制】先将上药共捣烂如泥成糊状,再将白酒加入调匀,用纱布包好,备用。

【用法用量】取药包涂擦前胸、背部、手足心及腋窝、肘窝处,以擦至局部发红为度。一般每次涂擦 20 分钟左右,然后让患者安卧,每日涂擦 1 次。

【功效主治】具有辛温解表的功效。主治感冒,尤以风寒感冒为佳。

【药方来源】引自《百病中医熏洗熨擦疗法》。

附子杜仲酒

【处　方】杜仲(去粗皮、炙)50 克,淫羊藿 15 克,独活 25 克,牛膝 25 克,附子(炮裂、去皮脐)30 克,白酒 1 000 毫升。

【配　制】将前 5 味药切成薄片,置容器中,加入白酒,密封浸泡,7 夜后即可开取饮用。

【用法用量】口服,每次 10～20 毫升,每日 3 次。

【功效主治】具有补肝肾、强筋骨、祛风湿的功效。主治感冒后身体虚弱、腰膝疼痛、行步困难。

【药方来源】引自《古今图书集成》。

风豆羌活酒

【处　　方】羌活、防风各 40 克,黑豆 80 克,白酒 500 毫升。

【配　　制】将 3 味药和白酒装入容器中,密封 40 日即成。

【用法用量】每日早、晚各服 1 次,每次 10～20 毫升。

【功效主治】具有祛风定痛的功效。主治体虚感冒、排汗障碍、身痛。

【药方来源】引自《药物与方剂》。

桂枝酒(一)

【处　　方】桂枝 60 克,米酒 500 毫升。

【配　　制】用酒煎桂枝,煎至 250 毫升,滤出药液备用。

【用法用量】温服,每次 50 毫升,每日 3 次。

【功效主治】具有发汗解表、温经通阳的功效。主治风寒感冒。

【药方来源】引自《普济方》。

河间防风酒

【处　　方】防风 6 克,当归 6 克,赤茯苓 6 克,杏仁 6 克,黄芩 6 克,秦艽 6 克,葛根 6 克,甘草 3 克,桂枝 3 克,麻黄 3 克,大枣 3 枚,生姜 10 克,白酒 300 毫升。

【配　　制】以上药去除杂质,放砂锅内用白酒(加等量水）文火煎煮,煎取 300 毫升,去除药渣备用。

【用法用量】温服,每次 20 毫升,每日 3 次。

【功效主治】具有活血祛风、通经止痛的功效。主治外感风寒、周身不适、着凉、淋雨所引起的感冒。

【药方来源】引自《赤水玄珠》。

 姜糖酒 ·····················

【处　　方】生姜 100 克,砂糖 200 克,黄酒 1 000 毫升。

【配　　制】将生姜切碎,与砂糖、黄酒共置入容器里,密封浸泡 1 周后可以服用。

【用法用量】口服,早、晚各 1 次,每次 10～20 毫升。

【功效主治】具有益脾温经、发表散寒的功效。主治胃肠功能下降引起的口淡无味、食欲不振,或有胃中寒冷、呕吐及轻微感冒,妇女痛经等。

【药方来源】引自《药物与方剂》。

 荆芥豉酒 ·····················

【处　　方】豆豉 250 克,荆芥 10 克,黄酒 250 毫升。

【配　　制】将前 2 味药与黄酒同煎 5～7 沸,过滤去渣,收贮备用。

【用法用量】随时稍热饮之。

【功效主治】具有疏风散寒、解表除烦的功效。主治外感风寒、发汗无汗。

【药方来源】引自《药酒验方选》。

肉桂酒 ································· ✿

【处　　方】肉桂 10 克,白酒 30～50 毫升。

【配　　制】将肉桂研为细末,用温酒调服,或将细末投入白酒中浸泡 2 夜后即可饮用。

【用法用量】每日 1 剂,分 1 次或 2 次温服。

【功效主治】具有温中补阳、散寒止痛的功效。主治风寒感冒或阳虚外感。

【药方来源】引自《费氏食养三种》。

 桑菊酒 ································· ✿

【处　　方】桑叶 30 克,菊花 30 克,薄荷 10 克,连翘 30 克,节根 35 克,杏仁 30 克,桔梗 20 克,甘草 10 克,糯米酒 1 000毫升。

【配　　制】先将前 8 味药共捣碎,置容器中,加入糯米酒,密封浸泡 5 夜后,开取饮用。

【用法用量】口服,每次 15 毫升,每日早、晚各 1 次。

【功效主治】具有清热解毒、疏风散热的功效。主治风温病初起,邪客上焦,发热不重,微恶风寒、咳嗽、鼻塞、口微渴。

【药方来源】引自《药酒验方选》

 神仙酒 ································· ✿

【处　　方】带皮老生姜 90 克,白酒 150 毫升。

【配　　制】先将生姜用清水洗净,捣烂如泥;再将白酒加热煮沸,倒入姜泥中,用筷子搅匀,取药液备用。

【用法用量】温服,每次 15 毫升,每日 3 次。

【功效主治】具有发表散寒、温中的功效。主治风寒感冒、胃痛、恶心、呕吐、遇寒冷症状加重。

【药方来源】引自《丹台玉案》。

玉屏风酒 ·······

【处　　方】黄芪 30 克,党参 20 克,当归 10 克,白术 10 克,防风 10 克,桂枝 15 克,米酒 200 毫升。

【配　　制】上药与米酒一起加入消毒后的输液瓶中密闭,最后放入锅中加热至 100℃后置凉待用。

【用法用量】口服,每日 3 次,每次 50～100 毫升,摇匀后服用。

【功效主治】具有益气固卫,改善机体免疫力,防治感冒的功效。主治阳虚型感冒及防治感冒。

【药方来源】引自《国医论坛》。

(二)咳　嗽

　　咳嗽由肺气上逆所致,有外感、内伤之分,治以宣肺降逆为主。其中,咳吐稀痰、鼻流清涕者,为风寒咳嗽,重在祛风散寒;发热口干、咽喉疼痛者,为风热咳嗽,重在疏风清热;干咳少痰、咽喉干燥者,为风燥咳嗽,重在润燥养肺;痰多黏稠、胸闷气促者,为痰湿咳嗽,重在燥湿化痰;痰多稠黄、面赤心热者,为痰热咳嗽,重在清热化痰;痰少难咳、胸胁胀痛者,为肝火咳嗽,重在清肺平肝;干咳少痰、潮热盗汗者,为肺阴咳嗽,重在滋阴润肺。

 蝙蝠酒

【处　　方】夜蝙蝠1只,黄酒、白酒各适量。

【配　　制】先将夜蝙蝠,放火边烤干,研成细末,再用酒(黄酒2份,白酒1份)适量调匀即成。

【用法用量】须在冬季服用,夏季服无效。上述剂量要1次顿服。用酒量可根据年龄大小和酒量酌定。

【功效主治】具有止咳平喘的功效。主治先咳嗽,后胸闷气喘、喉中有声而鸣,如闻有特异气味,咳嗽尤甚。

【药方来源】引自《医学文选·家传秘方验方集》。

 李家宰药酒

【处　　方】桃仁、杏仁(均去皮、尖)各500克,芝麻(炒熟)500克,苍术200克,白茯苓、艾叶(揉去筋)、薄荷、小茴香各15克,荆芥50克,白酒适量(约5 000毫升)。

【配　　制】将上药共研细末,炼蜜和作1块,投入酒罐,煮药团散为止,密封浸泡7天后,过滤去渣备用。

【用法用量】每次空腹服30～50毫升,每日2次,不可过量。

【功效主治】具有去痰止咳、平喘润燥、除隔气的功效。主治虚寒性咳嗽。

【药方来源】引自《扶寿精方》。

人参蛤蚧酒

【处　　方】人参 9 克,蛤蚧 1 对,低度白酒 1 000 毫升。

【配　　制】将上药焙干捣碎,装入纱布袋内,置容器中,加入白酒,密封浸泡 7 天后即可取用,待用之 1/3 量后,再添白酒至足数即可。

【用法用量】每次空腹服 20～30 毫升,每日早、晚各服 1 次。

【功效主治】具有补肺肾、定咳喘的功效。主治久咳肺肾两虚、咳嗽气短、动则喘甚、言语无力、声音低微。

【药方来源】引自《卫生宝鉴》。

虎杖酒

【处　　方】虎杖 60 克,白酒 500 毫升。

【配　　制】将虎杖粉碎后,放入酒瓶内,封口浸 12 日,取药液即可使用。

【用法用量】口服,每次 10～20 毫升,每日 3 次。

【功效主治】具有清热利湿、化痰止咳、解毒、活血定痛的功效。主治肺热咳嗽、支气管炎、肺炎,亦可治疗风湿性关节炎等。

【药方来源】引自《普济方》。

核桃参杏酒

【处　　方】核桃仁 90 克,杏仁 60 克,人参 30 克,黄酒 1 500 毫升。

【配　　制】先将前3味药捣碎,装入布袋,置容器中,加入黄酒,密封浸泡,每日振摇数下,21天后过滤去渣即成。

【用法用量】口服,每次15～25毫升,每日2次。

【功效主治】具有补肾纳气、止咳平喘的功效。主治咳喘日久不止者。

【药方来源】引自《药酒汇编》。

双参酒

【处　　方】西洋参30克,沙参、麦冬各20克,黄酒800毫升。

【配　　制】将前3味捣碎,置容器中,加入黄酒,以文火煮沸,取下待凉后,密封,每日振摇1次,浸泡7日后开封,加入凉开水200毫升,搅匀,过滤备用。

【用法用量】口服,每次20毫升,每日2次。

【功效主治】具有补气养阴、清热生津、润肺止咳的功效。主治烦热口渴、口干舌燥、津液不足、肺虚燥咳、体倦神疲等症。

【药方来源】引自《药酒汇编》。

米腊参酒

【处　　方】米腊参100克,白酒500毫升。

【配　　制】将上药切碎,置容器中,加入白酒,密封7日后即成。

【用法用量】口服,每次5～10毫升,每日2次。

【功效主治】具有益气固本、通络止痛的功效。主治咳嗽、哮喘、风湿性关节炎、骨折、跌打损伤、慢性肾盂肾炎、遗精等症。

【药方来源】引自《陕甘宁青中草药选》。

咳嗽欲死酒

【处　　方】丹参、干地黄各 150 克,川芎、石斛、牛膝、黄芪、白术、肉苁蓉各 120 克,防风、独活、炮附子、秦艽、肉桂心、干姜各 90 克,钟乳石 1.8 克,白酒 15～20 升。

【配　　制】将上药切薄片或粗粒,置容器中,入白酒密封,浸泡 7 日,过滤去渣备用。

【用法用量】口服,每次 10～20 毫升,每日 2 次。受则饮量稍稍加之。

【功效主治】具有扶正去邪的功效。主治 9 种阳虚咳嗽。

【药方来源】引自《普济方》。

映山红酒

【处　　方】映山红 60 克,白酒 500 毫升。

【配　　制】将映山红去除杂质,用凉开水快速淘洗干净,沥干,与白酒一起同置玻璃瓶里浸泡,密封瓶口,每日摇晃 3～5 次,14 日后即可使用。

【用法用量】口服,每次 15～20 毫升,每日 3 次。

【功效主治】具有清肺解表、止咳平喘的功效。主治咳嗽,喘息。

【药方来源】引自《中华养生药膳大典》。

桑皮生姜吴萸酒

【处　　方】桑白皮(细切)150克,生姜9克,吴茱萸15克,白酒1 000毫升。

【配　　制】将以上3味药,加水500毫升、白酒1 000毫升,文火煮取1 000克,去渣待用。

【用法用量】口服,每次30毫升,每日2次。

【功效主治】具有泻肺平喘、理气化痰的功效。主治咳喘胀满、呕吐痰饮。

【药方来源】引自《肘后备急方》。

桑白皮酒

【处　　方】桑白皮200克,米酒1 000毫升。

【配　　制】将桑白皮切碎,浸入米酒中封口,置于阴凉处,每日摇动1～2次,7天后开封即成。

【用法用量】口服,每次15～20毫升,每日3次。

【功效主治】具有泻肺平喘的功效。主治肺热、咳喘、痰多等症。

【药方来源】引自《证治准绳》。

桑萸酒

【处　　方】桑白皮250克,吴茱萸根皮150克,黄酒1 500毫升。

【配　　制】先将上药细切,入砂锅中,加入黄酒,煎至500毫升,过滤去渣备用。

【用法用量】口服,上药酒分 3 次服,每日空腹服 1 次。

【功效主治】具有泻肺平喘、理气止痛的功效。主治肺热咳喘、痰多而黄、身热口渴等症。

【药方来源】引自《药酒汇编》。

紫苏驻颜酒

【处　　方】鲜紫苏叶 30 克,葡萄汁、番茄汁、橘子汁、白酒各 250 毫升,蜂蜜 30 毫升。

【配　　制】先将鲜紫苏叶去除杂质,用凉开水淘洗干净,沥净水液,细切成丝,装玻璃瓶内,用白酒浸泡 21 日。然后去渣,滤取紫苏酒,与葡萄汁、番茄汁、橘子汁、蜂蜜混合,搅拌均匀即成。

【用法用量】口服,每次 30～50 毫升,加凉开水 20～30 毫升稀释,每日 2 次,早、晚空腹饮用。

【功效主治】具有健身悦颜的功效。主治肺虚咳嗽、面黄少华、肌肤干燥、体质虚弱、食少纳呆等症,并能预防脑梗死和血栓形成等。

【药方来源】引自《中华养生药膳大典》。

绿豆酒

【处　　方】绿豆、山药各 60 克,川黄柏、牛膝、玄参、沙参、白芍、栀子、天冬、麦冬、天花粉、蜂蜜各 45 克,当归 36 克,甘草 9 克,酒适量(用黄酒约 1 000 毫升)。

【配　　制】将上药(除蜂蜜外)共研粗末,以绢袋装好,置容器中,加入酒,密封浸泡数日后,过滤去渣,兑入蜂蜜即成。

【用法用量】随时随量服之,不可过量。

【功效主治】具有养阴生律、清热解毒的功效。主治肺阴不足、燥热而咳、干咳少痰、口干易烦等症。

【药方来源】引自《寿世青编》。

乌鸡酒

【处　　方】乌鸡1只。

【配　　制】乌鸡治如食法,以好酒渍之,半日出鸡。

【用法用量】取3升分3次服,食鸡肉,若热食则良。

【功效主治】治卒得咳嗽。

【药方来源】引自《肘后备急方》。

芝麻核桃酒

【处　　方】黑芝麻、核桃仁各25克,白酒500毫升。

【配　　制】将黑芝麻、核桃仁洗净,放入酒坛内,再倒入白酒拌匀,加盖密封,置阴凉处,浸泡15天后,过滤去渣即成。

【用法用量】口服,每日2次,每次15~30毫升。

【功效主治】具有补肾润燥、纳气平喘的功效。主治肾虚咳嗽、腰痛脚弱、阳痿遗精、大便干燥等症。

【药方来源】引自《药酒汇编》。

小芥子酒

【处　　方】小芥子150克,白酒2 500毫升。

【配　　制】将小芥子去除杂质,捣碎,装入纱布袋中,与白酒共置小口坛内浸泡,密封坛口,每日摇荡 1 次,30 日后滤取酒液,瓶装备用。

【用法用量】口服,每次 5～10 毫升,每日 2 次。

【功效主治】具有行气消胀、化痰止咳的功效。主治腹部胀满、咳喘多痰等症。

【药方来源】引自《太平圣惠方》。

天冬紫菀酒

【处　　方】天冬 200 克,紫菀、饴糖各 60 克,白酒 1 000 毫升。

【配　　制】将天冬、紫菀洗净,沥干,切碎,放在干净的瓷罐中,倒入白酒,放入饴糖,浸泡 7～10 日即可使用。

【用法用量】口服,每次 20 毫升,每日 2 次。

【功效主治】具有滋阴润肺的功效。主治肺痿咳嗽、吐涎沫,心中烦闷、咽燥而不渴等症。

【药方来源】引自《肘后备急方》。

熙春酒

【处　　方】枸杞子、龙眼肉、女贞子、生地黄、淫羊藿、绿豆各 100 克,柿饼 500 克,烧酒 10 升。

【配　　制】诸药去除杂质。将女贞子九蒸九晒;生地黄、绿豆用凉开水快速淘洗,沥干;淫羊藿去皮毛,装入纱布袋内,扎紧袋口,与其余药物同放入小口瓷坛内,用烧酒浸泡,密封坛口,每日摇晃 3～5 次,30 日后启封,滤取药液,瓶装备用。

【用法用量】口服，每次20～30毫升，每日2～3次，饭前空腹温服。

【功效主治】具有温补肺肾、泽肌肤、养须发的功效。主治老年咳嗽。本方剂亦可治疗阳痿早泄、性功能低下、须发早白等症。

【药方来源】引自《随息居饮食谱》。

羊胰大枣酒

【处　　方】羊胰（切细）3只，大枣100枚，白酒6 000毫升。

【配　　制】将上药洗净，放入瓶中，加酒密封浸泡30日，滤取酒液，瓶装备用。

【用法用量】口服，每次15毫升，每日2次。

【功效主治】具有理气润燥、止咳平喘的功效。主治老年咳喘。

【药方来源】引自《肘后备急方》。

猪胆酒

【处　　方】猪胆（新鲜品）3只，大枣100枚，白酒1 000毫升。

【配　　制】将猪胆与大枣放入白酒中浸泡，加盖密封，每日摇晃1次。冬季浸10日，夏季浸5日，春秋浸7日。然后滤取酒液，并将药渣用洗净的白棉布包裹，挤尽药液，与药酒混合，装瓶备用。

【用法用量】口服,每次 10～15 毫升,每日 2 次,连服 15日。

【功效主治】具有健脾益肺、化痰止咳的功效。主治咳嗽吐痰、胸胁支满、喘息上气等症。

【药方来源】引自《千金要方》。

（三）哮 喘

哮喘是以呼吸喘急,喉间哮鸣有声为特征的呼吸系统病症。"喘以气息急,哮以声响鸣",说明两者有一定区别,但从临床上看,哮必兼喘,喘多兼咳。哮喘既可以是一个独立的疾病,也常为多种急、慢性呼吸系统病程中的一个病理表现。当其成为这些疾病某一阶段的主症时,称为喘证。哮喘在临床上有发作期和缓解期,一般在发作期较少用药酒治疗,而在缓解期用药酒防治较多。但应注意,对某些哮喘患者,特别是过敏性哮喘或对酒精过敏者,不宜用药酒治疗。

红葵酒

【处　　方】天天果（即龙葵子）4 500 克,千日红花2 000 克,60°白酒 30 000 毫升。

【配　　制】上两种药分别置于酒中浸泡,各入白酒一半置容器中,密封浸泡 1 个月后压碎过滤。再取上两种浸酒的澄清液合并在一起,加入 10%～15% 的单糖浆,搅匀,分装瓶中,密封即成。

【用法用量】口服,每次 10～20 毫升,每日 3 次,或每晚服1次。

【功效主治】具有止咳平喘的功效。主治寒性喘息性支气管炎、支气管哮喘等症。

【药方来源】引自《新医药学杂志》。

蛤参酒

【处　　方】人参30克,蛤蚧1对,甘蔗汁100毫升,米酒1 500毫升。

【配　　制】将甘蔗去皮,切段,绞碎榨汁;蛤蚧去头足,粗碎;人参研成粗末。全部放入酒坛中,加入米酒1 500毫升,搅拌均匀,加盖密封,置阴凉处,经常摇动,经20～30天后即可开封去渣取酒饮用。

【用法用量】口服,每次10～20毫升,每日早、晚各1次。

【功效主治】具有补肺益肾、强壮元阳、定喘纳气之功效。主治元气亏损、久病体弱、精神不振、失眠健忘、气短乏力、喘促不止等。

【药方来源】引自《圣济总录》。

干姜酒

【处　　方】干姜末10克,黄酒50毫升。

【配　　制】先将黄酒温热,再将姜末入酒中即成。

【用法用量】口服,1次服完。现制现喝,每日2次。

【功效主治】具有温中散寒、平喘的功效。主治老年人胃寒及受寒邪引起的咳嗽、哮喘等。

53

【药方来源】引自《外台秘要》。

橘红酒

【处　　方】橘红 30 克,白酒 500 毫升。

【配　　制】将橘红粗碎,浸入白酒中,封固 7 天即可饮用。

【用法用量】每日晚睡前服 10～15 毫升。

【功效主治】具有理气散寒、化痰止嗽的功效。主治肺脾不和、湿痰久蕴而引起的喘嗽久痰,每逢感寒即复发不愈者,即可辅饮此酒。如长年慢性气管炎,哮喘病之寒湿偏盛者。

【药方来源】引自《饮食辨录》。

葶苈酒

【处　　方】甜葶苈子 300 克,清酒 2 500 毫升。

【配　　制】先将甜葶苈子粉碎,用生绢袋装,将口扎紧,放入清酒中浸泡 30 日,滤出药酒,瓶装备用。

【用法用量】口服,每次 5 毫升,每日 3 次,用小米粥送服。

【功效主治】具有泻肺利水、消肿平喘的功效。主治上气喘急、遍身水肿、支气管哮喘、渗出性胸膜炎等症。

【药方来源】引自《太平圣惠方》。

胰枣酒

【处　　方】猪胰 3 具,大枣 30 枚,白酒 1 000 毫升。

【配　　制】将猪胰用清水冲洗干净,与大枣一齐放入白酒中浸泡,密封,夏季浸1日,冬季浸5日,春、秋浸3日,滤取酒液,瓶装备用。置阴凉处保存,以防变质。

【用法用量】口服,每次5～10毫升,每日3次。

【功效主治】具有补肺健脾、益气消痰的功效。主治老年人上气喘急、坐卧不安、支气管哮喘等症。

【药方来源】引自《寿亲养老新书》。

山药酒

【处　　方】山药500克,山茱萸、五味子各20克,人参10克,高粱白酒2500毫升。

【配　　制】前4味去除杂质,分别用凉开水快速淘洗干净,沥干。山药浸润切片,人参切碎如豆大,然后与山茱萸、五味子一起同置瓷坛内,用白酒浸泡,密封坛口,每日摇晃3～5次,1月后启封,去除药渣,滤取药酒,瓶装备用。

【用法用量】每次15～20毫升,每日2次,早晚空腹温服。

【功效主治】具有补肺健脾、益肾固本的功效。主治肺虚咳喘、头目眩晕。可辅助治疗糖尿病及遗精、早泄、小便频数等症。

【药方来源】引自《本草纲目》。

萸桑煮酒

【处　　方】茱萸根50克,桑白皮100克,黄酒2500毫升。

【配　　制】将前2味药细切,入坛内加黄酒共煮至1 000毫升,去渣,取药收贮备用。

【用法用量】每次50毫升,每日2次,空腹服用。

【功效主治】具有泻肺行水、清肺止咳的功效。主治肺热咳喘、肢肿、支气管哮喘痰多症等。

【药方来源】引自《本草纲目》。

小叶杜鹃酒

【处　　方】小叶杜鹃(迎红杜鹃)100克(干品),白酒500毫升。

【配　　制】将上药洗净,切细,入布袋,置容器中,加入白酒,密封浸泡7日,过滤去渣即成。

【用法用量】口服,每次服10～50毫升,每日2次。

【功效主治】具有解表化痰、止咳平喘的功效。主治慢性气管炎、哮喘等症。

【药方来源】引自《陕甘宁青中草药选》。

紫苏大枣酒

【处　　方】紫苏60克,大枣(去核)20克,米酒1 000毫升。

【配　　制】前2味去除杂质,用凉开水快速淘洗干净,入砂锅内,用米酒1 000毫升,慢火煮取至500毫升,滤汁备用。

【用法用量】温服,每次60毫升,每日2次。

【功效主治】具有理气宽胸、降逆下气的功效。主治风寒侵肺所致的咳嗽、哮喘、畏寒无汗、咳吐稀痰(慢性支气管炎哮喘)等。

【药方来源】引自《千金要方》。

紫苏子酒

【处　　方】紫苏子 60 克,黄酒 2 500 毫升。

【配　　制】将紫苏子放入锅中用文火微炒,装入布袋盛之,放入小坛内倒入黄酒浸泡,加盖密封,7 天后开封,弃去药袋即成。

【用法用量】口服,每日 2 次,每次 10 毫升。

【功效主治】具有止咳平喘、降气消痰的功效。主治痰涎壅盛、肺气上逆作喘等症。

【药方来源】引自《太平圣惠方》。

(四)肺　痈

肺痈是肺部发生痈疡咳嗽吐脓血的病症。多由外感风邪热毒,蕴阻于肺,热壅血瘀,郁结成痈,久则化脓所致。表现为发热寒战、咳嗽、胸痛、气急、吐出腥臭脓性黏痰,甚则咯吐脓血。本病因痰热瘀血互结于肺所致,治以清热解毒、化瘀排脓为主,脓未成应重在清肺消肿,脓已成应当排脓解毒。

金银花酒

【处　　方】金银花 50 克,甘草 10 克,黄酒 150 毫升。

【配　　制】将上述前 2 味药材洗净,加水 600 毫升,煎成 150 毫升,加入黄酒略煎后即可使用。

【用法用量】口服,上述所得药酒为 1 剂,每次服用 1/3 剂,日服 3 次。

【功效主治】具有清热解毒的功效。用于治疗疮肿、肺痈、肠痈。

【药方来源】引自《医方集解》。

金荞麦酒

【处　　方】金荞麦根茎(干品)250 克,黄酒 1 250 毫升。

【配　　制】上药加黄酒密封蒸煮 3 小时,取净汁 1 000 毫升,加入防腐剂备用。

【用法用量】口服,每次 40 毫升,小儿酌减,每日 3 次。

【功效主治】具有解毒排脓的功效。主治肺脓疡、病情迁延、脓疱不易破溃者(即高热持续不迟,脓液排不出或排不尽者)。

【药方来源】引自《言庚手医疗经验集》。

薏苡仁芡实酒

【处　　方】薏苡仁、芡实各 25 克,白酒 500 毫升。

【配　　制】将薏苡仁、芡实除去杂质,淘洗干净,放入酒坛中,再将酒倒入盛有薏苡仁、芡实的酒坛中,搅匀加盖密封,经常摇动数下,浸泡 15 天即成。

【用法用量】口服,每次 10～15 毫升,每日 2 次。

【功效主治】具有健脾利湿、除痹缓急的功效。主治脾虚腹泻、肌肉酸重、关节疼痛、水肿、白带、肺痈、肠痈等症。

【药方来源】引自《药酒汇编》。

(五)肺 结 核

肺结核是一种具有传染性的慢性疾病,其临床主要症状有咳嗽、咯血、潮热、盗汗及身体逐渐消瘦等。

肺结核是由结核分枝杆菌引起的慢性肺部感染性疾病,其中痰中排菌者为传染源,主要由患者咳嗽排出结核菌并经呼吸道传播,在人抵抗力降低时,较易感染发病。本病可累及所有年龄段,但以青壮年居多,男性多于女性,近年来老年人发病有增加趋势。

中医学认为,肺结核常因体质虚弱或精气耗损过甚,痨虫趁机侵袭肺部所引发,其病理主要为阴虚火旺,但随着病情的恶化,可出现气阴两虚,甚至阴阳两虚而致死亡。

百部酒(一)

【处　　方】百部 100 克,白酒 1 000 毫升。

【配　　制】将百部切成小片,略炒后与白酒同置于容器中,密封浸泡 7 日后,过滤去渣即成。

【用法用量】口服,每次 10～30 毫升,每日 2 次,或随量饮用。

【功效主治】具有润肺下气、止咳杀虫的功效。主治肺结核、百日咳、气管炎。

【药方来源】引自《药酒汇编》。

柏叶酒 ······················· ✳

【处　　方】侧柏叶汁2 500毫升,黍米4 500克,细酒曲500克。

【配　　制】取鲜侧柏叶用清水冲洗干净,绞取柏叶汁2 500毫升。再将黍米淘洗炊熟,候温度降至30℃时,与细曲、柏叶汁拌和均匀,入瓷瓮中密封,用酿造法酿酒,21日后启封,压去糟粕滤,漉取酒液,瓶装密封,冷藏备用。

【用法用量】口服,每次30毫升,每日3次。

【功效主治】具有滋阴补肾、凉血止血、祛痰止咳的功效。主治肺结核病、骨蒸劳热、慢性支气管炎等。

【药方来源】引自《太平圣惠方》。

虫草酒 ······················· ✳

【处　　方】冬虫夏草20克,白酒1 000毫升。

【配　　制】取冬虫夏草数枚(约20克),研碎,浸入白酒中,封盖瓶口,每日摇晃1～2次,15天后取服。饮完药酒后,可再续加白酒浸泡。

【用法用量】口服,每次10～15毫升,每日1次。

【功效主治】具有滋肺益肾、止咳化痰的功效。主治阳痿遗精、劳嗽痰血、盗汗、肺结核、年老衰弱之慢性咳喘、病后久虚不复等症。

【药方来源】引自《中药大辞典》。

芥子酒

【处　　方】白芥子250克,白酒1000毫升,黄酒2000毫升。

【配　　制】白芥子去杂质,研为粗末,用绢袋装,扎紧袋口,放入大口玻璃瓶中,倒入白酒,封口浸泡3日后,倒入黄酒,再浸泡3～4日,澄清,取药液装瓶备用。

【用法用量】温服,每次30毫升,每日3次。

【功效主治】具有利气豁痰、温中散寒、消肿止痛的功效。主治肺结核。

【药方来源】引自《本草纲目》。

灵芝人参酒

【处　　方】灵芝50克,人参20克,冰糖500克,白酒1500毫升。

【配　　制】将灵芝、人参洗净,切薄片,晾干,与冰糖同装入洁净的纱布袋中,封好袋口,放入酒坛,加入白酒,封口密闭浸泡10天后,将布袋取出,搅拌后再静置3天,取上清液饮服。

【用法用量】口服,每次15～20毫升,每日2次。

【功效主治】具有益肺气、利口鼻、强志壮胆的功效。主治肺痨久咳、痰多、肺虚气喘、消化不良、失眠等症。

【药方来源】引自《临床验方集》。

肉梨酒 ·····················

【处　　方】羊精肉 2 500 克,梨 1 000 克,米酒 3 000 毫升,糯米 3 000 克,甜酒曲适量。

【配　　制】先将肉剁碎,蒸至烂熟后,置米酒中浸 1夜;再将梨捣烂,同入米酒中,与肉调和均匀;然后用白棉布包裹,挤汁;最后将糯米蒸熟,用甜酒曲调和,与肉梨汁一起入瓷瓮酿酒 20 天,除渣取药液,瓶装密封,放阴凉干燥处,保存备用。

【用法用量】口服,每次 30～60 毫升,每日 3 次。

【功效主治】具有补虚润肺的功效。主治肺结核及一切虚损。

【药方来源】引自《古今图书集成医部全录》。

桑根白皮酒 ·····················

【处　　方】桑根白皮 100 克,狼牙(去连苗处净刷去土)300 克,吴茱萸根皮(净刷去土)150 克,黄酒 700～1 000毫升。

【配　　制】将前 3 味切薄片,入黄酒,用文火煮至减半,或同置容器中,隔水煮沸(密封),再浸泡 1～2 天后即成。均过滤去渣备用。

【用法用量】每次空腹服 50～70 毫升,每日 1 次。

【功效主治】具有泻肺补肾、止咳杀虫的功效。主治肺痨热生虫、肺结核。

【药方来源】引自《圣济总录》。

天门冬酒 ••••••••••••••••••••••••••••••• ✱

【处　　方】天冬 1 500 克,糯米 3 000 克,细曲 300 克。

【配　　制】将天冬去除杂质,加水 6 000 毫升煎煮 1 小时;再将糯米加水煮成稀米饭,与天冬煎液(连同药渣)混合;待温度降至 30℃左右时,拌入细曲,调和均匀,置瓷瓮内,加盖密封,21 日酒成,压去酒糟,滤取药酒,瓶装备用。

【用法用量】口服,每次 30～50 毫升,每日 3 次,饭前空腹温服。

【功效主治】具有滋阴降火、清肺润燥、补五脏的功效。主治肺结核咳嗽咯血、肺阴不足所致的燥咳黏痰、口干口渴。

【药方来源】引自《太平圣惠方》。

(六)慢性支气管炎

慢性支气管炎是由于感染或非感染因素引起的气管、支气管黏膜炎性变化,黏液分泌增多,临床上以长期咳嗽、咳痰或伴有喘息为主要特征。本病早期症状较轻,多在冬季发作,春暖后缓解,但病程缓慢,故不为人们注意。晚期病变进展,并发阻塞性肺气肿时,肺功能遭受损害,极影响健康。本病属于中医学的"咳嗽、痰饮、咳喘"范畴。

灵芝草酊 ••••••••••••••••••••••••••••••• ✱

【处　　方】灵芝草、乙醇各适量。

【配　　制】上药用 95％乙醇于 60℃浸泡 48 小时后,过滤,滤液用低温蒸馏法回收乙醇,配制成 10％酊剂备用。

【用法用量】口服,每次 10 毫升,每日 3 次。

【功效主治】具有滋补强壮的功效。主治慢性气管炎;适用于肺阴虚型咳嗽。

【药方来源】引自《山东医药》

 咳喘酊 ·······

【处　　方】苍耳子 500 克,辛夷 300 克,95％乙醇 500 毫升。

【配　　制】先将苍耳子拣净,炒黄,研碎,按量称取与辛夷混合,加开水 1 000 毫升,浸泡 4～6 小时,再加入 95％乙醇,温浸(60℃～80℃)48 小时,过滤,得乙醇浸液 500～600 毫升;将滤渣再加入适量水煎煮 30 分钟,过滤,得煎煮液 400～600 毫升(超过时可加热浓缩)。将二液混合放置 12～24 小时,用双层纱布过滤,最后得滤液 1 000 毫升,不足时加冷开水补足之即可,贮瓶备用。

【用法用量】口服,每次 10～20 毫升,每日 2 次。

【功效主治】具有祛风止咳的功效。主治慢性气管炎。

【药方来源】引自《河北新医药》。

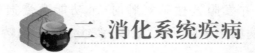 # 二、消化系统疾病

（一）消化不良

消化不良往往表现为嗳气、胀满、上腹部或胸部喵咬样

或烧灼样痛。引起消化不良的原因很多，偶尔的消化不良可以由进食过饱、饮酒过量、经常服用止痛药（如阿司匹林等）引起，在精神紧张时进食、或进食不习惯的食物也可引起。慢性持续性的消化不良可以是神经性的即精神因素引起，也可以是某些器质性疾病如慢性胃炎、胃及十二指肠溃疡、慢性肝炎等消耗性疾病引起。

白术酒（一）

【处　　方】白术 100 克，白茯苓 50 克，黄酒 1 500 毫升。

【配　　制】将上 2 味药去除杂质，以凉开水快速淘洗，沥去水液，晒干共为粗末，以纱布包，置入酒坛内，入酒密封，隔水煮沸 6 小时，取出放置 5～7 日后去除药渣，滤取酒液，瓶装备用。

【用法用量】口服，每次 40 毫升，每日 3 次，空腹服用。

【功效主治】具有健脾燥湿、和中祛痰的功效。主治消化不良、食少腹胀、泄泻等。

【药方来源】引自《本草纲目》。

半夏人参酒

【处　　方】制半夏、黄芩各 30 克，干姜、人参、炙甘草各 20 克，黄连 6 克，大枣 10 克，白酒 1 000 毫升。

【配　　制】上药共捣碎，布包置净器中，用白酒浸渍，经 5 天后再加入冷开水 500 毫升和匀，去渣备用。

【用法用量】口服，每次 20 毫升，每日早、晚各 1 次。

【功效主治】具有和胃降逆、开结散痞的功效。主治胃气不和、寒热互结、心下痞硬、呕恶上逆、肠鸣不利、不思饮食、体倦乏力等症。

【药方来源】引自《伤寒论》。

刺梨滋补酒

【处　　方】刺梨 500 克,糯米酒 1 000 毫升。

【配　　制】将刺梨洗净、晾干,捣烂后用洁净纱布,绞取汁。将刺梨汁放入容器中,冲入糯米酒,搅匀即成。

【用法用量】口服,每次 20～30 毫升,每日 2 次。

【功效主治】具有健胃消食、滋补强身、抗衰老的功效。主治身体虚弱及消化不良、食积饱胀等症。

【药方来源】引自《民间百病良方》。

大黄浸酒

【处　　方】大黄 12 克,白酒 250 毫升。

【配　　制】大黄去杂质,切为粗粒,放入干净的大口玻璃瓶中,倒入白酒,密封浸泡 1～2 日,过滤去渣备用。

【用法用量】每次 10～20 毫升,每日 2 次,饭前饮用。

【功效主治】具有清热解毒、消食去积、通便的功效。主治消化不良、宿食积滞、大便秘结。

【药方来源】引自《本草纲目》。

红茅药酒

【处　　方】公丁香、白豆蔻各 6 克,砂仁 10 克,高良姜、零陵香、红豆蔻各 6 克,白芷 10 克,当归 30 克,木香 2 克,肉豆蔻 6 克,陈皮 20 克,枸杞子 10 克,檀香 2 克,草豆蔻 6 克,佛手 10 克,桂枝 6 克,沉香 4 克,肉桂 20 克,山药 6 克,红曲 162 克,白酒 5 200 毫升,蜂蜜 1 560 克,冰糖 416 克。

【配　　制】先将前 20 味药切成薄片或粉碎,入布袋.置容器中,加入白酒,加热煮数沸后再兑入蜂蜜、冰糖,溶化,密封,浸泡 1～3 日后,过滤去渣即成。

【用法用量】口服,每次 30～50 毫升,每日 3 次。或随量饮服。饮时须将酒烫热后服为佳。

【功效主治】具有理脾和胃、温中散寒的功效。主治寒湿中阻、脾胃气滞所致的脘满痞塞、腹胀腹痛、不思饮食、消化不良等症。

【药方来源】引自《全国中药成药处方集》。

二术酒

【处　　方】白术、苍术各 106 克,白酒 400 毫升。

【配　　制】将 2 味药切碎,置砂锅中加水 400 毫升煮取 300 毫升,离火置容器中,加入白酒,密封浸泡 7 日后,过滤去渣备用。

【用法用量】口服,每次 30～50 毫升,每日 3 次,或随时随量饮之,勿醉。

【功效主治】具有健脾胃、助消化、消胀止泻的功效。主治脾虚所致的食欲不振、消化不良、胸腹胀满、泄泻等症。

【药方来源】引自《临床验方集》。

复方龙胆酊 ························ ✿

【处　　方】龙胆草 100 克，陈皮 40 克，白豆蔻 10 克，70％乙醇 1 000 毫升。

【配　　制】将前 3 味药加工成七号粉，依照浸渍法，加 70％乙醇，依法浸渍，过滤去渣即得。

【用法用量】口服，每次 2～5 毫升，每日 3～4 次。

【功效主治】具有苦味健胃、芳香理气的功效。主治消化不良、食欲不佳、脘腹气胀等症。

【药方来源】引自《中药制剂汇编》。

加味八珍酒 ························ ✿

【处　　方】白人参、炙甘草、川芎各 10 克，白芍 20 克，当归、白术、茯苓各 25 克，生地黄、大枣、核桃肉各 30 克，五加皮 60 克，糯米酒 4 000 毫升。

【配　　制】将上述药物去除杂质，用凉开水快速洗净，沥去水液，晒干加工切碎，装入纱布袋内，扎紧袋口，放入坛中，倒入糯米酒，密封浸泡；再隔水加热煮沸 6 小时，取出埋入土中 3 日以去火毒；然后取出静放 2 日，滤取酒液，瓶装备用。

【用法用量】温服，每次 50 毫升，每日早、晚各 1 次。

【功效主治】具有补气血、益五脏、健脾胃、养颜强身的功效。主治消化不良引起的食少便溏、面黄肌瘦、劳累倦怠、腰膝酸软。

【药方来源】引自《万病回春》。

神仙药酒

【处　　方】木香 18 克,丁香、檀香各 12 克,茜草 120 克,砂仁 30 克,红曲 60 克,蜂蜜 400 克,白酒 2 000 毫升。

【配　　制】将诸药捣成粗末,置于酒坛中,加蜂蜜和白酒,搅拌浸湿溶解,密封放阴凉处浸泡 7～10 天,启封滤去药渣,澄清装瓶即可服用。

【用法用量】口服,15～20 毫升,每日 2 次。

【功效主治】具有健脾开胃、顺气消食、快膈宽胸之功效,用于治疗脘腹胀满、暖气呃逆、消化不良、食欲不振等症。

【药方来源】引自《清太医院配方》。

神仙枸杞子酒

【处　　方】枸杞子、大麻仁各 150 克,生地黄 90 克,无灰清酒 2 500 毫升。

【配　　制】前 3 味药去除杂质。将大麻仁蒸熟,摊开散去热气后,与枸杞子、生地黄混合均匀,用 4 个白纱布袋装并扎紧口,放入小口瓷坛内,加入无灰清酒浸泡,密封坛口,每日摇晃 1 次。夏季 7 日,春秋 10 日,冬季 14 日,启封,滤取药酒,瓶装备用。

【用法用量】口服,每次 30 毫升,每日 2 次,中午饭前及晚上睡前温服。

【功效主治】具有补肾健脾、益气养血的功效。主治久病体弱、食欲不振、不思饮食而引起的消化不良。

【药方来源】引自《太平圣惠方》。

山楂桂圆酒 ······························· ✺

【处　　方】山楂 250 克,龙眼 250 克,大枣 30 克,红糖 30 克,米酒 1 000 毫升。

【配　　制】先将前 3 味药洗净、去核、沥干,然后加工粗碎,置容器中,再加入红糖和米酒,搅匀,密封,浸泡 10 天后,过滤去渣,澄清即可。

【用法用量】口服,每次 20～30 毫升,每日 2 次。

【功效主治】具有益脾胃、助消化的功效。主治肉食积滞、脾胃不和、脘腹胀满、消化呆滞、面色萎黄等症。

【药方来源】引自《药酒汇编》。

缩砂酒 ·······························

【处　　方】缩砂仁 60 克,黄酒 500 毫升。

【配　　制】将缩砂仁炒研为粗末,以夏白布袋盛之,浸酒于净器中,经 3～5 天开取。

【用法用量】每次食后温饮 15～20 毫升,每日 3 次。

【功效主治】具有行气和中、开胃消食的功效。主治胸腹胀满、食欲不振、消化不良、疝气、呕恶、胃痛、泄泻、痢疾等症。

【药方来源】引自《本草纲目》。

 佛手药酒 ······························· ✺

【处　　方】佛手 120 克,五加皮 30 克,木瓜 12 克,木香 6 克,栀子 15 克,高良姜、砂仁、肉桂各 9 克,公丁香 6 克,当归 13 克,陈皮 15 克,青皮 12 克,白酒 2 000 毫升。

【配　　制】诸药捣成粗末,置于坛中加白酒浸泡 7~10 天,过滤去渣,澄清装瓶备用。

【用法用量】早晨和中午各温饮 40~60 毫升,每日 2 次。

【功效主治】具有疏肝解郁、理气健脾、散寒止痛之功效,用于治疗肝郁气滞、脾胃不和所致的胸闷心烦、气逆欲呕、食欲不振、胃脘胀痛等症。

【药方来源】引自《全国中药成药处方集》。

金橘酒 ·· ✿

【处　　方】金橘 600 克,蜂蜜 120 克,白酒 1 500 毫升。

【配　　制】将金橘洗净,晾干,拍松或切瓣,与蜂蜜同放于酒中,加盖密封,浸泡 2 个月即成。

【用法用量】口服,每次 15~20 毫升,每日 2 次。

【功效主治】具有理气解郁、开胃的功效。主治食欲不振、食滞胃呆、咳嗽痰稀白等症。

【药方来源】引自《药酒汇编》。

(二)呕　吐

呕吐是将食物及痰涎等胃内容物经口腔排出体外的一种病症。呕吐是机体的保护反应,而频繁剧烈呕吐可引起水、电解质紊乱及营养障碍。呕吐常见于西医学中神经性呕吐、胆囊炎、胰腺炎、肾炎、幽门痉挛或梗阻,以及某些急性传染病等。

中医学认为,呕吐乃胃失和降、气逆于上所致,有实证与虚证之分。实证多有外邪、饮食所伤,虚证多为脾胃功能减退所致。而二者又相互夹杂,实中有虚,虚中有实,故临床多运用扶正祛邪的方法以期达到治疗目的。

长松酒

【处　　方】长松 50 克,炙黄连、生地黄各 20 克,熟地黄 25 克,当归、白芍、陈皮、人参、黄柏、菊花、灯心草各 15 克,苍术、枳壳、半夏(姜汁炒)、厚朴、天冬、麦冬、砂仁各 10 克,木香、花椒、黄连、核桃仁各 6 克,大枣 8 枚,粳米 12 克,酥油 18 毫升,米酒 5 000 毫升。

【配　　制】以上药物除米酒外,分别去除杂质,然后共研粗末,分装 10 个纱布袋内,扎紧袋口,放入米酒中慢火煮沸 2 小时,再贮于瓷坛内,密封坛口,存放 1 个月后即可使用。

【用法用量】口服,每次 30～50 毫升,每日 3 次,饭前空腹温服。

【功效主治】具有益气健胃、养阴、清热、理气的功效。主治急性胃炎,症见胃脘痛、恶心呕吐、胃腹胀满、不欲饮食、头晕目眩者。久服健身,祛百病。

【药方来源】引自《韩氏医通》。

丁香煮酒

【处　　方】丁香 3 粒,黄酒 50 毫升。

【配　　制】将丁香洗净,倒入瓷杯中,加入黄酒,再把瓷杯放在有水的蒸锅中,加热蒸 10 分钟即成。

【用法用量】趁热 1 次服下。

【功效主治】具有温中、暖肾、降逆的功效。主治感寒性腹痛、腹胀、吐泻、反胃、疝气、疫癖、癣症等症。

【药方来源】引自《大众四季饮膳》。

丁香木瓜酒 ✿

【处　　方】丁香 10 克,木瓜 30 克,肉豆蔻(去壳)、白术、五味子各 18 克,沉香、胡椒、白芍、白僵蚕各 6 克,白酒 3 000 毫升。

【配　　制】以上 9 味药去除杂质,凉开水快速淘洗,沥去水液,晒干捣为末,置坛中入酒浸泡 30 日,去除药渣,滤取酒液,瓶装备用。

【用法用量】每次 20 毫升,每日 3 次,饭前服用。

【功效主治】具有健脾止泻、止呕吐的功效。主治急性胃炎、呕吐泄泻者。

【药方来源】引自《圣济总录》。

复方半夏酊 ✿

【处　　方】半夏 1 000 克,葱白、生姜、陈皮各 250 克,40％乙醇 5 000 毫升。

【配　　制】将前 4 味药洗净,晾干捣碎,置容器中,加入乙醇,密封浸泡 15 天,过滤去渣,取药液加热浓缩至 1 500 毫升,贮存备用。

【用法用量】口服,成人每次 3～5 毫升,每日 3～4 次,小儿酌减。

【功效主治】具有降气止呕的功效。主治急性呕吐、腹胀不适等症。

【药方来源】引自《中草药通讯》。

附子酒(一)

【处　　方】制附子 30 克,醇酒 500 毫升。

【配　　制】上药捣碎如麻豆大,置于干净瓶中,倒入醇酒浸泡 3～5 天后开取。

【用法用量】口服,每次 10～15 毫升,每日 2 次。

【功效主治】具有温中散寒、止痛的功效。主治四肢不温、冷汗淋漓、面色苍白、呕吐冷泻、畏寒怕冷、腹中冷痛、关节痛等症。

【药方来源】引自《千金翼方》。

伏龙肝酒

【处　　方】伏龙肝(即灶心土)1 块(约鸡蛋大),生姜 3 片,新竹筷(碎)1 对,红糖 15 克,苦酒、烧酒各 50 毫升。

【配　　制】先将生姜、竹筷用水 1 碗煮沸 15 分钟;再入红糖、苦酒和烧酒煮沸;然后再将伏龙肝煅红投入药中,过滤去渣,取药液澄清备用。

【用法用量】趁热 1 次服尽。

【功效主治】具有温中散寒、和胃止呕的功效。主治突然受凉感寒、头痛、恶寒、呕吐腹痛、妊娠恶阻之呕吐腹痛、食不下等。本药酒主要用于受寒饮冷所致的呕吐、腹痛、腔腹痞满不适等症,颇有效验。

【药方来源】引自《药酒汇编》。

 吴茱姜豉酒 ································· ✿

【处　　方】吴茱子 10 克,生姜、淡豆豉各 30 克,白酒 210 毫升。

【配　　制】先将吴茱子捣碎,生姜去皮,切片,与豆豉一同置砂锅中,入白酒,煎煮至半,或将药置容器中,加入白酒,密封浸泡 5 天过滤去渣即得。

【用法用量】每日 1 剂,分 3 次温服;或每次20～30毫升,每日 3 次温服。

【功效主治】具有温中散寒的功效。主治突然心口疼痛、四肢发冷、呕吐泻痢、脘腹冷痛、心烦不适等症。

【药方来源】引自《肘后备急方》。

 生姜酒(一) ································· ✿

【处　　方】生姜 60 克,米酒 100 毫升。

【配　　制】先把生姜洗净,捣烂,在米酒中浸 30 分钟,然后加热煮沸,去除姜渣,滤取药汁。

【用法用量】此药酒 1 次服完,每日 1 次,不愈再配再服。

【功效主治】具有温中降逆、祛风散寒的功效。主治胃寒胃痛、恶心呕吐、小腹冷痛等。

【药方来源】引自《本草纲目》。

（三）呃　逆

呃逆，俗称"打嗝"，是气逆上冲，致使喉间呃呃连声，声短而频，令人难以自制为特征的一种症状。一般多见于饱餐、酒后、大笑及受凉等情况，为一种温和的暂时现象，采用闭气、提耳、压舌及饮水等法，即可制止。其病因为多种因素使膈肌运动神经受到刺激，过度兴奋，膈肌痉挛所致。可见于一些器质性疾病，如中枢神经系统疾病、心脏病、呼吸系统疾病、胃肠道疾病及肾衰竭等。可分为急性与慢性两种。

中医学认为，本症系胃失和降、胃气上逆，或嗜食辛热、腑实及情志不畅，以致肝气横逆所致，并有寒逆、热逆、食滞、阴虚及阳虚之别。应根据病症的不同，辨证施治。

薄荷酊 •••••••••••••••••••••••••••••

【处　　方】薄荷叶 50 克，薄荷油 50 毫升，90％乙醇适量。

【配　　制】先将薄荷叶置容器中，加入乙醇，密封浸泡 1～3 天，过滤去渣，冲入薄荷油混匀，加乙醇至 1 000 毫升即得。

【用法用量】每次空腹服 0.5～1 毫升。用时加冷开水稀释后服用，每日 1 次。

【功效主治】具有驱风健胃的功效。主治嗳气、呃逆、恶心呕吐、腹胀等症。

【药方来源】引自《中药制剂汇编》。

荸荠降逆酒

【处　　方】荸荠(捣碎)120克,川厚朴(姜炒)、陈皮、白蔻仁(炒)各30克,白糖120克,橘饼30克,冰糖120克,蜂蜜60克,白酒3 000毫升。

【配　　制】将前4味药和橘饼入布袋,置容器中,加入白酒(或白酒、烧酒各半),密封浸泡10余日后,过滤去渣,再加入白糖、冰糖和蜂蜜,待溶化后,再过滤澄清备用。

【用法用量】每次30～50毫升,每日早、中、晚各服1次。

【功效主治】具有和胃降逆的功效。主治呃逆、饮食不下、食后呕吐、胸膈哽噎不舒等症。

【药方来源】引自《奇方类编》。

除噎药酒

【处　　方】川贝母、砂仁、广木香、广陈皮各6克,白酒500毫升,白糖300克。

【配　　制】将前4味药切成薄片或捣碎,置瓷瓶内,加入白酒和白糖,密封浸泡,隔水加热30分钟左右,取出瓷瓶放凉,去渣服用。

【用法用量】每日清晨饮服30～50毫升。

【功效主治】具有理气开胃的功效。主治吞咽时如有物梗而不畅,食欲不振、脘满、舌苔白腻等症。

【药方来源】引自《神福堂公选良方》。

马蹄香酒

【处　　方】马蹄香（又名杜衡）200 克，白酒 3 000
毫升。

【配　　制】将上药研成细末，入白酒熬制稀糊状膏
备用。

【用法用量】每服 3 匙，白酒调下，每日 3 次。

【功效主治】具有理气开胃、散风逐寒、消痰行水、活血
平喘的功效。主治噎食膈气。

【药方来源】引自《本草纲目》。

姜汁葡萄酒

【处　　方】生姜 50 克，葡萄酒 500 毫升。

【配　　制】将生姜捣烂，加入酒中，浸泡 3 日，滤出姜
渣，挤净姜汁即可。

【用法用量】口服，每次 50 毫升，每日 2～3 次。

【功效主治】具有健胃祛湿、散寒止痛的功效。主治寒
性腹痛、嗳气呃逆等症。

【药方来源】引自《民间百病良方》。

柿蒂酒

【处　　方】柿蒂 5 个，黄酒 50 毫升。

【配　　制】用柿蒂烧炭存性，研成细末，用黄酒调和
即成。

【用法用量】以上药酒，1 次顿服。

【功效主治】具有降逆气、止呃逆的功效。主治呃逆。

【药方来源】引自《村居救急方》。

 **玉露酒** ·······················

【处　　方】薄荷叶2 500克,绿豆粉、白砂糖各750克,天冬(去心)、麦冬(去心)、天花粉各30克,白茯苓(去皮),柿霜各120克,硼砂15克,冰片6克。

【配　　制】将薄荷叶和天冬至白茯苓等5味药捣碎,用新盆2个,将药末相间隔,着实盛于内,两盆合之封固如法,不许透气,蒸5炷香,取出晒干,抖出诸药,复加余药和白糖,共研细末备用。

【用法用量】每次服药末2～5克,用酒(或黄酒)送服,每日2次。

【功效主治】具有清热滋阴、理脾化痰的功效。主治诸疾痰饮、宿滞噎塞、气痞奔豚、膨胀、咳喘下坠、乍寒乍热、头目晕胀、咽喉肿痛等症,不拘老少,并皆主之。

【药方来源】引自《鲁府禁方》。

（四）腹胀腹痛

腹胀是指腹部胀满;腹痛是胃脘以下至耻骨毛际以上部位发生疼痛。两者既可单独发生,也常常同时存在。腹胀、腹痛有虚证和实证区别。腹胀属虚者,多因脾胃虚弱、脾阳失运,致气机滞而不畅所致;腹胀属实者,则多因实热积滞结于肠胃所致。腹痛常因感受六淫之邪、虫积、食滞所伤、气滞血瘀,或气血亏虚、经脉失养等原因引起。

治疗本病的药酒,常用吴茱萸、丁香、附子、肉桂、姜、白豆蔻等药物配成。多用于寒性腹胀腹痛,如吴茱萸酒、丁香煮酒等,寒实内结,胀满疼痛俱重者,又常加消积导滞、泻下除满的药物,如枳实、大黄等。因脾阳虚弱引起的虚性腹胀腹痛,常服用补脾健中、缓急理气的药酒,如长春酒、人参药酒等。

姜附酒

【处　　方】干姜60克,制附子40克,白酒1000毫升。

【配　　制】将上2味药,共捣碎细,置净器中,倒入黄酒浸之,密封7天后启开,去渣备用。

【用法用量】每次饭前温服30～60毫升,每日3次。

【功效主治】具有温中散寒、回阳通脉、温肺化饮的功效。主治心腹冷痛、呃逆呕吐、泄泻、痢疾、脘谷不化、寒饮喘咳、痰白而清稀、肢冷汗出等症。

【药方来源】引自《药酒汇编》。

陈皮山楂酒

【处　　方】陈皮50克,山楂酒1000毫升,白酒500毫升。

【配　　制】陈皮撕碎浸入白酒,7天后滤去药渣,与山楂酒混合即成。

【用法用量】口服,每次30～50毫升,每日2～3次。

【功效主治】具有行气健脾、燥湿降逆、止呕开胃的功效。主治消化不良、食少胃满、脘腹胀痛等症。

【药方来源】引自《药酒汇编》。

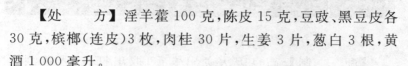

灵脾肉桂酒

【处　　方】淫羊藿 100 克,陈皮 15 克,豆豉、黑豆皮各 30 克,槟榔(连皮)3 枚,肉桂 30 片,生姜 3 片,葱白 3 根,黄酒 1 000 毫升。

【配　　制】将葱白切段,上药捣碎,以白布袋盛之,用黄酒浸泡,挂药不令到底,糖灰火(热灰火)外煨 24 小时,取出候冷备用。

【用法用量】每次温饮 10～20 毫升,早、晚各 1 次。

【功效主治】具有温补肾阳、健脾利湿的功效。主治脾肾两虚、脘腹冷痛、食欲不佳、腰酸体弱等症。

【药方来源】引自《普济方》。

屠苏酒

【处　　方】厚朴、桔梗、防风、桂枝、苍术、贡白术、制川乌、白芷各 8 克,大黄、广陈皮各 10 克,檀香、紫豆蔻、川椒、藿香各 6 克,威灵仙、甘草各 5 克,冰糖 520 克,白酒 5 200 毫升。

【配　　制】将前 16 味药加工成粗末,置容器中,加入白酒和冰糖,隔水加热煮沸后,密封静置 24 小时后,过滤去渣,装入瓷坛贮存备用。

【用法用量】每次 15～30 毫升,每日早、晚各服 1 次。

【功效主治】具有祛风散寒、理气消胀、健脾和胃、化积消滞的功效。主治风寒邪气侵犯胃肠、肠胃之气不能顺降、积滞内停所致腹痛而胀、进食不化、恶心呕吐等症。

【药方来源】引自《治疗与保健药酒》。

良姜酒

【处　　方】高良姜 70 克,黄酒 500 毫升。

【配　　制】高良姜火炙出焦香,取出打破,入黄酒煮沸,热服。

【用法用量】口服,每次 15～20 毫升,每日 2 次。

【功效主治】具有暖胃行气、止痛祛风的功效。主治胃寒呕吐、脘腹冷痛、霍乱吐痢腹痛等症。

【药方来源】引自《外台秘要》《普济方》。

(五)下痢腹泻

下痢,是以腹痛、里急后重、痢下赤白脓血为特征的病症,是夏、秋季节常见的肠道传染病。包括西医的急、慢性细菌性痢疾及阿米巴痢疾等。

腹泻,是指排便次数增多,粪便稀薄,甚至泻水样便等,四季皆有发生。西医学中的急、慢性胃肠炎,慢性非特异性溃疡性结肠炎,肠结核等疾病,均属中医腹泻的范畴。

下痢、腹泻主要病变在脾胃与大小肠,多因感受外邪、饮食所伤、脏腑虚衰及脏腑功能失调等因素所致。本篇选编部分为具有健脾燥湿、止泻止痢功效的药酒,供患者根据个人病因、病情及临床表现的不同临证选用。

白药酒

【处　　方】白茯苓、白术、天花粉、山药、芡实、牛膝、薏苡仁各15克,白豆蔻9克,白酒5000毫升。

【配　　制】将上药碎成粗末,装入细纱布袋里扎紧口。然后将白酒倒入净坛内,再放入药袋,加盖密封,隔天摇动数下,经14天后开封,去掉药袋,静置澄明即可取饮。

【用法用量】口服,每次15～20毫升,早、晚2次分服。

【功效主治】具有脾燥湿的功效。用于治疗脾虚食少、食后腹满、小便不利、大便溏等症。

【药方来源】引自《良朋汇集经验神方》。

党参酒

【处　　方】老条党参1条(或40克),白酒500毫升。

【配　　制】选用粗大连须的老条党参,将其拍出裂缝或切成小段,置容器中,加入白酒密封,浸泡7～14天后即可开封取用。

【用法用量】每次空腹服10～15毫升,每日早、晚各1次;或随量饮之,佐膳更佳。

【功效主治】具有健脾益气的功效。主治脾虚泄泻、肢冷、食欲不振、体倦乏力;肺虚气喘、息短、声音低微、懒言短气;血虚萎黄、头晕心慌;热性病后津液耗伤、口渴等症。

【药方来源】引自《药酒汇编》。

地瓜酒

【处　　方】地瓜藤（根）500克，烧酒1 000毫升。

【配　　制】将地瓜藤捣碎，入烧酒浸泡，经5～7天开取。

【用法用量】口服，每次30～50毫升，每日2次。

【功效主治】具有行气清热、除湿、活血的功效。主治腹泻、痢疾、消化不良、黄疸、白带、痔疮等症。

【药方来源】引自《中药大辞典》。

甘豆酒

【处　　方】黑豆500克，生甘草、炙甘草各18克，黄酒3 000毫升。

【配　　制】将黑豆拣净，炒微焦，与半炙半生之甘草共为粗末，置砂锅中，入酒，慢火煎至约1 500毫升，去渣滤液，瓶装备用。

【用法用量】口服，每次50毫升，每日2次。

【功效主治】具有滋肾解毒的功效。主治赤白痢，服诸药不愈者。

【药方来源】引自《圣济总录》。

黄连酒

【处　　方】黄连60克，白酒500毫升。

【配　　制】用酒煮黄连，煮取150毫升。

【用法用量】口服，分2次1日内服完。

【功效主治】具有泻火解毒、清热燥湿的功效。主治痢疾赤白痢下、里急后重、便出脓血如鸡蛋白,日夜数 10 次,绕脐痛,证属湿热下痢者。

【药方来源】引自《外台秘要》。

 姜汁啤酒 .... ✿

【处　　方】生姜汁 10 毫升,啤酒 200 毫升。

【配　　制】将生姜汁滴入啤酒中即成。

【用法用量】药酒 1 次饮完。再服再制。

【功效主治】具有温肺祛痰、活血止泻的功效。主治腹泻、咳嗽多痰等症。

【药方来源】引自《自制药酒助养生》。

 绿茶酒 .... ✿

【处　　方】绿茶 100 克,白酒 25 毫升。

【配　　制】将绿茶加水 700 毫升,煮沸 20 分钟,浓缩至 75 毫升,待凉后加入白酒即成。

【用法用量】口服,每次 5 毫升,6 小时 1 次。

【功效主治】具有清热利湿、活血解毒的功效。主治细菌性痢疾。

【药方来源】引自《小方治大病》。

 荔枝酒(一) .... ✿

【处　　方】鲜荔枝肉(连核)500 克,陈米酒 1 000毫升。

【配　　制】将上药置容器中,加入陈米酒,放于阴凉处,密封浸泡 7 天后即成。

【用法用量】口服,每次 20～30 毫升,每日 2 次。

【功效主治】具有益气健脾、养血益肝的功效。主治脾胃虚寒、中气不足所致的泄泻、食欲不振;妇女子宫脱垂,胃脘痛,寒疝等症。

【药方来源】引自《药酒汇编》。

木瓜煎酒 ················· ✽

【处　　方】木瓜(干)30 克,米酒 500 毫升。

【配　　制】取木瓜切片,置于砂锅内,入酒,慢火煎取 200 毫升。

【用法用量】以上药酒,1 次服完。不愈再制再服。

【功效主治】具有平肝和胃、去湿舒筋的功效。主治急性肠炎、转筋。

【药方来源】引自《本草纲目》。

牛膝酒(一) ················· ✽

【处　　方】牛膝 150 克,白酒 1 500 毫升。

【配　　制】将牛膝去除杂质,切碎,浸泡于白酒瓶中,加盖密封,每日摇晃 1 次,7 日后即可使用。

【用法用量】每次 10 毫升,每日 3 次,饭前温服。

【功效主治】具有祛瘀止痢的功效。主治慢性非特异性结肠炎(先下白、后下赤,或先下赤、后下白,或赤白兼有),赤白痢疾,月经不调,痛经,经闭,产后腹痛,跌打损伤,腰膝酸痛,下肢无力等。

【药方来源】引自《太平圣惠方》。

 藕节酒 ....❉

【处　　方】鲜藕节 200 克,米酒 250 毫升。

【配　　制】鲜藕节洗净,捣烂,置于碗中,入米酒,隔水蒸煮,滤出酒液即成。

【用法用量】口服,每次 60 毫升,每日 3 次。

【功效主治】具有止血、散瘀的功效。主治冷痢。该药酒还可治疗吐血、衄血、咯血、便血、血痢等。

【药方来源】引自《本草纲目》。

 苓术酒 ....❉

【处　　方】茯苓、白术各 25 克,黄酒 500 毫升。

【配　　制】前 2 味药去除杂质,用凉开水快速淘洗,沥去水液,晒干研末,装入纱布袋中,扎紧袋口,放入瓶内,注入黄酒,封口浸泡 14 日,去渣即成。

【用法用量】口服,每次 10～15 毫升,每日 3 次,空腹服用。

【功效主治】具有健脾益气、利湿消肿的功效。主治泄泻、食少腹胀、下肢水肿、小便不利、身困乏力等症。

【药方来源】引自《药酒验方选》。

 参术酒 ....❉

【处　　方】人参、生姜各 20 克,炙甘草、大枣各 30 克,白茯苓、炒白术各 40 克,黄酒 1 000 毫升。

【配　　制】将前 6 味药捣碎,置容器中,加入黄酒,密封浸泡 3～5 天后,过滤去渣即成。

【用法用量】口服,每次 10～15 毫升,每日 2 次。

【功效主治】具有益气、健脾、养胃、止泻的功效。主治脾胃虚弱、中气不足所致的食少便面、面色苍黄、语言低微、四肢无力等症。

【药方来源】引自《药酒汇编》。

青梅酒

【处　　方】青梅 30 克,白酒 500 毫升。

【配　　制】将青梅洗净放入净瓶内,倒入白酒,盖好密封,每日摇动数下,经 7 天启封即可服用。

【用法用量】口服,每次 15～20 毫升,每日 3 次。

【功效主治】具有生津止渴、健脾开胃、涩肠止痢的功效。主治食欲不振、蛔虫性腹痛,以及慢性消化不良性泄泻等症。

【药方来源】引自《中国食品》。

薏苡仁酒(一)

【处　　方】薏苡仁 2 500 克,曲、米适量。

【配　　制】将薏苡仁磨成粉,同曲、米适量按常法酿酒;或袋盛煮酒,去渣备用。

【用法用量】口服,每次 2～3 杯,每日 3 次。

【功效主治】具有健脾、利水渗湿、清热的功效。主治腹胀、泄泻、水肿、小便不利、脚气足肿、四肢痹痛拘挛、肌肤麻木不仁、肺痈、咳吐脓痰等症。

【药方来源】引自《本草纲目》。

杨梅酒

【处　　方】杨梅（鲜品）500～1 000 克,白酒 1 000 毫升。

【配　　制】将杨梅洗净沥干,放在广口瓶中,加白酒浸没,盖紧瓶盖,浸泡 3 日即成。

【用法用量】饮药酒,食杨梅。每次饮药酒 15 毫升,食杨梅 5 个,每日 2 次。

【功效主治】具有温中散寒、收涩止泻的功效。主治腹泻、寒冷腹痛、水土不服引起的腹泻。

【药方来源】引自《酒的药用》。

止痢酒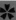

【处　　方】干地榆 50 克,附子（炮）3 克,白酒 500 毫升。

【配　　制】上药放入酒瓶内,封口浸 7 日即成。

【用法用量】口服,每次 10～20 毫升,每日 3 次。

【功效主治】具有散寒除湿、温中止痛的功效。主治休息痢,痢疾反复发作,病程较长,粪有脓血,里急后重等症。

【药方来源】引自《外台秘要》。

乌头酒 ·························

【处　　方】川乌头、附子、桂心、甘草各 6 克,川芎、藜芦、黄芩各 10 克,白蔹、半夏、柏子仁、麦冬、前胡、桔梗各 15 克,白酒 1 000 毫升。

【配　　制】上药锉碎,以靛蓝棉布袋盛,放入酒中浸泡,加盖密封,每日摇晃 1 次,夏季浸 5 日,冬季浸 10 日,春秋季浸 7 日,滤取酒液,瓶装备用。

【用法用量】口服,成人每次 5～10 毫升,每日 2 次;儿童及老年人酌减。

【功效主治】具有解毒退热的功效。主治久痢久泻、高热神昏、久热不迟。

【药方来源】引自《太平圣惠方》。

(六)胃 脘 痛

胃脘痛是指上腹部近心窝处发生疼痛的疾病。中医学认为,本病发生常由于神志所伤、肝气郁结、横逆犯胃或因饮食所伤、损及脾胃、脾失运化、胃失和降、气机阻滞而致。胃脘痛临床表现有实有虚,实者以寒凝气滞、饮食积滞、肝郁气滞、瘀血阻络为多,虚者以脾胃虚寒为多。对于寒凝气滞、脾胃虚寒者,药酒用之尤宜,常用者如温脾酒、灵脾肉桂酒;对于肝胃不和者,常用佛手、玫瑰花等行气药配制,借酒以行其药势,如佛手酒、玫瑰露酒等;血瘀者,亦可用活血药制成药酒服用。

二青酒

【处　　方】青核桃600克,青木香30克,白酒1500毫升。

【配　　制】将前2味药捣碎,置容器中,加入白酒,密封浸泡20天,待酒变成黑褐色时,开封过滤去渣即成。

【用法用量】口服,每次10毫升,痛时服用。

【功效主治】具有理气止痛的功效。主治急、慢性胃病。

【药方来源】引自《药酒汇编》。

佛手开郁酒

【处　　方】佛手片、青皮、陈皮各10克,木香、高良姜各5克,砂仁、肉桂各3克,丁香1克,白酒、黄酒各500毫升。

【配　　制】将上述药物粉碎成粗末,装入纱布袋内,扎口,再将白酒、黄酒混合后浸泡药袋48小时后,将药酒连容器置锅中,隔水小火煮,待水沸后半小时,把容器移至阴凉处,7日后取出药袋,压缩取液,将榨取液与药酒合并,静置过滤即得。

【用法用量】口服,每次10～20毫升,每日2次。

【功效主治】具有宽胸解郁、行气开胃、温中止痛的功效。主治肝胃不和、胃脘气滞作胀,不思饮食或胃寒胀痛不适等症。

【药方来源】引自《临床验方集》。

佛手酒

【处　　方】佛手 30 克,白酒 1 000 毫升。

【配　　制】将上药洗净,用清水泡软后切成 1 厘米正方形小方块,晾干置容器中,加入白酒,密封浸泡,隔 5 天摇动 1 次,10 日后过滤去渣即成。

【用法用量】口服,每次 15～20 毫升,每日 2 次;不善饮酒的人可酌服 3～5 毫升。

【功效主治】具有疏肝理气、消食化痰的功效。主治肝气郁结、脾胃气滞所致之胃脘胀痛、痛如攻撑、连及两胁、嗳气、恶心呕吐、咳嗽痰多、食欲不振、大便不畅,常因情志不舒而作痛,嗳气或矢气后疼痛稍减,苔多薄白,脉弦。

【药方来源】引自《大众药膳》。

龙胆草酒

【处　　方】龙胆草 100 克,陈皮 40 克,肉豆蔻 10 克,米酒 100 毫升。

【配　　制】将龙胆草剪成碎末,陈皮、肉豆蔻捣成粗末,全部放入酒坛内,加米酒搅拌均匀,密封于阴凉处浸泡 5～7 天,启封过滤去渣,澄清装瓶备用。

【用法用量】口服,每次服 15～20 毫升,每日 3 次。

【功效主治】具有理气健脾和胃之功效。用于治疗消化不良、食欲不振、脘腹气胀等症。

【药方来源】引自《中药制剂汇编》。

玫瑰露酒 ••••••••••••••••••••••••••••• ❋

【处　　方】鲜玫瑰花 350 克,冰糖 200 克,米酒 1 500 毫升。

【配　　制】将玫瑰花洗净,置于酒坛中,加冰糖和米酒,搅拌溶解密封,放阴凉处浸泡 5～7 天,启封滤去玫瑰花,取澄清液装瓶即可服用。

【用法用量】口服,每次 10～20 毫升,每日 3 次,三餐前温饮为佳。

【功效主治】玫瑰花与冰糖配伍具有疏肝理气、醒脾和胃之功效。主治肝胃不和所致的胃脘胀痛或刺痛,连及两胁及暖气频繁、食欲不振等症。

【药方来源】引自《全国中药成药处方集》。

止痛酊(一) ••••••••••••••••••••••••••• ❋

【处　　方】延胡索、白芷各 5 000 克,山豆根 10 000 克,70%乙醇适量。

【配　　制】将前 3 味药研成粗粉,用渗漉法,以乙醇为溶剂,制成酊剂共 5 000 千克,分装即成。

【用法用量】每次 5 毫升,用温开水冲服,每日 3 次,或痛时服用。

【功效主治】具有理气止痛的功效。主治胃脘痛、腹痛、头痛、月经痛、腰腿痛等症。

【药方来源】引自《中药制剂汇编》。

温脾酒 ....✿

【处　　方】干姜、大黄、甘草各 30 克,人参、制附子各 20 克,黄酒 1 000 毫升。

【配　　制】将诸药捣成粗末,放入净酒坛中加黄酒 1 000 毫升,待药粉浸透加盖密封浸泡,并经常摇动促进有效成分溶出,7～10 天后启封,滤去药渣,澄清装瓶备用。

【用法用量】每次温饮 20～40 毫升,每日早、晚各 1 次。

【功效主治】具有补气健脾、消积通便的功效。主治冷积便秘、脘腹冷痛、手足不温、赤白久痢等症。

【药方来源】引自《备急千金要方》。

 温胃酒 ....✿

【处　　方】川椒(炒)30 克,黄酒 500 毫升。

【配　　制】将上药置容器中,加入黄酒,密封浸泡2～3日即可取用。

【用法用量】口服,每次 10 毫升,每日 2 次。

【功效主治】具有温胃散寒的功效。主治胃脘冷痛等症。

【药方来源】引自《药酒汇编》。

(七)慢性胃炎

慢性胃炎是一种常见的多发病,其发病率居各种胃病之首,年龄越大,发病率越高,特别是 50 岁以上的更为多见,男性高于女性。慢性胃炎主要是胃黏膜上皮遇到各种致病因子,如药物、微生物、毒素和胆汁反流等的经常反复侵袭,发生慢性持续性炎症性病变,虽然病因不明,而病理过程基本相似,由轻到重,由浅表到萎缩,呈进行性发展,炎症性变化包括充血水肿、糜烂出血。病变范围主要在腺窝层,由于胃黏膜的再生改造,腺窝层的剥脱变性和坏死,最后导致固有的腺体萎缩,形成萎缩病变为主的慢性胃炎。同时,可伴有肠上皮化生和非典型性增生的癌前组织学变化。

慢性胃炎缺乏特异性症状,甚至在静止期无任何症状表现,但在临床上,患者经常以胃脘胀闷、胃痛、暧气、吞酸、嘈杂或食欲不振等症状求治,临床诊断主要靠纤维胃镜肉眼和病理活检来确定。有浅表性胃炎、萎缩性胃炎、糜烂性胃炎、肥厚性胃炎。

中医根据慢性胃炎的临床表现,将其归属于中医学"胃痞""胃脘痛"范畴,若兼"反酸"和"嘈杂"等症,则可参照相应病症辨证。

慢性胃炎是以慢性炎症为基本病理变化的慢性疾病。由于慢性胃炎的发病率很高,对人民健康影响较大,且西医缺乏特殊的有效疗法,尤其是慢性胃炎呈进行性发展,慢性萎缩性胃炎伴有重度的肠上皮化生和非典型性增生,更被认为属于胃癌前病变。

地黄桂心酒

【处　　方】熟地黄、肉桂心、干姜、商陆、泽泻、花椒各20克,白酒1 500毫升。

【配　　制】将前 6 味药物研碎,用纱布袋装,放入容器内,加酒后密封,埋入地下 21 日,待酒色金红后挖出,滤取药酒备用。

【用法用量】口服,每次 15～20 毫升,每日 2 次,空腹温服。

【功效主治】具有温中散寒止痛、健脾胃的功效。主治慢性胃炎,症属脾胃虚寒、气色不华、胃满隐痛者。

【药方来源】引自《千金翼方》。

羊肉酒

【处　　方】嫩精羊肉 3 500 克,木香 30 克,杏仁 500 克,糯米 5 000 克,酒曲 440 克。

【配　　制】将木香、杏仁、酒曲打成细末;将羊肉煮熟切碎;将糯米水浸 24 小时,捞出放笼里蒸熟,保留米浆水。待熟糯米温度至 30℃ 左右时,拌入羊肉、杏仁、木香、酒曲,用米浆水调和酿酒。

【用法用量】温服,每次 50 毫升,每日 2～3 次。

【功效主治】具有健脾胃、补元气、益精血、调中止痛的功效。主治慢性胃炎,症属脾胃虚寒、胃痛、腹痛等。

【药方来源】引自《古今图书集成医部全录》。

止痛酊(二)

【处　　方】白屈菜 20 克,陈皮 10 克,50%乙醇适量。

【配　　制】将前 2 味药切碎,置容器中,加入乙醇,密封浸泡 3 天后过滤,药渣用纱布挤压,两汁混合,添加 50%

乙醇制成 100 毫升,澄清即得。

【用法用量】口服,每次 5～10 毫升,每日 3 次。

【功效主治】具有理气止痛的功效。主治慢性胃炎及胃肠道痉挛引起的疼痛。

【药方来源】引自《中药制剂汇编》。

茱萸硝石酒

【处　　方】吴茱萸 11 克,朴硝 40 克,生姜 36 克,黄酒 1 500 毫升。

【配　　制】将吴茱萸捣碎,生姜切片,3 味药放入酒坛内,入黄酒密封,隔水煮沸 6 小时,然后取出放置 5～7 日,开封,滤取酒液,瓶装备用。

【用法用量】口服,每次 50 毫升,每日 2 次。中病即止,不可多服。

【功效主治】具有温中消积、止痛的功效。主治慢性胃炎,症属胃腹冷痛、两胁痞满。

【药方来源】引自《肘后备急方》。

胃痛药酒

【处　　方】地榆、青木香各 64 克,白酒 1 000 毫升。

【配　　制】将前 2 味药切薄片,置容器中,加入白酒,密封浸泡 30 天后,过滤去渣备用。

【用法用量】口服,每次 10 毫升,每日 2 次。

【功效主治】具有行气消胀缓痛的功效。主治慢性胃炎(胃脘痛)。

【药方来源】引自《药酒汇编》。

（八）胃及十二指肠溃疡

胃及十二指肠溃疡多与胃酸和胃蛋白酶的消化作用有密切的关系，发病部位多在胃及十二指肠，少数可发生在食管下段。本病为一种多病因疾患，可因遗传、地理环境、精神刺激、饮食习惯及药物等因素而致病。多见于青壮年。

本病的症状为长期周期性发作的节律性上腹部疼痛，同时还可伴有泛酸、恶心、呕吐、嗳气、便秘及消化不良等表现，并发症常可出现穿孔、大出血、幽门梗阻、癌变。

半夏黄芩酒

【处　　方】制半夏 60 克，黄芩 60 克，干姜 40 克，人参 40 克，炙甘草 40 克，黄连 12 克，大枣 20 克，白酒 2 000 毫升。

【配　　制】以上药去杂质，共研碎，装入白布袋扎紧口，放入酒坛，倒入白酒，密封坛口，浸泡 10 日后，挤出药液，装瓶备用。

【用法用量】口服，每次 20 毫升，每日 2 次。

【功效主治】具有和胃降逆、消痞止痛的功效。主治胃及十二指肠溃疡。

【药方来源】引自《万病回春》。

金桃酒 ••••••••••••••••••••••••••••••••• ✿

【处　　方】古铜 12 克,核桃仁 500 克,烧酒 1 500 毫升。

【配　　制】先将古铜打碎如米大,核桃仁捣烂如泥;用烧酒共调和,装入瓶内,封住瓶口,放锅内加水,用桑柴慢火煮 24 小时,取出埋入地下 4 小时即成。

【用法用量】空腹服用,每次 15 毫升,每日 2 次。

【功效主治】具有温中止呕的功效。主治反胃吐酸、朝食暮吐、暮食朝吐、胆汁反流性胃炎、胃及十二指肠溃疡等。

【药方来源】引自《万氏家抄方》。

 青龙衣酒 ••••••••••••••••••••••••••••••• ✿

【处　　方】蛇蜕 1 500 克,单糖浆 675 克,60°烧酒 2 500毫升。

【配　　制】将蛇蜕捣碎,置容器中,加入烧酒,密封浸泡 20～30 天,过滤去渣,再加入单糖浆溶匀即成。

【用法用量】口服,每次 15 毫升,每日 1～2 次。

【功效主治】具有和肠胃、止疼痛的功效。主治胃脘疼痛(胃及十二指肠溃疡、慢性胃炎等)不止、泻痢不止等症。

【药方来源】引自《简明中医辞典》。

 五倍子酒 ••••••••••••••••••••••••••••••• ✿

【处　　方】五倍子 4 克,好酒 30～50 毫升。

【配　　制】将五倍子拣去杂质,敲开,剔去其中杂质,研末,放入铁锅内炒,起烟黑色为度,将酒倒入,滤去渣即成。

【用法用量】以上药酒 1 次服完,中病即止。

【功效主治】具有敛肺涩肠、止血解毒、化痰消肿的功效。主治胃与十二指肠溃疡。

【药方来源】引自《本草纲目》。

(九)胁 痛

胁痛是由肝气郁结、瘀血内阻、痰火内结、外邪侵袭等原因引起,以一侧或两侧胁肋部发生疼痛为主要表现的病症。由于胁为肝所主,故胁痛主要与肝胆疾病有关。治疗本病的药酒较少,多用理气药配制而成,如香附根酒,适用于肝郁气滞的胁痛。

香附酒

【处　　方】香附 60 克,白酒 500 毫升。

【配　　制】将香附洗净,捣碎,放入干净瓷器中,用白酒浸泡 30 日,去渣即成。

【用法用量】口服,每次 10～20 毫升,每日 3 次。

【功效主治】具有理气解郁、调经止痛的功效。主治胸胁胀痛,脘腹疼痛,食欲不振,月经不调,乳房胀痛,心中郁闷等。

【药方来源】引自《药酒善助妇人康》。

龙威酒

【处　　方】龙胆草、鲜核桃各 30 克,威灵仙、大叶金钱草、虎掌草、鸡矢藤各 20 克,白酒 1 000 毫升。

【配　　制】以上中药除去杂质,粉碎,放入白酒中,在干净的瓷坛内密封浸泡 30 日,过滤后即成。

【用法用量】口服,每次 20~30 毫升,每日 3 次,早、晚各 1 次。

【功效主治】具有疏肝利胆、消炎止痛的功效。主治慢性胆囊炎。

【药方来源】引自《龙胆草民间整理与应用》。

猪膏酒

【处　　方】猪膏 70 克,生姜汁 100 克,酒 300 毫升。

【配　　制】将上药用慢火煎,候减半,入酒相和,滤渣分为 3 份。

【用法用量】口服,每日早、午、晚食前、后各温服 1 份。

【功效主治】主治胁痛气急、面青肌瘦、大小便不通、筋脉拘急。

【药方来源】引自《普济方》。

（十）便　秘

大便秘结简称便秘,是指大便经常秘结不通,排便时间延长,或虽有便意,但排便困难。便秘的发生,主要是由于大肠的蠕动功能失调,粪便在肠内滞留过久,水分被过度吸收,使粪便过于干燥、坚硬所致。患者由于粪便燥硬,经常在三五天或七八天才排 1 次,有时甚至更久,且不能通畅。因而常发生腹部胀痛,肛门出血,有的伴发头晕胸闷、食欲不振等全身不适的症状。

百花养生酒 ·············· ❀

【处　　方】蜂蜜 1 000 毫升,红曲 30 克,水 2 000 毫升。

【配　　制】将蜂蜜与水混合,加入红曲搅匀,装在洁净小口坛瓮中,用纸封口,约经 6 周发酵后,再加温约 70℃灭菌,封存瓶中,上清液即成养生酒。

【用法用量】口服,每次 30～50 毫升,每日 2 次。

【功效主治】具有强身健体、养颜助寿的功效。主治大便秘结、脾胃虚弱、面部黄褐斑等症。

【药方来源】引自《百花养生酒》。

地黄羊脂酒 ·············· ❀

【处　　方】地黄汁 70 毫升,生姜汁 50 毫升,羊脂 150 克,白蜜 75 克,糯米酒 1 000 毫升。

【配　　制】将糯米酒倒入坛中,置文火上煮沸,边煮边徐徐下羊脂,化尽后再加入地黄汁、生姜汁搅匀,煮数十沸后离火待冷,再将白蜜炼熟后倒入酒内搅匀,密封置阴凉处,浸泡 3 天后开封即成。

【用法用量】口服,每次 20～30 毫升,每日 3 次。

【功效主治】具有补脾益气、调中开胃、滋阴生津、润燥通便的功效。主治肠燥便秘、虚劳形瘦、脾胃虚弱、食欲不振、烦热口渴、阴虚干咳等症。

【药方来源】引自《药酒汇编》。

合和酒

【处　　方】甜杏仁 60 克,花生油 40 克,鲜地黄汁 150 毫升,大枣 30 克,生姜汁 40 毫升,蜂蜜 60 克,白酒 1 500 毫升。

【配　　制】将生姜汁同白酒、花生油搅匀,倒入瓷坛内;将蜂蜜重炼,将捣烂成泥的杏仁、去核的大枣,同蜂蜜一齐趁热装入瓷坛内,置文火上煮沸;将鲜地黄汁倒入冷却后的药液中,密封置阴凉干燥处,7 日后开封,过滤备用。

【用法用量】口服,每日早、中、晚作膳饮服,以不醉为度。

【功效主治】具有补脾益气、调中和胃、养阴生津、强身益寿的功效。主治脾胃不和、气机不舒、食欲缺乏、肺燥干咳、肠燥便秘等症。

【药方来源】引自《滋补药酒精粹》。

枸杞麻仁酒

【处　　方】枸杞子、火麻仁各 750 克,生地黄 450 克,白酒 4 000 毫升。

【配　　制】将前 3 味药捣碎,蒸熟,摊开晾去热气后置容器中,加入白酒,密封浸泡 7 日后,过滤去渣即成。

【用法用量】口服,每次 15～30 毫升,每日 2 次,或不拘时,随量饮之。

【功效主治】具有滋阴养血、润肠通便的功效。主治身体羸弱、肠燥便秘、面色萎黄、倦怠乏力、头昏目眩、口干食少等症。

【药方来源】引自《药酒汇编》。

黄精枸杞苁蓉酒

【处　　方】黄精、枸杞子各 20 克,肉苁蓉 15 克,当归 10 克,白酒 500 毫升。

【配　　制】将以上诸药洗净沥干,黄精、苁蓉、当归碎为粗粒,然后与枸杞共用纱布包裹,放入白酒中,密封浸泡 30~45 日,滤酒备用。

【用法用量】口服,每次 30 毫升,每日 1 次,于晚饭前空腹饮用。

【功效主治】具有养阴益气、润肠通便的功效。主治大便秘结、肠内枯燥。

【药方来源】引自《健身酒》。

麻子酒

【处　　方】火麻仁 500 克,米酒 1 000 毫升。

【配　　制】将火麻仁研末,用米酒浸 7 天即可。

【用法用量】口服,每次 30 毫升,每日 2 次。

【功效主治】具有润肠通便的功效。主治老年或产后津伤血虚、大便干结。

【药方来源】引自《备急千金要方》。

麻仁酒

【处　　方】火麻仁 100 克,黄酒 1 500 毫升。

【配　　制】火麻仁捣碎,装纱布袋内,扎紧袋口,放瓷

瓶中,用黄酒浸泡,密封瓶口;再将酒瓶放锅内隔水煮沸
4～6小时,使瓶口露出水面;然后取出,继续浸泡10日
即成。

【用法用量】口服,每次15毫克,每日3次。

【功效主治】具有润肠、止渴的功效。主治肠燥便秘、产
后血虚便秘。

【药方来源】引自《太平圣惠方》。

双耳酒

【处　　方】白木耳、黑木耳各20克,糯米酒1 500毫
升,冰糖40克。

【配　　制】将前2味药用温水泡发,沥干切丝备用。
另将糯米酒,置容器中,用文火煮沸,再加入双耳丝,煮约30
分钟后,取下候冷,密封浸泡24小时后,过滤去渣,加入冰糖
溶后即成。

【用法用量】口服,每次20～30毫升,每日2次。

【功效主治】具有滋阴生津、益气补脑的功效。主治体
虚气弱、大便燥涩、虚热口渴、食欲不振、腰酸等症。

【药方来源】引自《药酒汇编》。

桑椹酒(一)

【处　　方】桑椹(鲜品)500克,白酒1 000毫升。

【配　　制】将桑椹洗净,沥干,放入白酒中密封浸泡,
10天后即可服用。

【用法用量】口服,每次10～20毫升,每日2次。

【功效主治】具有滋阴补血、润肠通便的功效。主治肠燥便秘、老年体衰、腰膝酸软、头昏耳鸣、须发早白等症。

【药方来源】引自《酒的药用》。

 芝麻枸杞酒 ····································

【处　　方】黑芝麻(炒)、生地黄各 300 克,枸杞子 500 克,火麻仁 150 克,糯米 1 500 克,酒曲 120 克。

【配　　制】将前 4 味药加工使碎,置砂锅中,加水 3 000 毫升,煮至 2 000 毫升,取汁候冷。糯米蒸熟,候冷后置容器中,加入药汁和酒曲(先研末)拌匀,密封置保温处酿酒 14 天,酒熟启封,压去糟渣,即成药酒备用。

【用法用量】口服,每次 30～50 毫升,每日 3 次,或适量温服,勿醉为度。

【功效主治】具有滋肝肾、补精髓、养血益气、调五脏的功效。主治大便秘结、虚羸黄瘦、食欲不振、腰膝酸软、遗精、视物模糊、须发早白等症。

【药方来源】引自《临床验方案》。

 芝麻杜仲酒 ····································

【处　　方】黑芝麻(炒)、杜仲、怀牛膝各 12 克,丹参、白石英各 6 克,白酒 500 毫升。

【配　　制】将前 5 味药捣碎,除芝麻外,余药入布袋,置容器中,加入白酒和芝麻,搅拌均匀、密封浸泡 14 天后,过滤去渣即成。

【用法用量】空腹温服,每次 15 毫升,每日 3 次。

【功效主治】具有补肝肾、益精血、坚筋骨、祛风湿的功效。主治大便秘结、腰腿酸软、血亏损、筋骨痿软、头晕目眩、风湿痹痛等症。

【药方来源】引自《药酒汇编》。

（十一）黄　疸

黄疸是指高胆红素血症，临床表现为血中胆红素增高而使巩膜、皮肤、黏膜，以及其他组织和体液出现黄染。黄疸不是一个独立疾病，而是多种疾病的一种症状和体征，多见于肝脏、胆系和胰腺的疾病，亦可见于其他引起胆红素代谢异常的疾病。

中医学论述的黄疸与西医黄疸含义相同，中医的黄疸以身黄、目黄、小便黄为主症。其中目睛黄染为本病的主要特征。可涉及西医学肝细胞性黄疸、阻塞性黄疸和溶血性黄疸。临床常见的急慢性肝炎、肝硬化、胆囊炎、胆结石、钩端螺旋体病、蚕豆黄及某些消化系统肿瘤等疾病。

艾叶二黄酒

【处　　方】生艾叶 20 克，麻黄 6 克，大黄（炒）4 克，大豆 50 克，米酒 1 000 毫升。

【配　　制】以上前 3 味药取净品，锉如麻豆大，放置于干净的大口玻璃瓶中，倒入米酒；再将大豆微火炒焦，趁热倒入酒中，加盖密封；然后将酒瓶放入锅内隔水煮 6 小时，取下存放 7 日，过滤去渣，装瓶备用。

【用法用量】每次 50 毫升，每日 2 次，空腹饮用。

【功效主治】具有理气血、退黄疸的功效。主治黄疸、身目俱黄、心中烦乱。

【药方来源】引自《圣济总录》。

麻黄醇酒

【处　　方】麻黄(去节)9 克,白酒 1 700 毫升。

【配　　制】上药入容器中加白酒,文火煎煮至 500 毫升,去渣取药液备用。

【用法用量】口服,每次 50～100 毫升,汗出愈。

【功效主治】具有解热、发汗、利胆的功效。主治黄疸。

【药方来源】引自《外台秘要》。

牛胆酒

【处　　方】瓜蒂、大黄(锉炒)、莞花(炒)各 30 克,牛胆(服用时加入)数枚,黄酒 1 500 毫升。

【配　　制】前 3 味药粗捣,用黄酒浸 12 小时,再煎至约 1 000 毫升,去渣澄清即成。使用时加入鲜牛胆汁。

【用法用量】每日取新鲜牛胆 1 个,取汁,冲入上法渍煎过的药酒 150 毫升内,分作 3 次服用。

【功效主治】具有清热利胆的功效。主治黄疸、全身黄染。

【药方来源】引自《圣济总录》。

栀子酒

【处　　方】栀子 9 克,茵陈 9 克,无灰清酒 500 毫升。

【配 制】上药研细末与白酒共置入容器中,于锅内蒸至 3 小时,滤出药液备用。

【用法用量】口服,每次 50 毫升,每日 2 次。

【功效主治】具有清热利胆退黄的功效。主治黄疸。

【药方来源】引自《普济方》。

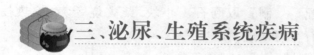

三、泌尿、生殖系统疾病

（一）泌尿系结石

泌尿系结石是指一些晶体物质(如钙、草酸、尿酸、优氨酸等)和有机基质(如蛋白等)在泌尿系统中的异常聚集。多数患者有不同程度的腰腹或尿道疼痛的反应。以腰腹绞痛难忍或隐痛不止为主要特征,多因湿热瘀阻所致。治应以清热利湿化瘀为主,辨证给予行气活血、理气止痛、清热解毒、健脾补肾等。

金钱草酒

【处 方】金钱草 100 克,海金沙 30 克,黄酒 500 毫升。

【配 制】将金钱草切碎与海金沙加酒文火煎至 400 毫升,去渣留液。

【用法用量】口服,每次 1/3 剂,每日 3 次。

【功效主治】具有清热利湿、排石通淋的功效。主治输尿管、膀胱、尿道结石。

【药方来源】引自《药酒汇编》。

砺石酒

【处　　方】磨刀石(砺石)1块,黄酒500毫升。

【配　　制】取砺石1小块,柴火烧令赤,趁热投入酒中,去石存酒即成。

【用法用量】口服,每次30毫升,每日3次。

【功效主治】具有活血消积、退淋、止痛的功效。主治石淋,血尿痛甚者。

【药方来源】引自《本草纲目》。

千金藤酒

【处　　方】千金藤30克,白酒500毫升。

【配　　制】以千金藤浸酒,密封浸泡30日,滤酒备用。

【用法用量】口服,每次10毫升,每日3次。

【功效主治】具有清热解毒、利湿消肿的功效。主治小便不利,湿热淋症。

【药方来源】引自《普济方》。

(二)淋　症

淋症即尿路感染,多由病菌侵入泌尿系统所致,包括肾盂肾炎、膀胱炎、尿道炎等。本病的主要症状为尿频、尿急、尿痛、发热、畏寒、腰部酸痛,或有血尿、脓尿、容易反复发作,尿中白细胞增多,或有红细胞,尿培养有致病菌,病原菌多为大肠埃希菌。本病多以女性常见。

中医学认为,肾气不足,湿热蕴结于下焦,是引起本病的主要原因。而湿热的产生却是多方面的,如过食肥甘厚味、嗜酒所致脾失健运;肝气郁结、气郁化火,脾受肝制,湿浊内蕴;劳伤过度,脾肾两亏,皆可导致本病。

慈竹心酒

【处　　方】慈竹心 6～9 克,白酒 200 毫升。

【配　　制】慈竹心捣碎,入锅加酒适量,文火煎至减半,去渣留液。

【用法用量】口服,每次 1/2 剂,每日 2 次。

【功效主治】具有清热解毒的功效。主治泌尿道感染初起。

【药方来源】引自《民间百病良方》。

鸡眼草酒(一)

【处　　方】鸡眼草 30 克,米酒 500 毫升。

【配　　制】鸡眼草切碎,入砂锅中,加适量水、酒煎沸,改文火煎取 500 毫升,去渣留液。

【用法用量】口服,每次 20～40 毫升,每天早、晚各 1 次。

【功效主治】具有清热解毒、健脾利湿的功效。主治热淋。

【药方来源】引自《药酒汇编》。

茄叶酒 ·· ✿

【处　　方】茄子叶 20～30 克,黄酒 100 毫升。

【配　　制】茄子叶洗净,熏干研末。

【用法用量】每日 2 次,每次取药末 10 克,用黄酒 50 毫升煎沸,待温饮用。

【功效主治】具有清热活血、消肿止痛的功效。主治血淋疼痛。

【药方来源】引自《药酒汇编》。

楠藤酒 ·· ✿

【处　　方】楠藤 30 克,白酒 500 毫升。

【配　　制】楠藤切碎,置容器中,加酒密封浸泡 10 日,去渣留液。

【用法用量】口服,每次 10 毫升,每日 2 次。

【功效主治】具有抗衰老、祛风除湿、强腰腿的功效。主治热淋茎中痛、手术后疼痛。

【药方来源】引自《药酒汇编》。

天星酒 ·· ✿

【处　　方】满天星、鲜车前草各 20 克,白糖 20～30 克,黄酒适量。

【配　　制】将前 2 味洗净,入布包,置淘米水内,榨出绿水,与等量黄酒混合,加白糖溶解。

【用法用量】口服,每日 1 次,每次 1 剂。

【功效主治】具有清热利水、通利小便的功效。主治小便不利、热淋。

【药方来源】引自《民间百病良方》。

 酸浆草酒 ✹

【处　　方】酸浆草 1 把,黄酒适量。

【配　　制】酸浆草榨汁,与等量黄酒调匀。

【用法用量】口服,每次 30～50 毫升,每日 1 次。

【功效主治】具有清热解毒、利尿的功效。主治小便不通、小腹气胀满闷、难产。

【药方来源】引自《圣济总录》。

 皂荚刺酒 ✹

【处　　方】皂荚刺 20 克,补骨脂 20 克,无灰酒 60 毫升。

【配　　制】上述药研细粉状备用。

【用法用量】口服,每次 10 克,每日 2 次,早、晚用无灰酒各 15 毫升送服。

【功效主治】具有清热解毒、通淋的功效。主治热淋。

【药方来源】引自《普济方》。

（三）遗　尿

遗尿是指 3 岁以上的儿童,无神经系统疾病或泌尿生殖系统器质性疾病,夜间睡眠无意识地排尿。治以补肾为主,辨证给予温肾壮阳、固精缩尿、清泻肝胆、清热利湿、行气利水等。

茴香酒(一)

【处　　方】小茴香、桑螵蛸各 30 克，菟丝子 20 克，白酒 500 毫升。

【配　　制】前 3 味药捣碎，入布袋，置容器中，加入白酒，每天振摇数下，密封浸泡 7 日，去渣留液。

【用法用量】口服，每次 10～20 毫升，每日 2 次。

【功效主治】具有补肾、温阳、止遗的功效。主治遗尿、小腹不温、腰膝酸困。

【药方来源】引自《药酒汇编》。

鸡肝肉桂酒

【处　　方】雄鸡肝 60 克，肉桂 30 克，白酒 750 毫升。

【配　　制】将前 2 味药切碎，置容器中，加入白酒，密封，经常摇动，浸泡 7 日后，过滤去渣即成。药渣暴晒干研细末，随酒送服。

【用法用量】口服，每次 15～25 毫升，每晚临睡前服 1 次，并送服药末 3～5 克。

【功效主治】具有补肝肾、温阳止遗的功效。主治遗尿、遗精。验之临床，连续服用，每收良效。

【药方来源】引自《药酒汇编》。

仙茅酒

【处　　方】仙茅 60 克，白酒 500 毫升。

【配　　制】将仙茅切碎,置入净瓶中,倒入白酒,加盖封严,置阴凉处,每日晃摇数次,经 7 天后即可饮用。

【用法用量】口服,每次 10～15 毫升,每日早、晚各 1 次。

【功效主治】具有补肾阳、壮筋骨、除寒湿的功效。主治男子阳痿精冷、小便失禁、心腹冷痛、腰脚冷痹等症。

【药方来源】引自《本草纲目》。

仙茅益智酒 .... ✽

【处　　方】仙茅、怀山药各 30 克,益智仁 20 克,米酒(或白酒)1 000 毫升。

【配　　制】将前 3 味药共研为粗末,置容器中,加入白酒,密封浸泡 10 日后,过滤去渣即成。

【用法用量】口服,每次 15～30 毫升,每日 2～3 次,或不拘时,适量饮用。

【功效主治】具有补肾固涩、缩尿止遗的功效。主治肾虚遗尿。亦治老年人尿多、遗尿、五更泻等症。

【药方来源】引自《药酒汇编》。

益智酒(一) .... ✽

【处　　方】益智仁 50 克,白酒 500 毫升。

【配　　制】上药捣碎,放酒瓶内,封口浸泡 30 日,滤汁备用。

【用法用量】口服,每次 10～20 毫升,每日 2 次。

【功效主治】具有温脾摄涎、补肾缩尿的功效。主治泄泻、腹部冷痛、多涎、遗精、遗尿等症。

【药方来源】引自《普济方》。

（四）水　肿

水肿指全身或局部水肿，多因肺脾肾功能失调、水液潴留泛滥所致，治以温肾健脾宣肺为主，辨证给予疏风、清热、利湿、通阳等，常用白术、川木通、桑白皮、茯苓、猪苓、制附子、通草、灯心草等中药。

抽葫芦酒

【处　　方】抽葫芦、黄酒各适量。

【配　　制】将上药入黄酒煮 1 小时，去渣即成；或将抽葫芦研为细末备用。

【用法用量】口服，每次 15～30 毫升，或服药末 9 克，以黄酒 30 毫升送服，每日 2 次。

【功效主治】具有利水消肿的功效。主治腹大、全身水肿。

【药方来源】引自《医林改错》。

海藻浸酒

【处　　方】海藻、赤茯苓、防风、独活、制附子、白术各 90 克，鬼箭羽、当归各 60 克，大黄（醋炒）120 克，白酒 3 000 毫升。

【配　　制】将前 9 味药捣碎，入布袋，置容器中，加入白酒，密封浸泡 5～7 日，过滤去渣即成。

【用法用量】口服,每日空腹中午、临卧各服 1 次。初服 30 毫升,若频利即减量,未利加至 40～50 毫升,以瘥为度。

【功效主治】具有补脾肾、祛风湿、活血散结、理气消肿的功效。主治气肿、行走无定,或起如蚌,或大如瓯,或著腹背,或著臂脚。

【药方来源】引自《普济方》。

葶苈子酒

【处　　方】葶苈子 200 克,米酒 5 000 毫升。

【配　　制】将葶苈子微火炒后研碎,以绢袋盛之,扎紧口,放入小坛内,注入米酒封固,7 天后开封,弃去药袋即成。

【用法用量】口服,每次约 20 毫升,每日 2 次,以小便利为度。

【功效主治】具有泻肺定喘、行水消肿的功效。主治肺壅喘息、痰饮咳嗽、水肿胀满、遍体气肿、单面肿、足肿等症。

【药方来源】引自《本草纲目》。

葶苈防己酒

【处　　方】葶苈子 60 克,防己 20 克,黄酒 500 毫升。

【配　　制】将上药捣碎,入布袋,置容器中,加入黄酒,密封,浸泡 1～3 天,过滤去渣即成。

【用法用量】口服,每次 30～50 毫升,每日 2 次。诸症显著减轻后,须减服,中病即止。

【功效主治】具有下气平喘、利水消肿的功效。主治水肿胀满、咳嗽痰喘、小便不利等症。

【药方来源】引自《药酒汇编》。

（五）阳　痿

阳痿是指阴茎痿弱不举，或临房举而不坚，不能插入阴道进行性交，是男性性功能障碍常见疾病之一。多因先天禀赋不足、后天房事过度，或少年手淫过频，长期精神紧张、思虑过度、情志郁结，伤及肝脾，或以酒为浆，过食辛辣及膏粱厚味药材、湿聚化热、湿热下注、阻遏阳道，致阳气不足、宗筋弛纵所致。中医治疗阳痿，通常采用滋补肝脾、补肾壮阳的原则。本篇选编部分为补肾壮阳、益气养血功效的药酒，供患者临证选用。

补肾健脾酒

【处　　方】白术（土炒）、青皮、生地黄、厚朴（姜炒）、杜仲（姜炒）、补骨脂（微炒）、广陈皮、川椒、巴戟天肉、白茯苓、小茴香、肉苁蓉各 30 克，青盐 15 克，黑豆（炒香）60 克，白酒 1 500 毫升。

【配　　制】将前 14 味药共研粗末，置容器中，加入白酒，密封浸泡 7～10 日后，过滤去渣即成。

【用法用量】每次空腹温服 15～30 毫升，每日早、晚各服 1 次。

【功效主治】具有补肾健脾的功效。主治脾肾两虚，男性阳痿，女性月经不调、赤白带下等症。

【药方来源】引自《药酒汇编》。

补精益志酒

【处 方】熟地黄 120 克,全当归 150 克,川芎、杜仲、白茯苓各 45 克,甘草、金樱子、淫羊藿各 30 克,金石斛 90 克,白酒 1 500 毫升。

【配 制】将上述前 9 味药材粗碎,装入布袋,置于容器中,加入白酒,密封浸泡 7～14 日,过滤去渣后,即可使用。

【用法用量】每次空腹服用 30～50 毫升,每日早、晚各 1 次。

【功效主治】具有益肾活血、补精养老的功效。用于治疗虚劳损伤、精血不足、形体消瘦、面色苍老、饮食减少、肾虚阳痿、腰膝酸软等症。

【药方出处】引自《药酒验方选》。

补肾延寿酒

【处 方】杜仲 20 克,川芎 16 克,石斛、当归各 40 克,菟丝子 48 克,泽泻、熟地黄、淫羊藿各 12 克,白酒 600 毫升。

【配 制】将上述前 8 味药粗碎,装入布袋,置于容器中,加入白酒密封,每日振摇 1 次,浸泡 14 日,去药袋,过滤去渣,即可使用。

【用法用量】口服,每次 20 毫升,每日 2 次。

【功效主治】具有益肝肾、补精血、助阳起痿的功效。用于治疗早衰、阳痿、腰膝酸痛等症。

【药方来源】引自《药酒汇编》。

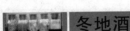 **冬地酒**

【处　　方】天冬、生地黄、熟地黄、怀山药、牛膝、杜仲（姜汁炒）、巴戟天、枸杞子、山茱萸、人参、白茯苓、五味子、木香、柏子仁各60克,菟丝子、肉苁蓉各120克,地骨皮、覆盆子、车前子各45克,石菖蒲、川椒、远志肉、泽泻各30克,白酒3000毫升。

【配　　制】将上述前23味药捣碎,装入布袋,置于容器中,加入白酒,密封浸泡7～12日,过滤去渣后,即可使用。

【用法用量】每次空腹服15～30毫升,每日2次。

【功效主治】具有补肾添精、安神定志的功效。主治肾虚精亏、中年阳痿。

【药方来源】引自《药酒验方选》。

 对虾酒 ∗

【处　　方】对虾1对,白酒250毫升。

【配　　制】将鲜大对虾洗净,放入酒罐中,再将白酒倒入酒罐中,加盖密封,置入阴凉处,浸泡7天即成。

【用法用量】口服,每次15毫升,每日2次。

【功效主治】具有补肾壮阳的功效。主治性功能减退、男子阳痿等症。冬季常服还可预防阳痿等病的发生。

【药方出处】引自《大众四季饮膳》。

二仙加皮酒

【处　　方】仙茅 120 克,淫羊藿 120 克,五加皮 120 克,龙眼肉 100 枚,白酒 4 000 毫升。

【配　　制】先将仙茅用米泔水浸 1 夜,晾干,将上述前 4 味药材切片,装入布袋,扎紧袋口,密封浸泡于白酒中,3 周后,即可使用。

【用法用量】口服,每次 10～15 毫升,每日早、晚各 1 次。

【功效主治】具有补肾、温阳、除湿的功效。用于治疗肾阳虚衰而有虚寒表现的阳痿;也适用于腰膝酸软、精液清冷、小便清长、手足不温等命门火衰的表现。

【药方来源】引自《妙一斋医学正印种子篇》。

二子杜仲酒

【处　　方】羊(或狗)肾 1 具,菟丝子、沙苑子、淫羊藿、龙眼肉、杜仲、枸杞子、薏苡仁各 30 克,仙茅 10 克,白酒 2 000毫升。

【配　　制】将上述前 9 味药投入白酒中,密封浸泡 10～15 日后,即可使用。

【用法用量】口服,每次 20～30 毫升,每日 2 次。

【功效主治】具有温肾壮阳、健脾利湿的功效。用于治疗阳痿。

【药方来源】引自《单方验方治百病》。

复方栀茶酒

【处　　方】山栀根皮、果仁各50克，蛇床子、淫羊藿各30克，红花3克，干地龙10克，冰糖90～120克，米酒1 500毫升。肾阳虚明显者，加制附子、肉桂、巴戟天、鹿茸少许；阴虚明显者，加木瓜、山茱萸、桑椹等。

【配　　制】将上述前6味药细锉，置于容器中，加入米酒和冰糖，密封浸泡7日，过滤去渣后，即可使用。

【用法用量】口服，每次20～25毫升，每日早、晚各1次。

【功效主治】具有清热祛风、补肾助阳的功效。用于治疗阳痿。

【药方来源】引自《中医药信息》。

海龙酒

【处　　方】海龙、丹参、菟丝子、羊肾（炒烫）各50克，海马、丁香各2克，白豆蔻、玉竹各20克，大枣、狗脊（去毛）各200克，人参（去芦）30克，当归、白芍、牡丹皮、泽泻、石斛各10克，桑寄生100克，小茴香（盐炒）、鹿茸（去毛）各10克，黄芪100克，熟地黄40克，蔗糖1 500克，40°高粱白酒12 800毫升。

【配　　制】除大枣外，其余的药共研末（人参单独粉碎），与高粱白酒共置于容器内，搅拌溶解，密封浸泡5～7日，即可使用。

【用法用量】口服，每次30～50毫升，每天早、晚各

1次。

【功效主治】具有补肾益精的功效。用于治疗腰膝酸软、倦怠无力、健忘失眠、阳痿、滑精、风湿痹痛。

【药方来源】引自《临床验方集》。

鹿茸枸杞酒

【处　　方】鹿茸2克,枸杞子60克,红参10克,海马3克,高粱酒1500毫升。

【配　　制】将上述前4味药捣碎,置于容器中,加入白酒,密封浸泡28日,过滤去渣后,即可使用。

【用法用量】每晚临睡前温服20毫升。

【功效主治】具有补肾阳、益精血、强筋壮骨的功效。用于治疗阳痿不举、精神疲乏、腰膝酸软等症。此药酒还可用于治疗早泄、宫冷不孕、小便频数、头晕耳聋等症,效果亦佳。

【药方来源】引自《民间百病良方》。

枸杞人参酒

【处　　方】枸杞子、熟地黄各80克,人参15克,茯苓20克,制何首乌50克,米酒1500毫升。

【配　　制】将5味药捣成粗末,放入白纱布袋,扎紧口,置干净酒坛内,加米酒密封,放阴凉处浸泡7～10天,启封提出药袋、挤净酒液,澄清装瓶备用。

【用法用量】口服,每次10～20毫升,每日早晚各服1次。

【功效主治】具有补肝肾、益精血、补五脏、益寿延年之功效。主治肾精不足所致的阳痿、耳鸣、目花、早衰等症。

【药方来源】引自《补品补药与补益良方》。

归淫酒

【处　　方】当归 500 克,枸杞子、山药、淫羊藿各 250 克,川芎 120 克,杜仲(炒)30 克,牛膝、羊睾丸各 12 克,白酒 5 000 毫升。

【配　　制】将上述前 8 味药投入白酒中,密封浸泡 15 日后,即可服用。

【用法用量】口服,每次 30 毫升,每日 2 次。

【功效主治】具有益肾助阳、活血壮腰的功效。主治阳痿。

【药方来源】引自《单方验方治百病》。

回春酒(一)

【处　　方】淫羊藿 500 克,当归、五加皮、茯苓、地骨皮、苍术各 120 克,熟地黄、杜仲、生地黄、天冬、红花、牛膝各 60 克,肉苁蓉、制附子、甘草、花椒各 30 克,丁香、木香各 15 克,糯米 180 克,小麦粉 2 000 克,白酒 20 000 毫升,蔗糖 2 400克。

【配　　制】先将丁香、木香共研为细末,过筛,余 16 味药材粉碎为粗粉,再将糯米和小麦粉混匀,加水蒸熟。将白酒与上述药粉及蒸熟的糯米、小麦粉共置于缸内,拌匀,静置 6 个月以上,加热炖至酒沸,密封静置 10 日,取其上清液,加入蔗糖,溶解并过滤,即可使用。

【用法用量】口服，每次 15～30 毫升，每日 2 次。

【功效主治】具有滋阴补阳、培元固本、调养气血的功效。用于治疗肾阳不足、气血虚损引起的精神倦怠、阳痿、精冷、腰膝酸软、食欲缺乏及病后体弱者。

【药方来源】引自《药酒汇编》。

黄芪杜仲酒

【处　　方】黄芪、桂心、制附子、山茱萸、石楠叶、白茯苓各 30 克，杜仲、萆薢、防风各 45 克，牛膝、石斛、肉苁蓉各 60 克，白酒 750 毫升。

【配　　制】将上述前 12 味药切碎，装入布袋，置于容器中，加入白酒，密封浸泡 5～7 日，过滤去渣，即可使用。

【用法用量】每次空腹温服 10 毫升，每日 3 次。

【功效主治】具有温补肾阳、强腰舒筋、祛风利湿的功效。主治肾阳虚损腰痛或腰膝冷痛、气怯神疲、阳痿、滑精等症。

【药方来源】引自《药酒汇编》。

红参海狗肾酒

【处　　方】红参 1 根，海狗肾 1 具，高粱酒 1 500 毫升。

【配　　制】先将海狗肾洗净，切碎，入布袋，与红参一同置容器中，加入高粱酒，密封浸泡 10～15 日后，即可取用；酒尽添酒，味薄即止。

【用法用量】口服，每次 10 毫升，每日 2 次。

【功效主治】具有大补元气、强肾壮阳、益精填髓的功效。主治中老年人元气不足，肾阳虚衰所致的阳痿、精冷、神疲乏力等症。

【药方来源】引自《民间百病良方》。

 麻雀药酒 ∙∙∙∙∙∙∙∙∙∙∙∙∙∙∙∙∙∙∙∙∙∙∙∙∙∙∙ ✲

【处　　方】麻雀 12 只，蛇床子、淫羊藿各 60 克，冰糖 100 克，米酒 1 500 毫升。

【配　　制】先将麻雀去毛及内脏，文火烤香，与后 3 味药材同入酒坛，加入米酒，密封浸泡 30 日后，即可使用。

【用法用量】口服，每次 20～30 毫升，每日 2～3 次。

【功效主治】具有壮阳暖肾、补益精髓、强腰健身的功效。用于治疗肾虚、阳痿早泄、精气清冷、性欲减退、小腹不温、小便清长、腰膝酸软、耳鸣等症。

【药方来源】引自《民间百病良方》。

 麻雀酒 ∙∙∙∙∙∙∙∙∙∙∙∙∙∙∙∙∙∙∙∙∙∙∙∙∙∙∙∙∙∙∙ ✲

【处　　方】麻雀 12 只，当归、菟丝子、枸杞子、龙眼肉各 30 克，茯苓 15 克，白酒 2 000 毫升。

【配　　制】将麻雀去羽毛，剖腹，去内脏，洗净，置炭火上烘干至有香味，与上药、白酒共置入容器中，密封浸泡 3 个月后即可服用。

【用法用量】口服，每次 15～30 毫升，每日早、晚各 1 次。

【功效主治】具有壮阳益精、滋肾补血的功效。主治腰脊疼痛、头昏目眩、阳痿、小便频数而清长。

【药方来源】引自《药酒汇编》。

男宝药酒

【处　　方】狗肾1具,驴肾1具,海马1只,人参、仙茅各20克,鹿茸5克,白酒1 000毫升。

【配　　制】将狗肾、驴肾用酒浸透后切片,其余药材粉碎成粗粉,均装入纱布袋里,扎紧袋口,置容器内,加白酒浸泡14日后取出药袋,压榨取液,并将药液与药酒混合,静置过滤后,即可使用。

【用法用量】口服,每次20毫升,每日1～2次。

【功效主治】具有壮阳补肾的功效。用于治疗肾阳不足、阳痿早泄。

【药方来源】引自《药酒汇编》。

牛膝肉桂酒

【处　　方】牛膝、秦艽、川芎、防风、肉桂、独活、丹参、茯苓各30克,制附子、石斛、干姜、杜仲、麦冬、地骨皮各25克,五加皮40克,薏苡仁15克,火麻仁10克,白酒2 000毫升。

【配　　制】将诸药碎成粗末,加入酒坛,用白酒浸泡,并经常摇动,促进药内有效成分溶解,7～10天后启封,滤去药渣,澄清装瓶备用。

【用法用量】每次空腹饮20～30毫升,每天早、中、晚各1次。

【功效主治】具有温肾壮阳、健脾和胃、祛风除湿、温经通络之功效,用于治疗腰膝酸软、阳痿滑泄、便溏、腿脚水肿、关节痛、四肢不温、腹部冷痛。

【药方来源】引自《圣济总录》。

脾肾两助酒

【处　　方】白术、青皮、生地黄、厚朴、杜仲、补骨脂、广陈皮、川椒、巴戟天、白茯苓、小茴香、肉苁蓉各30克，青盐15克，黑豆60克，白酒1500毫升。

【配　　制】将白术土炒；厚朴、杜仲分别以姜汁炒；补骨脂、黑豆分别微炒；广陈皮去净白。上14味药共捣为粗末，白夏布或绢袋贮，置净器中，倒入白酒，封口浸泡，春夏7日，秋冬10日后开取。

【用法用量】每日早、晚空腹温服1～2杯。

【功效主治】具有添精补髓、健脾养胃的功效，久服身体健康。主治脾肾两衰、男子阳痿、女子经血不调、赤白带下。

【药方来源】引自《中国医学大辞典》。

参杞酒(一)

【处　　方】枸杞子汁、生地黄汁各100毫升，麦冬汁60毫升，人参20克，杏仁、白茯苓各30克，低度白酒1500毫升。

【配　　制】将后3味药粗碎，与前3味药材药汁同置于容器中，加入白酒，密封浸泡7日，过滤去渣后，即可使用。

【用法用量】每日饭前温服10～15毫升，每日早、晚各服1次。

【功效主治】具有滋肾阴、益精血的功效。用于治疗肾

虚精亏,阳痿不起(肾阴虚为主),耳聋目昏,面色无华。坚持服用,效果甚佳。

【药方来源】引自《百病中医药酒疗法》。

参茸貂肾药酒

【处　　方】貂肾 10 具,驴肾 2 具,狗肾 2 具,海马 75 克,鹿茸(去毛)250 克,红参(去芦)500 克,熟地黄 1 500 克,肉苁蓉 1 500 克,菟丝子 1 500 克,淫羊藿 1 500 克,韭菜子(炒)1 500 克,肉桂 1 500 克,锁阳 1 500 克,黄芪 1 500 克,杜仲炭 500 克,大海米 500 克,补骨脂(盐制)1 500 克,牡蛎(煅)1 500 克,狗脊(烫)1 500 克,枸杞子 1 500 克,白糖 400 千克,60°白酒 600 升。

【配　　制】将上药置容器内,加入白酒及白糖拌匀,密封浸泡 1 个月后即可启用。

【用法用量】口服,每次 20 毫升,每日 2 或 3 次,温服。

【功效主治】具有滋补肝肾、壮阳祛寒的功效。主治肾虚精冷、腰腿酸痛、阳痿不举、阴囊潮湿、头晕耳鸣之症。

【药方来源】引自《新编中成药》。

雪莲虫草酒

【处　　方】雪莲花 100 克,冬虫夏草 50 克,白酒 1 000 毫升。

【配　　制】将雪莲花切碎,与冬虫夏草、白酒共置入容器中,密封浸泡 15 日后即可服用。

【用法用量】口服,每次 15 毫升,每日早、晚各 1 次。

【功效主治】具有补虚壮阳的功效。主治性欲减退或阳痿,表现为阴茎痿弱不起、临房不举或举而不坚。

【药方来源】引自《高原中草药治疗手册》。

仙茅龙眼酒

【处　　方】仙茅、淫羊藿、五加皮、龙眼肉各 30 克,好白酒 2 250 毫升。

【配　　制】将上药捣碎,浸泡于白酒中,经 3 周后过滤即可。

【用法用量】口服,每次 30～60 毫升,每日早、晚各 1 次。

【功效主治】具有壮阳补肾的功效。主治男子虚损、阳痿不举。

【药方来源】引自《妙一斋医学正印种子篇》。

延寿酒(一)

【处　　方】白术(土炒)、青皮、生地黄、厚朴(姜汁炒)、杜仲(姜汁炒)、补骨脂(微炒)、广陈皮(去净白)、川椒、巴戟天、白茯苓、小茴香、肉苁蓉各 30 克,青盐 15 克,黑豆(微炒) 60 克,高粱酒 1 500 毫升。

【配　　制】将上述前 14 味药粗碎,装入布袋,置于容器中,加入白酒,密封浸泡 7～10 日,过滤去渣后,即可使用。

【用法用量】每次空腹温服 10～20 毫升,每日早、晚各服 1 次。

【功效主治】具有益肾健脾、助阳逐寒、理气化痰的功效。用于治疗脾肾两衰、阳痿及女性经血不调、赤白带下等症。

【药方来源】引自《中国医学大辞典》。

填精补肾酒

【处 方】当归、白芍、熟地黄、党参、白术、川芎、茯苓、黄芪各 60 克,甘草、肉桂各 30 克,白酒 1 500 毫升。

【配 制】将上述前 10 味药捣碎,置于容器中,加入白酒,密封浸泡 7 日,过滤去渣后,即可使用。

【用法用量】口服,每次 10～20 毫升,每日早、晚各服 1 次。

【功效主治】具有补肾益精、益气养血的功效。用于治疗阳事不振、老年血虚耳鸣、头晕、倦怠乏力等症。

【药方来源】引自《张八卦外科新编》。

羊肾酒(一)

【处 方】生羊肾(即羊腰子)1 对,沙苑子(隔纸微炒)、龙眼肉、淫羊藿、仙茅、薏苡仁各 60 克,烧酒 5 000 毫升。

【配 制】将羊肾洗净、切碎,余药捣碎,同置容器中,加入烧酒,密封浸泡 7 日后,过滤去渣即成。

【用法用量】口服,每次 10～15 毫升,每日 2 次,或随时随量饮之,勿醉。

【功效主治】具有补肾壮阳的功效。主治阳虚体弱、筋骨不健、步履乏力、阳事不兴(阳痿)、宫冷不孕、腰膝酸冷、婚后无嗣等症。

【药方来源】引自《新编经验方》。

延寿获嗣酒 ························· ✿

【处　　方】生地黄(益智仁 60 克,同蒸 30 分钟,去益智仁)360 克,覆盆子、怀山药、芡实、茯神、柏子仁、沙苑子、山茱萸、肉苁蓉、麦冬、牛膝各 120 克,鹿茸 1 对,龙眼肉、核桃肉各 250 克,白酒 40 000 毫升。

【配　　制】将上述前 14 味药切碎或捣碎,置于缸内,加入白酒封固,隔水加热 3.5 小时后,取缸埋入土中,7 日取出,过滤去渣后,分装备用。

【用法用量】口服,每晚 40～50 毫升,勿服至醉。

【功效主治】具有补肾壮阳、收涩固精、安神养目的功效。主治肾阳虚弱,肾精不固,阳痿遗精,婚后无嗣,或妇女受孕易流产,以及须发早白,耳目失聪等症。

【药方来源】引自《惠直堂经验方》。

猬皮酒 ···················· ✿

【处　　方】刺猬皮 40 克,好酒 500 毫升,白糖适量。

【配　　制】取刺猬皮焙干,研压成粗粉,放置容器内,加入白糖、好酒,搅拌后放置浸泡 5 天,滤过澄清贮存备用。

【用法用量】口服,每次 25～50 毫升,每日 3 次。

【功效主治】具有固本壮阳的功效。主治性神经衰弱、男性阳痿等症。

【药方来源】引自《北京市中草药制剂选编》。

五子酒

【处　　方】覆盆子、菟丝子、金樱子、楮实子、枸杞子、桑螵蛸各 12 克,白酒 500 毫升。

【配　　制】将上述前 6 味药捣碎,装入布袋,置于容器中,加入白酒,密封浸泡 14 日,过滤去渣后,即可使用。在浸泡期间,每日振摇 1 次,以加速药性释出。

【用法用量】口服,每次 15～30 毫升,每日 2 次。

【功效主治】具有补肾、益精髓、固精、缩尿、明目的功效。主治腰膝冷痛、阳痿、滑精、小便频数、视物模糊、白带过多等症。

【药方来源】引自《药酒汇编》。

楮实助阳酒

【处　　方】楮实子(微炒)100 克,鹿茸(涂酥炙去毛)10 克,制附子、川牛膝、巴戟天、石斛各 60 克,炮姜、肉桂(去粗皮)各 30 克,大枣 60 克,醇酒 2 000 毫升。

【配　　制】将上述前 9 味药捣碎细,用布袋包贮,置于容器中,加入白酒,密封浸泡 8 日,过滤去渣后,即可使用。

【用法用量】每次空腹温服 10 毫升,每日早、晚各 1 次。

【功效主治】具有补肾健脾的功效。主治肾阳虚损、阳痿滑泄、脾胃虚寒、面色无华。

【药方来源】引自《百病中医药酒疗法》。

壮阳酒

【处　　方】蛤蚧尾1对，海狗肾（或黄狗肾）2具，肉苁蓉40克，菟丝子、狗脊、枸杞子、人参各20克，当归15克，山茱萸30克，白酒1 000毫升。

【配　　制】先将海狗肾用酒浸透后切片，其余药材粉碎成粗粉，一并装入纱布袋里，扎紧袋口，用白酒浸泡，14日后取出药袋，压榨取液，再将药液与药酒混合，静置过滤去渣后，即可使用。

【用法用量】口服，每次10～20毫升，每日1～2次。

【功效主治】具有补肾填精、峻补命门的功效。主治阳痿早泄、梦遗滑精、畏寒肢冷、四肢无力、腰膝酸软。

【药方来源】引自《南郑医案选》。

钟乳酒（一）

【处　　方】钟乳粉（研细）9克，炮附子、当归、前胡、人参、煅牡蛎、生姜、生枳实、炙甘草各60克，五味子、怀山药各90克，石斛、桂心各30克，菟丝子120克，干地黄150克，白酒3 000毫升。

【配　　制】将上述前15味药粗碎或切成薄片，装入布袋，置于容器中，加入白酒，密封浸泡3～7日，过滤去渣后，即可使用。

【用法用量】口服，每次15～30毫升，每日2次，或随时随量服用。

【功效主治】具有补脾肾、益精血、收敛固精的功效。用于治疗阳痿不起、遗沥滑精。

【药方来源】引自《奇效良方》。

（六）早　泄

早泄是指性交时间极短,男性勃起的阴茎未纳入女性阴道,或刚开始性交,男性即发生了射精,阴茎随之痿软,使性交不能继续完成的现象。早泄是男性性功能障碍的常见病,常与阳痿、遗精并见,亦可单独发生。临床表现为:欲念时起,阳事易举,或举而不坚,坚而不久,临阵早泄;或梦遗滑精,目眩头晕,心悸耳鸣,口咽干燥,舌质红,脉细数;或早泄频作,阳痿精薄,畏寒肢冷,面色苍白,舌淡苔白,脉沉细等症。中医辨证论治将早泄分为 4 类:相火亢进、肾阳不足、肾阴不足和心脾亏损。在治疗上,通常采用滋补肝肾、益精固精、散寒除湿的原则。本篇选编部分为治疗肾虚、遗精、滑精、早泄功效的药酒,供患者根据个人病因、病情及临床表现的不同临证选用。

锁阳苁蓉酒

【处　　方】锁阳、肉苁蓉各 60 克,龙骨 30 克,桑螵蛸 40 克,茯苓 20 克,白酒 2 500 毫升。

【配　　制】将上述前 5 味药粗碎,装入布袋,置于容器中,加入白酒密封,隔日摇动数下,浸泡 5～7 日,过滤去渣后,即可使用。

【用法用量】口服,每次,10～20 毫升,每日 2 次。

【功效主治】具有补肾温阳、固精的功效。主治早泄、阳痿、腰酸、便溏等症。

【药方来源】引自《药酒汇编》。

巴戟熟地酒 ·············· ❋

【处　　方】巴戟天（去心）、甘菊花各 60 克，熟地黄 45 克，川椒、枸杞子各 30 克，制附子 20 克，白酒 1 500 毫升。

【配　　制】将上述前 6 味药捣碎，置于容器中，加入白酒，密封浸泡 5～7 日，过滤去渣后，即可使用。

【用法用量】每次空腹温服 15～30 毫升，每日早、晚各 1 次。

【功效主治】补肾壮阳，悦色明目。主治肾阳久虚，早泄，阳痿，腰膝酸软等症。

【药方来源】引自《药酒汇编》。

蛤蚧菟丝酒 ·············· ❋

【处　　方】蛤蚧 1 对，菟丝子、淫羊藿各 30 克，龙骨、金樱子各 20 克，沉香 3 克，白酒 2 000 毫升。

【配　　制】先将蛤蚧去掉头、足，粗碎，其余 5 味药材加工使碎，与蛤蚧一同装入布袋，置于容器中，加入白酒，密封，每日振摇数下，浸泡 20 日，过滤去渣后，即可使用。

【用法用量】口服，每次 15～30 毫升，每日 2 次。

【功效主治】具有补肾、壮阳、固精的功效。主治阳痿、遗精、早泄、腰膝酸困、精神委靡等症。

【药方来源】引自《药酒汇编》。

136

蛤鞭酒 ....

【处　　方】蛤蚧 1 对,狗鞭 1 具,沉香 4 克,巴戟天、肉苁蓉、枸杞子各 30 克,山茱萸 120 克,蜂蜜 100 克,白酒 2 500 毫升。

【配　　制】先将蛤蚧去掉头足,粗碎;狗鞭酥炙,粗碎;其余 5 味药材研为粗末,与蛤蚧、狗鞭一同装入布袋,置于容器中,加入白酒密封,每日振摇数下,浸泡 21 日,过滤去渣后,加入蜂蜜混匀,即可使用。

【用法用量】口服,每次 10～15 毫升,每日 2 次。

【功效主治】具有补肾壮阳的功效。主治腰膝酸软、四肢不温、小腹发凉、行走无力、早泄、阳痿、精神委靡、面色无华等症。

【药方来源】引自《药酒汇编》。

韭子酒 ....

【处　　方】韭菜子 60 克,益智仁 15 克,白酒 500 毫升。

【配　　制】将上述前 2 味药捣碎,置于容器中,加入白酒密封,每日摇动数下,浸泡 7 日,过滤去渣后,即可使用。

【用法用量】口服,每次 10～15 毫升,每日 2 次。

【功效主治】具有补肾助阳、收敛固涩的功效。主治阳痿、早泄、腰膝冷痛等症。

【药方来源】引自《民间百病良方》。

沙苑莲须酒 ··············· ✳

【处　　方】沙苑子 90 克,莲子须、龙骨各 30 克,芡实 20 克,白酒 1 500 毫升。

【配　　制】将上述前 4 味药捣碎,装入布袋,置于容器中,加入白酒密封,每日振摇数下,浸泡 14 日,过滤去渣后,即可使用。

【用法用量】口服,每次 10～20 毫升,每日 2 次。

【功效主治】具有补肾养肝、固精的功效。主治早泄、遗精、腰膝酸痛。

【药方来源】引自《药酒汇编》。

毓麟酒方 ··············· ✳

【处　　方】肉苁蓉、覆盆子、补骨脂炒各 30 克,桑椹、枸杞子、菟丝子、韭菜子、楮实子、巴戟天各 23 克,山茱萸、牛膝各 22 克,莲须 15 克,蛇床子、炒山药、木香各 7.5 克,白酒 3 000 毫升。

【配　　制】将上述药物捣成粗末,装入纱布袋内,与白酒共置入容器中,密封隔水煮 4 小时后,埋入土中 2 天,退火气即成。

【用法用量】口服,每次 20 毫升,早、晚各 1 次。

【功效主治】具有补肝益肾、助阳固精的功效。主治阳痿、早泄、不孕不育。

【药方来源】引自《奇方类编》。

延寿翁头春 ·······························

【处　　方】淫羊藿(米泔水浸、再用羊脂 500 克拌炒至变为黑色)750 克,当归、五加皮、地骨皮各 120 克,红花(捣烂、晒干)500 克,天冬(去心)、补骨脂、肉苁蓉(麸炒)、牛膝(去苗)、杜仲(麸炒)、花椒(去椒目)、粉甘草、缩砂仁、白豆蔻各 30 克,木香、丁香、附子(水煮)各 15 克,糯米 11 500 克,酒曲 2 000 克,黄酒 20 升。

【配　　制】上述药材去除杂质,除砂仁、木香、丁香、白豆蔻外,其余药物加水煎煮,去渣取液;将糯米在此药液中浸 12 小时,捞出蒸熟,待温度降至 30℃左右时,撒入酒曲和药液,调和均匀,放入瓷瓮内,密封瓮口,用酿造法酿酒,21日后酒熟,压去糟粕,滤取酒液;再将此药酒与黄酒兑在一起,盛于瓷坛内,加入砂仁、木香、丁香、白豆蔻浸泡,密封坛口;然后将此酒坛置水中用文火煮沸 4～6 小时,取出埋入地下,3～5 日后挖出,滤取药液,瓶装密封备用。

【用法用量】口服,每次 30 毫升,每日 3 次,饭前温服。

【功效主治】具有补肾壮阳、强筋壮骨、温中健胃、行气活血的功效。主治早泄、阳痿、风寒湿痹、胃寒、胃痛等。

【药方来源】引自《寿世保元》。

（七）前列腺增生

前列腺增生又称前列腺肥大,是中老年男性的常见疾病。增生腺体位于膀胱颈,使尿路梗阻,引起尿频和排尿困难。早期膀胱壁肌层增厚,可以克服膀胱颈部阻力排尽尿液,随着腺体增大,逐渐超过了膀胱的代偿能力,尿液便残留膀胱,症状随之加重,甚至发生尿潴留或上尿路积水。

在中医文献中虽没有前列腺增生症名称,但对前列腺增生症很早就有认识,从症状、体征看,前列腺增生或相关疾病相当于中医学的"癃闭"范畴。"癃"指小便不利,点滴而出,起病较缓慢;"闭"指排尿闭塞,或点滴难出,塞而不通。

中医学认为,本病其原在肾,其末在肺,其制在脾。治疗此病考虑到患者的体质、脉象及症状辨证论治,通常采用清热祛毒、温阳补肾、活血化瘀的原则。本篇选编部分为具有补肾活血、软坚散结、滋阴祛火功效的药酒,供患者临证选用。

 二甲桃仁酒

【处　　方】桂枝、穿山甲(代)、地龙、皂角刺各 10 克,茯苓 20 克,赤芍、桃仁、鳖甲各 15 克,牡丹皮 8 克,低度白酒(或黄酒)300 毫升。

【配　　制】将上述药加水煎煮 2 次,过滤去渣后,将 2 次滤液合并,并加热至浓缩,取浓汁 200 毫升,与白酒混合后,即可使用。

【用法用量】口服,每次 50～100 毫升,每日 3 次。

【功效主治】具有活血化瘀、软坚散结、化气利水的功效。主治前列腺肿大而硬,不易消散者。

【药方来源】引自《单方验方治百病》。

山甲酒 ··

【处　　方】穿山甲 180 克,肉桂 120 克,甘草 50 克,低度白酒 500 毫升。

【配　　制】将上述药材共研为粗粉,置于容器中,加入白酒密封,期间隔日振摇 1～2 次,浸泡 10～15 日,即可使用。

【用法用量】口服,每次 15～20 毫升,每日 2 次。

【功效主治】具有温阳化气、消炎闭通的功效。主治前列腺增生。

【药方来源】引自《集验中成药》。

（八）遗　精

遗精是指在无性交活动的状态下发生的射精。多见于未婚男性,据统计未婚青壮年 80％都有此现象。当睾丸、精囊、前列腺及尿道球腺产生的精液积聚到一定的数量,处于饱和状态时,就会通过遗精的方式排出体外,正如传统医学所载"壮年气盛,精满而自溢"。

中医学认为,遗精的发生,总有肾气虚损,不能藏精,而导致精关不固。多与情志失调,或劳累过度,服食失节,湿热下注等因素有关。临证以心肾不交、湿热下注、劳伤心脾、精关不固为多见。病机主要是君相火旺、扰动精室;湿热痰火下注、扰动精室;劳伤心脾、气不摄精;肾精亏虚、精关不固。

中医辨证治疗遗精通常采用填精益肾,固涩止遗的原则。本篇选编部分具有强腰健肾、补肾壮阳、益血养精、收涩止遗功效的药酒,供患者临证选用。

地黄醴

【处　方】熟地黄 125 克,沉香 2.5 克,枸杞子 60 克,高粱酒 1 750 毫升。

【配　制】将熟地黄晒干,与枸杞子、沉香、高粱酒同置入容器中,密封浸泡 10 天即成。

【用法用量】每日晚上睡前服 15～30 毫升。

【功效主治】具有补肝肾、益精血的功效。主治遗精、失眠多梦、腰膝酸软、耳聋耳鸣等。

【药方来源】引自《景岳全书》。

聚宝酒

【处　方】熟地黄、五加皮、赤何首乌、白何首乌各 120 克,生地黄 240 克,白茯苓、菊花、麦冬、石菖蒲、枸杞子、白术、当归、杜仲各 60 克,莲心、槐角子、天冬、苍耳子、肉苁蓉、人参、天麻、牛膝、沙苑子各 30 克,茅山苍术 45 克,沉香、防风各 15 克,白酒(无灰醇酒)904 毫升。

【配　制】将前 26 味洗净,切片,入布袋,置瓷坛中,入酒密封,浸泡 7～14 日后,取出药袋,过滤去渣即成。同时将药残渣取出,晒干研细末,制成蜜丸如梧桐子大备用。

【用法用量】口服,每次 15～30 毫升,每日早、中、晚饭前各服 1 次。早上宜在五更时服后当再卧片刻。

【功效主治】具有补肝肾、健脾胃、祛风湿、壮筋骨、固精

142

气、乌须发的功效。主治肝肾精血不足、气虚脾弱、筋骨不健出现的腰酸疼痛、遗精、早泄、头晕耳鸣、须发早白、四肢无力、骨节疼痛、饮食乏味、面色无华等症。

【药方来源】引自《济世良方》。

红枣酒(一)

【处　　方】大枣 500 克,白糖适量,低度高粱酒 750 毫升。

【配　　制】将大枣洗净,沥干,加入白糖及上好低度高粱酒,密封浸泡 2 个月,保持适当温度,然后取上清液,即可使用。

【用法用量】口服,每次 20～30 毫升,每日早、晚各 1 次。

【功效主治】具有温阳益气、养血健脾的功效。主治中老年人脾胃虚弱、四肢不温、大便溏薄、小便清长、遗尿滑精等症。

【药方来源】引自《自制药酒助养生》。

海马酒

【处　　方】海马 30 克,白酒 1 000 毫升。

【配　　制】将海马切碎、捣成粗末,放入酒坛内,加白酒搅拌均匀,加盖密封,放阴凉处浸泡 2 周,经常摇动起搅拌作用,启封后滤去药渣,澄清装瓶备用。

【用法用量】每次在临睡前空腹饮用 10 毫升,每日 1 次。

【功效主治】单用海马泡酒具有补肾壮阳、活血散结、消肿止痛之功效。主治肾阳亏虚之阳痿不举及肾关不固所致的遗精遗尿、虚喘、痈疽肿毒等症。

【药方来源】引自《食物与治病》。

鹿角酒（一）

【处　　方】鲜鹿角 60 克，白酒 500 毫升。

【配　　制】将鹿角烧成红色，立即放入酒中，加盖密封浸泡 2 日后，即可服用。

【用法用量】口服，每次 10～15 毫升，每日 3 次。

【功效主治】具有补肾固涩的功效。主治男性遗精遗尿，女性白带增多，腰痛。风湿或扭挫伤等原因引起的腰痛不适宜服用此药酒。

【药方来源】引自《服膳正要》。

龙虱酒

【处　　方】龙虱 20 克，白酒 500 毫升。

【配　　制】龙虱拍碎，置容器中，加酒密封，文文煮鱼眼沸，候冷密封，浸泡 21 天，去渣留液。

【用法用量】口服，每次 10～20 毫升，每日 1 次。

【功效主治】具有补肾固涩的功效。主治男子遗精遗尿，女子白带增多、腰痛。风湿或扭挫伤等原因引起的腰痛不适宜服用此药酒。

【药方来源】引自《民间百病良方》。

苦瓜酒

【处　　方】苦瓜子 30 克,黄酒 120 毫升。

【配　　制】将苦瓜子去除杂质,淘洗干净,沥去水液,晒干炒黄,研成细末,加入黄酒,共煮沸 3 分钟,即可服用。

【用法用量】将上述药酒分 3 次在 1 日内服完。再服再配,10 日为 1 个疗程。

【功效主治】具有补肾泻火、涩精止遗的功效。主治遗精、阳痿。

【药方来源】引自《抗癌益寿食物与食疗妙方》。

万灵至宝仙酒

【处　　方】淫羊藿 300 克,当归 240 克,雄黄、黄柏各 60 克,仙茅、肉苁蓉、知母各 120 克,白酒 7 500 毫升。

【配　　制】将前 7 味药切碎,置容器中,加入白酒密封,桑柴武火悬瓶隔水煮 6 小时,再埋地下 3 日去火毒,取出,浸泡 7 日后捞出药渣,过滤去渣即成。药渣再晒干,研为细末,稻米面打为糊丸如梧桐子大,贮瓶备用。

【用法用量】每次服药酒 30 毫升,药丸 30 粒,每日早、晚各 1 次。

【功效主治】具有生精血、益肾水、助阳补阴、健身强体的功效。主治男性阳痿、遗精、滑精、白浊、小便淋漓不尽;诸虚亏损,五劳七伤;妇女赤白带下、月经不调、肚冷脐痛、不孕等症。

【药方来源】引自《药酒汇编》。

生地米酒 ••••••••••••••••••••••••••• ✿

【处　　方】生地黄、何首乌各 500 克,黄米 5 000 克,酒曲 300 克。

【配　　制】将上述前 3 味药材去除杂质,生地黄、何首乌加水煎煮,滤出药液。将黄米加水煮成米粥,然后将药液与米粥混合,待温度降至 30℃左右时,拌入酒曲,搅匀,置于瓷瓶内,加盖密封,用酿造法酿酒;21 日酒熟,压去糟粕,滤取药酒,瓶装密封,冷藏备用。

【用法用量】空腹温服,每次 30～50 毫升,每日 3 次。

【功效主治】具有补肾益肝、滋阴养血的功效。主治肝肾亏虚之遗精、带下、眩晕、失眠、乏力、虚劳及须发早白等症。

【药方来源】引自《中华养生药膳大典》。

 菟丝五味酒 ••••••••••••••••••••••• ✿

【处　　方】菟丝子、五味子各 30 克,60°白酒 500毫升。

【配　　制】将上述前 2 味药材去除杂质,用纱布包裹,放入白酒中,在干净的瓷罐内,密封浸泡 15～20 日后,即可使用。

【用法用量】口服,每次 15～20 毫升,每日 3 次。

【功效主治】具有强腰健肾、收涩止遗的功效。主治遗精滑精、头晕脑涨、失眠健忘等症。

【药方来源】引自《遗精食疗方八则》。

参茸补血酒（一）

【处　　方】人参、鹿茸各 10 克,党参、白芍、黄芪、熟地黄、当归各 120 克,川芎、白术、三七各 60 克,米酒 9 000 毫升。

【配　　制】将上述药材除去杂质,凉开水快速淘洗,滤去水液,晒干共研为粗末,装入布袋装,扎紧袋口,置于小口酒坛内,加入米酒,密封坛口。再将酒坛放入锅内,加水煮沸 6 个小时后取出,埋入地下以去火毒,3 日后从地下挖出,去除药渣,滤取药酒,即可使用。

【用法用量】每次 30 毫升,日服 2 次,早、晚饭前或午、晚饭前服用。

【功效主治】具有补肾壮阳、益血养精、强筋续骨的功效。主治肾阳虚衰、阳痿遗精,腰膝酸软、神疲乏力、头晕耳鸣、气血双亏、胞宫虚寒、经血不调、崩漏带下等症。

【药方来源】引自《简明中成药手册》。

（九）不 育 症

人们常常将"不育症"和"不孕症"混为一谈,其实两者在医学上的定义是有区别的。根据调查,新婚夫妇婚后一年内怀孕者占 85% 左右。

育龄夫妇婚后同居,未避孕,性生活正常,两年以上女方未受过孕者称之为"不孕症"。而"不育症"则是指育龄夫妇结婚同居后女方曾妊娠,但均因自然流产、早产或死产而未能获得活婴者。由男方原因造成的不育症或不孕症叫做

"男性不育症"或"男性不孕",老百姓一般将其统称为不育症。男性不育症与男性性功能异常疾病有关,是一种颇为常见的综合性病症。除了少数男性为器质性病变外,多数属于功能性不育症。本病主要包括遗精、早泄、阳痿、死精、精闭(不射精),精子数量少、活动能力差、液化时间长,甚至不液化、全无精子、生殖器炎症等,临床诊断常为几种病症同时存在。

不育不孕原因的复杂性决定了不育不孕类药酒处方的多样性,男女双方都必须认真检查,根据不育不孕的原因,选择对症的药酒,精心治疗才能见效。

白花如意酣春酒

【处　　方】沉香、玫瑰花、蔷薇花、梅花、桃花、韭菜花各15克,核桃肉120克,米酒、烧酒各1 250毫升。

【配　　制】上7味药用绢袋盛之,悬于坛中,再入2种酒,封固1个月后饮服。

【用法用量】随意饮之,以勿醉为度。

【功效主治】具有益肾固精、强阳起痿的功效。主治肾阳不足、阳痿不举、小便淋沥、男性阳弱不育、女性阳虚不孕等症。

【药方来源】引自《摄生秘剖》。

补肾生精酒

【处　　方】淫羊藿125克,锁阳、巴戟天、黄芪、熟地黄各62克,肉苁蓉50克,山茱萸、制附子、肉桂、当归各22克,

枸杞子、桑椹、菟丝子各 34 克,韭菜子、前胡各 16 克,甘草
25 克,低度米酒 3 000 毫升。

【配　　制】将诸药捣成粗末,放入瓷坛中,加米酒搅拌
均匀,加盖放阴凉处浸泡 7～10 天,滤去药渣,澄清装瓶即可
服用。

【用法用量】口服,每次 20～30 毫升,早、中、晚各
1 次。

【功效主治】具有补肾生精、滋阴养血壮阳之功效,用于
治疗肾虚阳痿不育、腰膝酸软、四肢无力、耳鸣眼花等症。

【药方来源】引自《养生长寿保健法》。

保真酒

【处　　方】葫芦巴 70 克,补骨脂 50 克,杜仲、巴戟天、
山药、远志、熟地黄、肉苁蓉各 40 克,益智仁 30 克,山茱萸、
茯苓各 24 克,五味子 20 克,鹿角胶、川楝子各 15 克,沉香 10
克,米酒 400 毫升。

【配　　制】将诸药捣成粗末,于酒坛中加米酒浸泡3～
4 周,滤去药渣,澄清装瓶即可服用。

【用法用量】每日 1 次,晚睡前饮用 20～30 毫升。

【功效主治】具有补肾壮阳、生精血、固精缩尿之功效。
主治肾元亏损所致的阳痿不举、精冷无子、梦遗滑泄、肢软
无力等症。

【药方来源】引自《证治准绳》。

草苁蓉酒

【处　　方】草苁蓉 60 克,白酒 500 毫升。

【配　　制】将草苁蓉去除杂质,用凉开水快速淘洗,滤干,切碎如豆大,与白酒一起装入玻璃瓶中浸泡,加盖密封,每日摇晃 3～5 次,30 日后即可使用。

【用法用量】每次 10～20 毫升,每日 2 次,早、晚空腹服用。

【功效主治】具有补肾壮阳的功效。主治女性不孕、男性阳痿、腰膝冷育、筋骨无力等症。

【药方来源】引自《中华养生药膳大典》。

多子酒方

【处　　方】枸杞子、龙眼肉、核桃肉、白米糖各 250 克。好烧酒 7 000 毫升,糯米酒 500 毫升。

【配　　制】将上药共装细纱布袋内,扎口,入坛内,用好烧酒、糯米酒浸泡,封口,3 周取出。

【用法用量】口服,每次 50～100 毫升,每日 2 次。

【功效主治】具有补肾健脾、养血脉、抗衰老的功效。主治脾肾两虚、面色萎黄、精神委靡、腰膝酸软、阳痿早泄、精少不育等症。

【药方来源】引自《奇方类编》。

固精酒

【处　　方】枸杞子 120 克,当归(酒洗,切片)60 克,熟地黄 90 克,白酒 1 000 毫升。

【配　　制】将前 3 味药置容器中,加入白酒,密封隔水煮沸 20 分钟,取出埋入土中 7 日以去火毒后,取出开封,即可取用。

【用法用量】口服,每次 30～50 毫升,每日早、晚各1 次。

【功效主治】具有滋阴活血益肾的功效。主治阳痿不育等症。

【药方来源】引自《惠直堂经验方》。

海狗肾酒

【处　　方】海狗肾 1 具,生晒参 15 克,山药 30 克,米酒 1 000 毫升。

【配　　制】将海狗肾浸后切片,人参、山药切碎为末,装入净瓷瓶中,倒入米酒密封浸泡,置阴凉干燥处,7 天后开封即成。

【用法用量】口服,每次 15～20 毫升,每日 2 次。

【功效主治】具有补肾助阳、益气强身的功效。主治肾阳虚所引起的阳痿滑精、精冷,畏寒肢冷,腰膝冷痛,男性不育,妇女不孕等症。

【药方出处】引自《补药和补品》。

还春酒

【处　　方】人参、淫羊藿、三七、枸杞子各 30 克,鹿茸10 克,低度米酒 1 000 毫升。

【配　　制】将鹿茸捣碎,研成粉末,其余捣成粗末,全部放入酒坛中,加低度米酒搅拌均匀,加盖放阴凉处浸泡2～3周,滤去药渣,澄清装瓶即可服用。

【用法用量】每次10～15毫升,早、晚2次服用。

【功效主治】具有补气壮阳、生精血、壮筋骨之功效。主治肾虚阳痿、男性不育、性功能减退等症。

【药方来源】引自《中国当代中医名人志》。

公鸡殖酒

【处　　方】鲜公鸡殖(鸡睾丸)200克,淫羊藿、夜交藤、仙茅、路路通、龙眼肉各100克,米酒(50°)2 500毫升。

【配　　制】上药与白酒共置于容器内,密封浸泡30日后可用。但鲜公鸡殖不宜用水洗或放置时间过长,亦忌日晒,最好是阉出公鸡殖后即投入酒内。

【用法用量】每日3次,早(空腹)、午各服20毫升,睡前服40毫升。60日为1个疗程。

【功效主治】具有补肾强精的功效。主治男性不育症。

【药方来源】引自《新中医》。

九子生精酒

【处　　方】枸杞子、菟丝子、覆盆子、车前子、五味子、韭菜子、女贞子、桑椹、黑芝麻各25克,低度米酒1 000毫升。

【配　　制】将九子捣碎,放入酒坛中加入低度米酒,搅拌润湿,加盖放阴凉处浸泡7～10天,滤去药渣,澄清装瓶即可服用。

【用法用量】口服,每次 20～30 毫升,每日 2～3 次。

【功效主治】具有补肝肾、养精血、壮肾精之功效。主治精少不育,兼治先天不足、后天失调所致的精神疲倦、头晕耳鸣、腰酸胸闷、健忘失眠等症。

【药方来源】引自《名老中医秘方验方精选》。

鸡睾酒 ✳

【处　方】鲜鸡睾丸 40 克,淫羊藿、夜交藤、仙茅、路路通、龙眼肉各 20 克,白酒 500 毫升。

【配　制】将前 6 味药切碎,置容器中,加入白酒,密封浸泡 30 日后,过滤去渣即成。

【用法用量】每次空腹服 40 毫升,每日 3 次。

【功效主治】具有补肾强精的功效。主治不育症等。

【药方来源】引自《药酒汇编》。

鹿龄集酒(一) ✳

【处　方】人参、熟地黄各 30 克,海马、鹿茸各 20 克,肉苁蓉 40 克,米酒 2 000 毫升。

【配　制】将鹿茸研成细末,其余中药捣成粗末,全部置于酒坛中,加米酒搅拌均匀,加盖放阴凉处浸泡 3～4 周,滤去药渣,澄清装瓶即可饮用。

【用法用量】口服,每次 10～15 毫升,每日早、晚各 1 次。

【功效主治】具有补气养血、补肾壮阳之功效。主治气虚肾阳虚所致的腰膝酸软、性功能减退、耳鸣或肾阳虚所致的男性不育。此外,还能提高免疫功能,促进骨髓造血机能。

【药方来源】引自《养生长寿保健法》。

生精酒

【处　　方】鹿茸 10 克,鹿鞭 15 克,黄狗肾 1 对,熟地黄 60 克,韭菜子、巴戟天、淫羊藿、五味子各 30 克,米酒 2 000毫升。

【配　　制】将鹿茸研成细粉末,鹿鞭、黄狗肾洗净泡软、切成薄片,其他中药捣成粗末,全部放入酒坛中,加米酒搅拌均匀,加盖放阴凉处浸泡 10～15 天,滤去药渣,澄清装瓶备用。

【用法用量】口服,每次 15～20 毫升,每日 3 次。药渣放回酒坛,加少量米酒继续浸泡服用。

【功效主治】具有补肾阳、益精血之功效。主治肾元亏虚所致的男性不育症。

【药方来源】引自《中国当代中医名人志》。

雄蚕蛾酒

【处　　方】活雄蚕蛾 20 只,白酒 20 毫升。

【配　　制】取雄蚕蛾,在热锅上焙干,研为细末,即可使用。

【用法用量】每次空腹服用药末 3 克,用白酒 20 毫升冲服,每日 2 次,连服半个月以上。

【功效主治】具有益阳助性、益精液、活精虫的功效。主治肾虚阳痿、早泄、滑精、男性不育症、精液量少、精虫活者少等症。

【药方来源】引自《民间百病良方》。

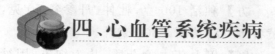

四、心血管系统疾病

（一）高血压

高血压是收缩压和（或）舒张压升高超出正常范围的一种疾病。在绝大多数患者病因不明，称原发性高血压，与遗传、膳食因素、肥胖、工作紧张等因素有关；约 5％患者由泌尿系统、内分泌系统、颅脑疾病等引发，称继发性高血压。中医学中属"头痛、眩晕、中风"等范畴。

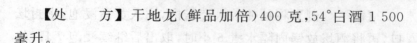

地龙酒

【处 方】干地龙（鲜品加倍）400 克，54°白酒 1 500毫升。

【配 制】干地龙除去杂质，捣碎后，放置于干净的玻璃瓶中，倒入白酒，密封浸泡 72 小时以上，每日振荡 2 次，过滤去渣即成。

【用法用量】口服，每次 10 毫升，每日 3 次。对原发性高血压疗效尤佳。

【功效主治】具有清热、平肝、降血压的功效。主治高血压。

【药方来源】引自《简易良方》。

 ## 独活酒（一）

【处　　方】独活 100 克，杜仲、丹参各 50 克，当归、川芎、熟地黄各 75 克，黄酒 3 500 毫升。

【配　　制】以上药去除杂质，共为细末，用纱布袋装，放入小口瓷坛中，注入黄酒，密封坛口，再将酒坛放入沸水内煮 4 小时，取出放冷，即可饮用。

【用法用量】口服，每次 40 毫升，每日 2 次，饭前空腹温服。

【功效主治】具有祛风通脉、活血止痛、降血压的功效。主治高血压、风寒湿痹。

【药方来源】引自《圣济总录》。

 ## 杜仲酒（一）

【处　　方】杜仲 180 克，黄酒 3 600 毫升。

【配　　制】将杜仲放入瓷坛内，注入黄酒浸泡，密封坛口，再将酒坛放锅内隔水煮 6 小时，取出后继续浸泡 7 日，然后滤取药液，瓶装备用。

【用法用量】口服，每次 15～30 毫升，每日 2 次。

【功效主治】具有补肝肾、强筋骨的功效。主治高血压、腰膝酸痛等。

【药方来源】引自《三因极——病证方论》。

杜仲酒(二)

【处　　方】杜仲、丹参各 400 克,川芎 250 克,黄酒 8 000毫升。

【配　　制】前 3 味药去除杂质,共为细末,分装 5 个纱布袋中,然后与黄酒一起装入瓷坛中浸泡,密封坛口,再将酒坛在沸水中煮沸 3～5 小时,取出待冷,5～7 日后启封,去除药渣,滤取药液备用。

【用法用量】每次 30～50 毫升,每日 3 次,空腹温服。

【功效主治】具有补肝肾、强筋骨、通血脉、降血压的功效。主治高血压、高脂血症、腰膝痛、头痛、头晕。本方还可用于治疗冠心病、心绞痛。

【药方来源】引自《圣济总录》。

豨莶酒

【处　　方】豨莶草 60 克,黄酒 500 毫升。

【配　　制】将豨莶草洗净,用水酒各半速煎,水沸 5 分钟左右即可。

【用法用量】口服,每次 20～30 毫升,每日 3 次。

【功效主治】具有通经络、降血压、祛风湿、清热解毒的功效。主治高血压、风湿痹痛。

【药方来源】引自《景岳全书》。

牛膝复方酒

【处　　方】牛膝 120 克,杜仲、丹参、生地黄、石斛各

60 克,白酒 3 000 毫升。

【配　　制】将前 5 味药捣碎,平均分装在 3 个纱布袋中,扎紧袋口,放入小口瓷坛内,入白酒浸泡,密封坛口,每日摇晃 1 次,30 日后启封,滤取药液,瓶装备用。

【用法用量】口服,每次 15 毫升,每日 2 次。

【功效主治】具有补肝肾、壮筋骨、活血通脉、降血压的功效。主治高血压、高脂血症、关节不利、筋骨疼痛。

【药方来源】引自《太平圣惠方》。

（二）高脂血症

高脂血症是指血脂浓度明显超过正常范围的一种慢性疾病,一般以测定血浆胆固醇和三酰甘油含量为诊断本病的结论。血脂增高是脂质代谢紊乱的结果。病因可有遗传、环境及饮食失调等。其临床表现主要为:头痛、四肢麻木、头晕目眩、胸部闷痛、气促心悸等。高脂血症可分为原发性和继发性两种,前者较罕见,属遗传性脂质代谢紊乱疾病;后者多为未控制的糖尿病、动脉粥样硬化、肾病综合征、黏液性水肿、甲状腺功能低下、胆汁性肝硬化等疾病的并发症。

金乌酒

【处　　方】何首乌(制)、金樱子、黄精各 15 克,黑豆(炒)30 克,白酒 1 000 毫升。

【配　　制】上药研成粗末,纱布袋装,扎口,白酒浸泡,14 日后取出药袋,压榨取液,并将榨得的药液与药酒混合,静置,过滤即得。

【用法用量】口服,每次 20 毫升,每日早、晚各 1 次。

【功效主治】具有养血补肾、乌须发的功效。主治心血不足。肾虚遗精,须发早白,血脂、血糖过高者。

【药方来源】引自《中国药物大全》。

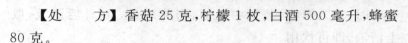

香菇柠檬酒

【处　方】香菇 25 克,柠檬 1 枚,白酒 500 毫升,蜂蜜80 克。

【配　制】将前 2 味洗净,晾干、切片,置容器中,加入白酒密封,浸泡 7 天后去柠檬,继续浸泡 7 天,加入蜂蜜混匀即得。

【用法用量】口服,每次 20 毫升,每日 2 次。

【功效主治】具有健脾益胃的功效。主治高脂血症、高血压。

【药方来源】引得自《药酒汇编》。

蒜酒

【处　方】大蒜 1 000 克,桃仁 500 克,淡豆豉 500 克,白酒 5 升。

【配　制】上述药研细末,用白纱布袋盛,与白酒一起入酒坛中浸泡,密封坛口,10 天后滤出药液,装瓶备用。

【用法用量】口服,每次 10～20 毫升,每日 2 次。

【功效主治】具有活血降脂、通五脏、宣郁除烦的功效。主治高脂血症。

【药方来源】引自《圣济总录》。

 菊花酒(一) ·························· ✤

【处　　方】菊花、生地黄、地骨皮、糯米各 1 000 克,酒曲适量。

【配　　制】菊花、生地黄、地骨皮加水 10 升,煎煮 30分钟,取药液,再与糯米一起煮成粥状,待温度降至 35℃～40℃时,和入酒曲,装坛中酿酒,密封坛口,30 日后即成,取上清液,即可饮用。

【用法用量】口服,每次 30 毫升,每日 2 次。

【功效主治】具有清肝补肾、凉血降脂的功效。主治高脂血症属肝郁脾虚者。

【药方来源】引自《太平圣惠方》。

（三）冠　心　病

冠心病以阵发性心前区疼痛、胸闷、心悸等为主要特征,多因脏腑虚损、气滞血瘀、痰浊内生、心脉痹阻所致,治应以补虚祛邪为主,辨证给予益气、养阴、温肾、活血、理气、清心、养心等治疗。

丹参酒(一) ·························· ✤

【处　　方】丹参 500 克,清酒 2 500 毫升。

【配　　制】将丹参去除杂质,研成粗末,用 5 个生绢袋(或纱布袋)盛装,扎紧袋口,放入小口瓷坛内,注入清酒浸泡,密封坛口,每日摇晃 1 次,14 日后滤取药酒,瓶装备用。

【用法用量】每次 30～50 毫升,每日 3 次,空腹时温服。

【功效主治】具有活血通窍的功效。主治冠心病、高血脂、月经不调等。

【药方来源】引自《普济方》。

灵芝丹参酒

【处　　方】灵芝 100 克,丹参、三七各 15 克,白酒1 500毫升。

【配　　制】将 3 味中药捣成粗末,放入白纱布袋,扎紧口,置于酒坛中,加白酒搅拌均匀,密封浸泡 15 天,每日摇动数下,以便提高药中有效成分浸出量,启封提出药袋,澄清酒液,装瓶即可以饮用。

【用法用量】口服,每次服20～30毫升,早、晚各 1 次。

【功效主治】具有益精神、补虚弱、活血止痛之功效。主治冠心病、神经衰弱、失眠、头昏等症。

【药方来源】引自《大众四季饮膳》。

灵芝酒

【处　　方】紫灵芝 60 克,白酒 500 毫升。

【配　　制】取紫灵芝洗净,切碎,与酒置瓶中密封,隔日摇动几次,经 10 日后启封,澄明即可。

【用法用量】口服,每次 5 毫升,每日 1～2 次。

【功效主治】具有滋补强壮、安神健脾、助消化的功效。治疗冠心病、心绞痛、神经衰弱、老年慢性气管炎、肝炎等病,对体弱老人可久服。

【药方来源】引自《中国古代养生长寿秘法》。

松萝酒 ··

【处　　方】松萝、杜蘅各 20 克,瓜蒂 15 枚,黄酒 250
毫升。

【配　　制】前 3 味药洗净,沥干,捣为粗末,放入干净
酒坛中,倒入黄酒,浸泡 1 夜,压榨过滤取汁即成。

【用法用量】早晨饮 15～20 毫升,取吐;若不吐,晚上再
服 15～20 毫升。

【功效主治】具有涌痰降火、行气通脉的功效。主治冠
心病、胸中有痰、胸闷胸痛者。

【药方来源】引自《肘后备急方》。

（四）心律失常

心律失常是指心律起源部位、心搏频率与节律,以及冲
动传导等任何一项异常。心律失常可发生在器质性心脏病
基础上,也可由单纯的功能失调影响所致。除了心肌本身
病变外,其他因素如感染、电解质紊乱、药物、手术、麻醉、中
枢神经疾病等均可引起。严重的心律失常可使心血输出量
下降,器官灌注不足,如不及时处理,常可导致严重后果,甚
至死亡。按心律失常的发生原理分为:冲动起源异常和冲
动传导异常两大类。临床按其发作时心率的快慢分为:快
速性心律失常、缓慢性心律失常。心律失常隶属中医"心
悸、怔忡、眩晕、昏厥"等症范畴。

龙眼酒 ‥‥‥‥‥‥‥‥‥‥‥‥‥‥‥‥ ✽

【处　　方】龙眼肉 1 500 克,烧酒(高粱白酒)6 000 毫升。

【配　　制】将龙眼肉去除杂质,浸泡于烧酒中,加盖密封,每日摇晃 1 次,100 日后启封,滤出药液,瓶装备用。

【用法用量】口服,每次 20 毫升,每日 3 次。

【功效主治】具有补心健脾、养血安神的功效。可用于治疗心血不足型心律失常过早搏动者。

【药方来源】引自《万氏家抄方》。

桑龙药酒 ‥‥‥‥‥‥‥‥‥‥‥‥‥‥ ✽

【处　　方】桑椹、龙眼肉各 120 克,白酒 1 000 毫升。

【配　　制】将以上药洗净晒干置于容器中,注入白酒,加盖密封,浸泡 30 日,去除药渣,滤取药液,瓶装备用。

【用法用量】口服,每次 20～30 毫升,每日 3 次。

【功效主治】具有滋阴补血、益气的功效。主治心悸失眠、体弱乏力、面色不华、心血不足型心律失常。

【药方来源】引自《良朋汇集经验神方》。

养神酒 ‥‥‥‥‥‥‥‥‥‥‥‥‥‥‥‥ ✽

【处　　方】熟地黄 90 克,枸杞子、白茯苓、山药、当归身、莲子肉各 60 克,薏苡仁、酸枣仁、续断、麦冬各 30 克,大茴香、木香各 15 克,丁香 6 克,龙眼肉 250 克,白酒 5 000 毫升。

163

【配　　制】将山药、茯苓、莲子肉、薏苡仁去除杂质,捣末,余药切成片,装入白纱布袋内,扎紧口,放入小口酒坛内,将酒倒入坛内,封固浸泡30日,滤取药酒,瓶装备用。

【用法用量】口服,每次20毫升,每日2次。

【功效主治】具有健脾补虚、养心安神的功效。主治心悸、失眠、神志不安、精血不足、面色萎黄。可用于心律失常、心神不宁的病人。

【药方来源】引自《同寿录》。

（五）心　悸

心悸是惊悸和怔忡的合称,是一种自觉心脏悸动的不适感或心慌感。心律失常、心律过快或过慢时都可有心悸感,一般多为阵发性,每因情绪波动,或劳累过度而发作,同时可伴有失眠、健忘、眩晕、耳鸣、心前区痛、发热、晕厥或抽搐、神经紊乱等症状。根据中医理论对病人的病症进行分类,心悸可分为气血不足型、阴虚火旺型、心阳虚弱型及心神不宁型。

补心酒 ⋯⋯⋯⋯⋯⋯⋯⋯⋯⋯⋯⋯⋯⋯ ❀

【处　　方】麦冬60克,生地黄45克,茯苓、当归身、龙眼肉、柏子仁各30克,米酒2 000毫升。

【配　　制】将诸药捣碎成粗末,放入净瓷坛内,加米酒2 000毫升,待药粉浸透后加盖密封,放阴凉处浸泡,并经常摇动促进中药成分溶出,2～3周后启封,滤去药渣,澄清装瓶备用。

【用法用量】每日饮 1 次,晚饭后至睡前饮服 30～40 毫升。

【功效主治】具有补血滋阴、补养心脾、清心安神之功效。主治阴血不足、心神失养所致的心烦、心悸、睡眠不安、精神疲倦、健忘等症。

【药方来源】引自《奇方类编》。

侧金盏酒

【处　　方】侧金盏花 3 克,白酒 500 毫升。

【配　　制】侧金盏花在白酒中浸泡 7 日后服用。

【用法用量】口服,每次 5～10 毫升,每日 2 次。

【功效主治】主治心悸、充血性心力衰竭、心脏性水肿。

【药方来源】引自《陕甘宁青中草药选》。

定志酒

【处　　方】朱砂 10 克,人参 30 克,远志、石菖蒲各 40 克,茯苓、柏子仁各 20 克,白酒 1 500 毫升。

【配　　制】将朱砂研末备用。其余各药粗加工使碎,用细纱布袋盛好,扎紧,再将白酒倒入坛内,放入药袋,封严置阴凉处,每日振摇数次,2 周后去掉药袋,用细纱布过滤一遍后,撒入朱砂细粉搅匀即成。

【用法用量】每次空腹饮服10～15 毫升,每日早、晚各 1 次。

【功效主治】具有补心安神、养肝明目的功效。主治体倦神疲、食欲不振、多梦易醒、心悸健忘、失眠及不能远视等症。

【药方来源】引自《普济方》。

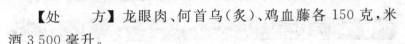

茯苓酒

【处　　方】白茯苓 500 克。

【配　　制】茯苓依法酿酒；或茯苓研粉，同曲、米酿酒；或用白酒 1 500 毫升，浸茯苓 7 日后启封饮用。

【用法用量】每日食前温饮 1～2 杯。

【功效主治】具有补益脾胃、强壮筋骨、延年益寿的功效。主治虚劳、头风虚眩、心悸失眠等症。

【药方来源】引自《本事纲目》、《饮膳正要》。

桂圆补血酒

【处　　方】龙眼肉、何首乌（炙）、鸡血藤各 150 克，米酒 3 500 毫升。

【配　　制】将鸡血藤、制何首乌粉碎成粗末，装入细纱布袋，同龙眼肉一起放入净瓷坛内，加米酒 3 500 毫升，浸透后加盖密封放阴凉处浸泡，经常摇动，2～3 周后启封，提出药袋挤出酒液，饮酒吃龙眼肉。

【用法用量】每次 40～50 毫升，每日早、晚饮用。

【功效主治】具有补肾益精、补心安神、舒筋活络、行血调经之功效。主治血虚气弱所致的头眩心悸、失眠、月经不调、四肢乏力、面色无华、须发早白等症。

【药方来源】引自《治疗与保健药酒》。

莲子酒

【处　　方】莲子 200 克，米酒 1 000 毫升。

【配　　制】将莲子洗净，去皮、心，捣成粗末，装入白纱布袋，扎紧口，于酒坛中加米酒浸透，加盖密封，放阴凉处浸泡 10～15 天后启封，提出药袋，酒液装瓶。药渣可食，药酒可饮，口味极佳。

【用法用量】口服，每次 20～30 毫升，每日早、晚各 1 次。

【功效主治】具有养心安神、益肾固精止带、补脾涩精止泻之功效。主治心悸、失眠、肾亏遗精、带下、脾虚久泻等症。

【药方来源】引自《大众四季饮膳》。

山药茱萸酒

【处　　方】怀山药 100 克，山茱萸 30 克，五味子、人参各 10 克，白酒 1 000 毫升。

【配　　制】将前 4 味药捣碎，置容器中，加入白酒，密封，浸泡 15 日后，过滤去渣即成。

【用法用量】口服，每次 15～20 毫升，每日 2 次。

【功效主治】具有益精髓、健脾胃的功效。主治体质虚弱、头晕目眩、心悸怔忡、失眠多梦、遗精、早泄、盗汗等症。

【药方来源】引自《药酒汇编》。

治怔忡药酒 ······························

【处　　方】龙眼肉、麦冬各 60 克,生地黄 45 克,茯苓、柏子仁(去油)、当归身各 30 克,酸枣仁 15 克,白酒 2 000毫升。

【配　　制】将诸药捣成粗末,装入白纱布袋,扎紧口,置于酒坛中,加白酒搅拌均匀,密封于阴凉处浸泡 7～10 天,启封,提出药袋,澄清酒液,装瓶即可服用。

【用法用量】口服,每次 30 毫升,早、晚各 1 次。

【功效主治】具有补心健脾、滋阴除烦、养心安神之功效。主治心悸怔忡、倦怠乏力、面色不华、烦躁不安、失眠多梦易醒等症。

【药方来源】引自《神验良方集要》。

（六）心 绞 痛

心绞痛是冠状动脉供血不足所引起的临床综合征。冠状动脉供血不足,常发生于劳动或情绪激动时,持续数分钟。本病多见于男性,多数病人在 40 岁以上。

心绞痛临床常表现为突然发生的胸骨中上部的压榨痛、紧缩感、窒息感、烧灼痛、重物压胸感,胸痛逐渐加重,数分钟达高潮,并可放射至左肩内侧、颈部、下颌、上中腹部或双肩,伴有冷汗,以后逐渐减轻,持续时间为几分钟,经休息或服硝酸甘油可缓解。不典型者可在胸骨下段,上腹部或心前压痛;有的仅有放射部位的疼痛,如咽喉发闷,下颌疼、颈椎压痛;老年人症状常不典型,可仅感胸闷、气短、疲倦。

 瓜蒌薤白酒 ·················

【处　　方】瓜蒌 35 克,薤白 20 克,白酒 400 毫升。

【配　　制】将瓜蒌蒸至稍软,压扁,切成小块;薤白去杂质,用沸水煮透,装入纱布袋内,扎紧口,放入坛内,倒入白酒,密封浸泡 30 日,滤取酒液,瓶装备用。

【用法用量】口服,每次 15～20 毫升,加入 2 倍的凉开水稀释,每日 2 次。

【功效主治】具有通阳散结、行气导滞、宽胸的功效。主治冠心病、心绞痛。

【药方来源】引自《金匮要略》。

 桂枝酒(二) ·················

【处　　方】桂枝 10 克,黄酒 1 000 毫升。

【配　　制】以上药及黄酒入容器中煎煮至 200 毫升,取药液备用。

【用法用量】口服,每次 100 毫升,每日 2 次温服完。

【功效主治】具有温经通阳的功效。主治心绞痛。

【药方来源】引自《普济方》。

 治卒心痛方 ·················

【处　　方】吴茱萸 10 克,桂枝 6 克,黄酒 1 300 毫升。

【配　　制】以上药研细末入酒浸泡 2 小时,入容器内文火煎煮 50 分钟,去药渣,取药液 300 毫升备用。

【用法用量】口服,每次 150 毫升,每日 2 次服完。

【功效主治】具有温经通阳、行气止痛的功效。主治心绞痛。

【药方来源】引自《肘后备急方》。

（七）心肌梗死

心肌梗死是冠状动脉闭塞,血流中断,使部分心肌因严重的持久性缺血而发生局部坏死。临床上有剧烈而持久的胸骨后疼痛、发热、白细胞升高、血沉加快、血清心肌酶增高及进行性心电图变化。可发生严重心律失常、休克或心力衰竭。

本病冬春季发病较多,与气候寒凉、气温变化有关。疗效预后与梗死范围的大小、侧支循环的建立、治疗是否及时有关。目前急性心肌梗死的住院病死率已从过去 30％降至 10％～15％。在急性期,发病第一周病死率最高。心肌梗死相当于中医"胸痹、心痛、真心痛"范畴。

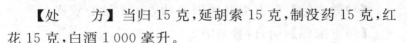

当归延胡酒

【处　　方】当归 15 克,延胡索 15 克,制没药 15 克,红花 15 克,白酒 1 000 毫升。

【配　　制】上述药共捣碎,白纱布包,用白酒浸泡于净器中,7 天后去药渣,取药液备用。

【用法用量】每次 30 毫升,每日早、晚各空腹温服。

【功效主治】具有活血行瘀、行气止痛的功效。主治心肌梗死、心绞痛。

【药方来源】引自《儒门事亲》。

当归酒（一）

【处　　方】当归 30 克，白酒 1 000 毫升。

【配　　制】当归碎末后和白酒一起入容器中煎煮，煎至 500 毫升时，取药液备用。

【用法用量】口服，每次 15～25 毫升，每日 2 次。

【功效主治】具有活血祛瘀、止痛的功效。主治心肌梗死恢复期。

【药方来源】引自《景岳全书》。

（八）中风及后遗症

中风有中经络、中脏腑之分。中经络症状表现是口眼㖞斜、肌肤麻木、半身不遂、语言不利等。风为六淫之首，百病之长，中风病善行而数变，治无常方，用药酒治疗尤宜，因酒有和血活血之功，可引诸药直走血分，"治风先治血，血行风自灭"。以下药酒主要用于中经络诸证。

白花蛇药酒

【处　　方】白花蛇肉 30 克，全蝎 6 克，当归、防风、羌活、白芷、天麻、赤芍、甘草、鸡血藤、乳香、没药、红花、菊花、木瓜各 15 克，马钱子（炙）、血竭各 9 克，白酒 2 500 毫升，白糖 1 000 克。

【配　　制】将一条蛇去头、尾各 3 寸，用白酒浸后去骨刺取净肉，再将 17 味药装入纱布袋里，与白酒、白糖共置入罐内,密封后放入锅中煮沸 3 小时,待凉后去渣即成。

【用法用量】每次 15～20 毫升,温服,每日早、晚各 1 次。

【功效主治】具有通经活络、祛风除湿的功效。主治中风后半身不遂、口眼㖞斜;风寒湿痹有筋挛足痿、肢体麻木不仁、关节疼痛等;恶疮疥癞。

【药方来源】引自《临床验方集》。

白术酒(二)

【处　　方】生白术、地骨皮、蔓荆子各 50 克,菊花 30 克,米酒 1 000 毫升。

【配　　制】将菊花与粉碎成粗末的另 3 味药一起放入净瓷坛内,加白酒 1 000 毫升,搅拌均匀,加盖密封,浸泡 7～10 天,经常摇动促进药末中有效成分溶出,启封后过滤除去药渣,澄清装瓶备用。

【用法用量】每次服 30～50 毫升,每日早、晚各 1 次,如能饮者还可加量,但不得喝醉。

【功效主治】具有疏风散热、补心定志、益气的功效。主治中风手足不遂。

【药方来源】引自《圣济总录》。

独活牛膝酒

【处　　方】独活、牛膝、防风、制附子、肉桂各 30 克,火麻仁(炒香)、花椒(去目、炒出汗)各 50 克,白酒 1 500 毫升。

【配　　制】将火麻仁蒸熟,捣成泥,同捣成粗末的其他中药一起放在泡酒坛内,加白酒搅拌均匀,加盖密封,浸泡7～10天,经常摇动促进药性成分溶解,启封过滤,除去药渣,澄清装瓶备用。

【用法用量】每次温饮15～20毫升,每日3次,早、午饭前及晚上睡前饮用。

【功效主治】具有祛风除湿、温经通脉、和血止痛之功效。主治中风、半身不遂、骨节疼痛等症。

【药方来源】引自《太平圣惠方》。

二活川芎酒

【处　　方】羌活、独活各15克,川芎20克,黑豆(炒香)、火麻仁各30克,米酒2 000毫升。

【配　　制】将前5味药(除黑豆外)捣碎,置容器中,加入米酒,密封浸泡10余日后开封,再将黑豆炒香令烟起,趁热投入酒中,候冷,过滤去渣即成。

【用法用量】口服,每次20～30毫升,每日早、晚各1次。

【功效主治】具有祛风、活血、解痉的功效。主治中风初起、颈项强直、肩背酸痛、肢体拘急、时有恶风、发热等症。

【药方来源】引自《圣济总录》。

宫方定风酒

【处　　方】天冬、麦冬、生地黄、熟地黄、川芎、五加皮、川牛膝各30克,桂枝18克,红糖、白蜜各400克,米醋400

毫升,白酒 2 000 毫升。

【配　制】将诸药捣成粗末,放入净酒坛中,加入白酒、红糖、白蜜、米醋搅拌均匀,加盖密封,放阴凉处浸泡 7～10 天,经常摇动,促进有效成分溶出,启封过滤、除去药渣,澄清装瓶备用。

【用法用量】不拘时随量饮用,不得过量致醉。

【功效主治】具有滋阴养血、祛风湿之功效。主治虚风病患者。

【药方来源】引自《杨氏家藏方》。

 枸杞子酒(一) ·························· ✻

【处　方】枸杞子、晚蚕沙(炒)各 500 克,恶实(炒)、苍耳子(炒)各 1 000 克,防风、天麻子(炒)、苑子根(九月九日采)各 2 000 克,牛膝、牛蒡根(炒)各 500 克,桔梗(炒)、羌活、秦艽、石菖蒲各 60 克,白酒 25 000 毫升。

【配　制】将前 13 味药细切,入布袋,置容器中,加入白酒,密封浸泡 7 日后,过滤去渣即成。

【功效主治】具有祛风止痉、滋阴活血、悦泽颜色、滋润皮肤、益气健身的功效。主治中风、身如角弓反张及妇女一切血风、上攻下注等症。

【用法用量】每次空腹服 10～15 毫升,白天 3 次,夜间 1次,常令有酒气相续。

【药方来源】引自《普济方》。

枸杞防风酒 ··································· ✿

【处　　方】枸杞子、蚕砂、炒牛蒡子、苍耳子、防风、茄根、牛膝、牛蒡根各 42 克,火麻仁 30 克,桔梗、羌活、石菖蒲各 18 克,白酒 2 000 毫升。

【配　　制】将诸药捣成粗末,放入净瓷坛内,加白酒搅匀,密封浸泡 7～10 天,启封过滤去药渣,澄清装瓶备用。

【用法用量】每次 20～30 毫升,早、中、晚饭前温饮。

【功效主治】具有补肝肾、益精血、壮筋骨、祛风湿之功效。主治肝虚筋弱之中风、肢体拘挛等症。

【药方来源】引自《圣济总录》。

黄芪乌蛇酒 ··································· ✿

【处　　方】炙黄芪 60 克,乌梢蛇 90 克,当归 40 克,桂枝 30 克,白芍 20 克,白酒 2 000 毫升。

【配　　制】将诸药捣成粗末,置于瓷坛内,加白酒搅拌均匀,加盖密封,于阴凉处浸泡 7～10 天后启封,过滤去药渣,澄清装瓶备用。

【用法用量】每次 20～30 毫升,早、中、晚各 1 次。

【功效主治】具有补气养血、祛风通络之功效。主治半身不遂或肌肉消瘦、肢体麻木、半身偏枯等症。

【药方来源】引自《不知医必要》。

濒湖白花蛇酒 ··· ❁

【处　　方】白花蛇(蕲蛇)1 条,羌活、当归、天麻、秦艽、五加皮各 60 克,防风 30 克,米酒 1 500 毫升。

【配　　制】将白花蛇洗净取肉切成小段,其他中药粉碎成粗末,放入酒坛内,加米酒搅拌润湿,加盖密封,浸泡 7～10 天,经常摇动促进有效成分溶出,启封过滤去药渣,装瓶备用。

【用法用量】口服,每次服 15～20 毫升,早、晚各 1 次。孕妇忌服,切勿过量。

【功效主治】具有祛风胜湿、止痒、活血通络之功效。主治中风之半身不遂、口眼㖞斜、肌肉麻木、骨节疼痛及年久疥癣、恶疮等症。

【药方来源】引自《本草纲目》。

秘传药酒 ··· ❁

【处　　方】当归、白芍、生地黄、牛膝、秦艽、木瓜、黄柏、杜仲、防风、白芷、陈皮各 30 克,川芎、羌活、独活各 25 克,槟榔 18 克,肉桂、炙甘草各 10 克,油松节 15 克,白酒 2 000 毫升。

【配　　制】将诸药捣成粗末,放入坛中,加白酒搅拌润湿,加盖放阴凉处浸泡 7～10 天,滤去药渣,澄清装瓶即可服用。

【用法用量】每日服,早、晚随量饮用,不得过量,勿醉。

【功效主治】具有祛风湿、补肝肾、壮筋骨、活络止痉之功效。主治瘫痪腿痛、手足麻木等症。

【药方来源】引自《万病回春》。

 ### 世传白花蛇酒 ·····················

【处　　方】五步蛇(蕲蛇)1 条、全蝎(炒)、当归、防风、羌活各 10 克,独活、白芷、天麻、赤芍、甘草、升麻各 45 克,米酒 2 000 毫升。

【配　　制】将五步蛇用温水洗净、去头尾,酒浸去骨刺,净肉切碎,其余中药捣成粗末,全部放入酒坛加米酒搅拌均匀,加盖密封埋入地下,3～4 周后取出滤出药酒,澄清装瓶即可饮用。

【用法用量】每次温饮 30～50 毫升,常令有酒气相续,不可过量致醉。

【功效主治】具有祛风活络、解毒止痛之功效。主治中风、手足痿弱、口眼㖞斜或筋脉挛急、肌肉顽痹、骨节疼痛、皮肤燥痒等症。

【药方来源】引自《濒湖集简方》。

 ### 天麻石斛酒 ·····················

【处　　方】石斛、天麻、川芎、淫羊藿、五加皮、牛膝、萆薢、肉桂心、当归、牛蒡子、杜仲、制附子、乌蛇肉、茵芋、狗脊、丹参各 20 克,川椒 25 克,白酒 1 500 毫升。

【配　　制】将前 17 味药捣碎,置容器中,加入白酒,密封浸泡 7 日后,过滤去渣即成。

【用法用量】每次温服 10～15 毫升,每日 3 次。

【功效主治】具有舒筋活血、强筋壮骨、祛风除湿的功效。主治中风手足不遂、骨节疼痛、肌肉顽麻、腰膝酸痛、不能仰俯、腿脚肿胀等症。

【药方来源】引自《药酒汇编》。

养血愈风酒

【处　　方】白茄根、枸杞子各 36 克,杜仲 26 克,防风、秦艽、牛膝、蚕沙、萆薢、白术、苍耳子、当归各 18 克,红花、羌活、鳖甲、陈皮各 9 克,白糖 70 克,白酒 2 000 毫升。

【配　　制】将红花与粉碎成粗末的其他中药一起放入净瓷坛内,加白酒搅拌均匀,加盖密封,放阴凉处浸泡 5～7天启封,滤去药渣,澄清装瓶备用。

【用法用量】口服,每次 20～30 毫升,每日早晚各 1 次。

【功效主治】具有祛风湿、除浊邪、活血、养血之功效。主治风湿引起的四肢酸麻、筋骨疼痛、腰膝软弱乏力等症。

【药方来源】引自《中药制剂汇编》。

薏仁防风酒

【处　　方】薏苡仁 45 克,黑豆(炒)75 克,防风,牛膝、独活、生地黄、肉桂心各 30 克,当归、酸枣仁、川芎、丹参、制附子各 15 克,白酒 2 000 毫升。

【配　　制】将诸药(黑豆除外)捣成粗末,置于瓷坛中,加入白酒,黑豆炒至冒烟趁热投入酒中,搅拌均匀,加盖密封浸泡 7～10 天,启封后过滤,除去药渣,澄清装瓶备用。

【用法用量】每日早、中、晚各 1 次，每次 20～30 毫升，饭前温饮为佳。

【功效主治】具有补肝肾、祛风除湿之功效。主治肝风内动、腰膝拘急疼痛等症。

【药方来源】引自《太平圣惠方》。

（九）低 血 压

低血压是指成年人血压长期低于 12/8 千帕（90/60 毫米汞柱）的情况，常见的有体质性低血压和体位性低血压。前者主要见于体质较弱的女性和脑力劳动者。一般症状不明显，但较重时会出现疲倦、头晕、健忘，还可能出现心前区憋闷。体位性低血压又叫直立性低血压，常在平卧、下蹲突然站起或长时间站立时出现，此时会出现眩晕等短暂性脑缺血症状。防治体质虚弱性低血压要忌偏食，饮食要荤素搭配，应摄取含蛋白质、铁、叶酸和维生素 B_{12} 多的食物。加强运动锻炼能调整血压。体位性低血压患者，从卧位、蹲位站起来时动作应缓慢。

白参酒（一）

【处　　方】白参 50 克，白酒 500 毫升。

【配　　制】将白参去杂质，放入白酒中，密封浸泡 30 日后，取上清液饮用。

【用法用量】口服，每次 20 毫升，每日 3 次。

【功效主治】具有活血化瘀、益气养阴的功效。主治低血压。

【药方来源】引自《小方治大病》。

桂花灵芝酒

【处　　方】桂花 45 克,灵芝 25 克,米酒 1 000 毫升。

【配　　制】将上述药材捣碎,浸于米酒中,入坛内加盖封严,置于阴凉处,每日摇晃 1 次,7 日后过滤出药液备用。

【用法用量】口服,每次 30 毫升,每日 2 次。

【功效主治】具有益肝肾、补心脾、调节机体免疫功能的功效。主治低血压、体虚无力。

【药方来源】引自《鸡鸣录》。

固本酒

【处　　方】人参、枸杞子、天冬、麦冬、生地黄、熟地黄各 15 克,白酒 2 000 毫升。

【配　　制】将上述药粉碎后,与白酒入容器中,密封浸泡 15 日,过滤去渣,取药液备用。

【用法用量】口服:每次 30 毫升,每日 2 次,早餐前、晚餐后饮服。

【功效主治】具有补五脏、养血扶正的功效。主治低血压、头昏、目眩、失眠多梦、健忘、怔忡等。

【药方来源】引自《圣济总录》。

全蝎祛风酒 ••••••••••••••••••••••••••• ✿

【处　　方】全蝎、人参、桑椹、钩藤各 20 克,鸡血藤、木瓜、五加皮各 15 克,精白粮酒 500 毫升。

【配　　制】将前 7 味药切碎,置容器中,加入白粮酒,密封浸泡 15～30 日,过滤去渣瓶贮。

【用法用量】口服,每次服 10～15 毫升,每日中午、晚间各 1 次。

【功效主治】具有祛风活络、益气舒筋、除痹痛、利关节的功效。主治低血压、关节痹痛、麻木瘫痪、半身不遂。

【药方来源】引自《中国当代中医名人志》。

益气补酒 ••••••••••••••••••••••••••• ✿

【处　　方】黄芪、熟地黄、茯苓各 35 克,党参、白术、当归各 30 克,甘草、升麻各 24 克,柴胡 20 克,白酒 2 000 毫升。

【配　　制】将上药捣成粗末,置于酒坛内,加白酒搅拌均匀,密封浸泡 7～10 天,经常摇动酒坛促进有效成分溶出,启封滤去药渣,澄清装瓶备用。

【用法用量】口服,每次 20～30 毫升,临睡前饮用。

【功效主治】具有益气补血、健脾和胃之功效。用于治疗畏寒肢冷、倦怠懒言、饮食减少、腹胀便溏、脉大无力,甚或脱肛久泻等症,或兼有胃下垂、子宫下垂,以及低血压、慢性结肠炎等病症。

【药方来源】引自《脾胃论》。

人参首乌酒

【处　　方】人参 30 克,制何首乌 60 克,白酒 500 毫升。

【配　　制】将上药切碎,共为粗末,装纱布袋中,扎紧口,置干净容器中,白酒浸泡,14 日后过滤去渣取液,装瓶备用。

【用法用量】口服,每次 10 毫升,每日 3 次。

【功效主治】具有补气养血,益肾填精的功用。主治眩晕耳鸣、健忘心悸、神疲倦怠、失眠多梦、低血压、神经衰弱、脑动脉硬化等病。

【药方来源】引自《临床验方集》。

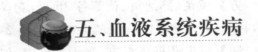

五、血液系统疾病

（一）缺铁性贫血

缺铁性贫血,是指人体内贮存铁不足,影响血红蛋白的合成所引起的一种小细胞低色素性贫血。这种贫血的特点是骨髓、肝、脾及其他器官、组织中缺乏贮存铁,血清铁浓度和血清饱和度均低。其致病之由,多因铁的摄入量不足,如饮食中缺乏足量的铁;或铁的吸收不良,如胃肠功能紊乱,胃酸缺乏等;或需铁量增加,如儿童生长期、妇女哺乳期、妊娠期等;或铁损失过多,如钩虫病、胃及十二指肠溃疡等所致上消化道出血、肛痔出血及月经过多等。其发病特征为:一般发病缓慢,有的病人特别是女病人,对贫血有相当的耐受性,贫血达到相当严重的程度时自觉症状仍不明显。严重者可见面色萎黄、皮肤干燥、唇甲淡白、毛发枯槁、脱落、食欲减退、恶心、腹胀、腹泻、食欲乖张,以及头晕、倦怠、耳鸣、记忆减退、活动后心悸气促等症状,甚至晕厥,可能有反甲出现。实验室检查呈小细胞低色素性贫血,血清铁降低,总铁结合力增高,血清铁蛋白降低。现代医学一般采取病因治疗与补充铁剂治疗相结合,效果良好。本病属中医学中"虚劳、萎黄、黄胖"等症范畴。

八珍酒

【处　　方】全当归 22 克,川芎 7.5 克,白芍 15 克,炙甘草 12 克,五加皮 60 克,大枣、核桃肉各 30 克,糯米酒5 000毫升。

【配　　制】将上述药切薄片,用纱布袋盛好,浸于酒中,密封隔水加热约 1 小时后,取出埋土中 5 天,然后取出静置 21 天,过滤取药液备用。

【用法用量】口服,每次 20 毫升,每日 3 次。

【功效主治】具有补益气血的功效。主治缺铁性贫血。血虚气弱、心悸、短气、面色少华、头眩、腰膝酸软等症。

【药方来源】引自《万病回春》。

参归补虚酒 ·······················

【处　　方】全当归、白术各 26 克，川芎 10 克，人参、生地黄各 15 克，炒白芍 18 克，炙甘草、云茯苓各 20 克，五加皮 25 克，大枣、核桃肉各 36 克，白酒 1 500 毫升。

【配　　制】将前 11 味药共研细粒，入布袋，置容器中，加入白酒浸润，盖严隔水加热煮 1 小时后，取下待冷，密封埋入土中 5 日以去火毒，取出静置 7 日，过滤去渣即成。

【用法用量】每次温服 20～30 毫升，每日 3 次。

【功效主治】具有补气和血、调胃健脾的功效。主治缺铁性贫血、面黄肌瘦、劳累倦怠、精神委靡、食欲不振。

【药方来源】引自《万病回春》。

（二）营养性巨幼细胞性贫血

营养性巨幼细胞性贫血是由于缺乏维生素 B_{12} 或叶酸所引起的一种大细胞性贫血。其临床主要以贫血、红细胞数的减少比血红蛋白的减少更为明显、红细胞的胞体变大、骨髓中出现巨幼红细胞为特征。临床上除有贫血症状外，尚有消化系统和神经系统症状。本病多发于妊娠期妇女和婴儿。西医一般用维生素 B_{12} 和叶酸治疗，同时除去病因，改善营养。本病属中医学中的"血虚、虚劳、脾胃虚弱"等范畴。

 补血顺气药酒 ·······················

【处　　方】天冬、麦冬各 30 克，怀生地黄、熟地黄各

62 克,人参、枸杞子各 15 克,砂仁 5 克,木香 3.8 克,沉香 2.3 克,白酒 3 750 毫升。

【配　　制】将上述药研成组末,用白纱布袋盛之,扎紧口,入瓷坛内,加酒浸泡 3 天后,用文火再隔水煮 30 分钟,以酒色转黑色为宜,继续浸泡 2 天,滤出药液即成。

【用法用量】口服,每次 30～50 毫升,每日 2～3 次。

【功效主治】具有血气双补的功效。主治营养性巨幼细胞性贫血、气血不足、乏力短气、面色无华、精神不振、脾胃不和、脘满食少等症。

【药方来源】引自《医便》。

鸡子阿胶酒 ·························· ✖

【处　　方】鸡蛋 4 枚,阿胶 40 克,青盐 2 克,米酒 500 毫升。

【配　　制】将鸡蛋打破,按用量去清取黄备用。将米酒倒入坛中,置文火上煮沸,下入阿胶,化尽后再下入鸡蛋黄(先搅化),青盐拌匀,再煮数沸即离火,待冷后,取入净器中,静置备用。

【用法用量】温饮,每次 50～100 毫升,每日早、晚各 1 次。

【功效主治】具有补虚养血、滋阴润燥、安胎的功效。主治营养性巨幼细胞性贫血、体虚乏力、血虚萎黄、虚劳咳嗽、吐血、便血、女性妊娠胎动不安、下血、崩漏、子宫出血等。

【药方来源】引自《永乐大典》。

（三）再生障碍性贫血

再生障碍性贫血（简称再障）是多种原因引起的骨髓造血干细胞、造血微环境损伤及免疫功能改变，导致骨髓造血功能衰竭，而出现的以全血细胞减少为主要表现的疾病。其特征：全血细胞少，出现相应的临床症状；骨髓增生低下，黄髓增加呈脂肪化，显示造血组织减少。一般常用的贫血药治疗无效。临床主要表现为贫血、出血、感染。分为急性型再障和慢性再障。此外，对严重感染或急性型患者，应中西医结合救治。本病属于中医学中的"虚劳、血症"范畴。

长生固本酒（一）

【处　　方】人参、枸杞子、怀山药、五味子、天冬、麦冬、生地黄、熟地黄各 15 克，白酒 3 600 毫升。

【配　　制】将上药切片，以白纱布袋盛之，浸于酒中，装酒的坛口用箬竹叶封固，再将酒坛置于锅中，隔水加热约半小时，取出酒坛埋入土中数日出火毒，取出静置即可饮用。

【用法用量】口服，每次服 10～20 毫升，每日早、晚各 1 次。

【功效主治】具有益气养阴、补血、安神的功效。主治再生障碍性贫血，症见疲倦无力、心悸、头眩、盗汗、手足心热、口燥咽干等。

【药方来源】引自《寿世保元》。

虫草黑枣酒 ·· ✳

【处　　方】冬虫夏草、黑枣各 30 克,白酒 500 毫升。

【配　　制】将前 2 味药捣(切)碎,置容器中,加入白酒,密封浸泡 60 日后,过滤去渣即成。

【用法用量】口服,每次 20 毫升,每日 2 次。

【功效主治】具有补虚益精、强身健体的功效。主治贫血、身体虚弱、虚喘、吐血、食欲缺乏。

【药方来源】引自《药酒汇编》。

参茸多鞭酒 ·· ✳

【处　　方】鹿茸片 1 850 克,红参 1 500 克,砂仁、杜仲炭、淫羊藿(制)、海马(制)各 150 克,巴戟天 30 克,补骨脂(盐炒)250 克,韭菜子、麻雀、锁阳各 225 克,菟丝子(炒)1 210 克,石燕(煅)、枸杞子、熟地黄各 750 克,大青盐 600克,阳起石(煅)、肉桂、制附子各 1 350 克,硫磺(制)25 克,驴鞭(烫制)13.3 克,狗鞭(烫制)83.5 克,貂鞭(烫制)6.3 克,牛鞭(烫制)26.6 克,刺猬皮(烫制)、川牛膝、天冬、地骨皮、肉苁蓉(制)各 300 克,甘草 75 克,丁香 200 克,60°高粱酒5 000升,白糖 500 千克。

【配　　制】先将麻雀去毛及内脏,用硫磺蒸熟,烘干,其余药材酌予碎断,与麻雀共投入加热罐中,加入高粱酒,以全淹浸药材为度,密封用 80℃加热回流 12 小时,待自然降温后,取上清液,再加入适量白酒,按上述方法连续操作,至白酒无色,取白糖溶解后加入上述溶液中,再加高粱酒至

总量为 5 000 升,充分搅拌均匀,静置于零下 -8℃~ -12℃
冷却,滤过即成。

【功效主治】具有补血生精、健脑增髓、滋阴壮阳的功
效。主治身体虚弱、贫血头晕、神经衰弱、腰酸背痛、阳痿气
弱、阳痿早泄、女性不孕、肾亏等症;或精神疲惫,头晕耳鸣,
失眠健忘,食欲不振等症。

【用法用量】口服,每次 10~15 毫升,每日 3 次。

【药方来源】引自《药酒汇编》。

桑椹杞圆酒

【处　　方】桑椹、大枣、枸杞子、龙眼肉各 15 克,白酒
500 毫升。

【配　　制】将前 4 味药捣碎,置容器中,加入白酒密
封,每日振摇 1 次,浸泡 14 日后,过滤去渣备用。

【用法用量】口服,每次 20~30 毫升,每日 2 次。

【功效主治】具有滋阴补血的功效。主治贫血、头晕目
眩、心悸气短、四肢乏力、腰膝酸软、神经衰弱等。

【药方来源】引自《药酒汇编》。

鹿茸山药酒

【处　　方】鹿茸 20 克,山药 80 克,米酒 1 000 毫升。

【配　　制】将鹿茸研碎成细末,山药捣成粗末,均置于
酒坛中,加入米酒,搅拌均匀,密封浸泡 7~10 天,启封过滤
去渣,澄清装瓶备用。

【用法用量】口服,每日 3 次,早、中、晚各 15~20 毫升。

【功效主治】具有补肾壮阳、益气养阴之功效。主治性欲减退、阳痿遗精、早泄遗尿、久泻、再生障碍性贫血等症。

【药方来源】引自《普济方》。

壮血药酒

【处　　方】鸡血藤、当归各 248 克,黑老虎、制何首乌各 116 克,五指毛桃 330 克,骨碎补 165 克,炒白术 33 克,炙甘草 17 克,50°白酒 4 300 毫升。

【配　　制】先将鸡血藤、黑老虎、骨碎补、五指毛桃蒸 2 小时候冷,与其余 4 味混匀,置容器中,加入白酒,密封浸泡 35～45 日后,过滤去渣即成。

【用法用量】口服,每次 15～20 毫升,每日 2 次。

【功效主治】具有补气血、通经络、壮筋骨、健脾骨的功效。主治贫血、病后体质虚弱、腰膝酸痛、妇女带下、月经不调等。

【药方来源】引自《药酒汇编》。

人参大补酒(一)

【处　　方】人参 5 克,熟地黄 25 克,枸杞子 90 克,冰糖 100 克,白酒 2 500 毫升。

【配　　制】将人参去芦头,烘软切片,枸杞子除去杂质与熟地黄同放入酒坛,倒入白酒,加盖密封坛口.每日摇晃 2 次,浸泡 15 日后,过滤去渣,再加入冰糖浸泡 10 日即成。

【用法用量】口服,每次 15～20 毫升,每日 2 次。

【功效主治】具有大补气血、安神、明目的功效。主治再生障碍性贫血。

【药方来源】引自《和剂局方》。

（四）白细胞减少症和粒细胞缺乏症

周围血液中白细胞总数低于 $4.0×10^9$/升,称为白细胞减少症。如其白细胞总数低于 $2.0×10^9$/升,而中性粒细胞消失或绝对值低于 $0.5×10^9$/升者,称为粒细胞缺乏症。多因服用某些药物或放疗、化疗引起,某些感染、血液病或遗传、免疫因素亦是本病的成因。现代医学的治疗措施是:停止有害药物,积极控制感染,输血,使用促白细胞增生药和基因重组人粒系生长因子等。

白细胞减少症属中医虚劳范畴,以气血两虚最常见,与心、脾、肾三脏功能失调关系密切。

延龄酒

【处　　方】枸杞子 270 克,龙眼肉 140 克,当归 70 克,白术(炒)70 克,大黑豆 100 克.白酒 2 000 毫升。

【配　　制】上述药用白纱布袋盛,浸入白酒中,7 日后过滤取药液,装瓶备用。

【用法用量】口服,每次 20 毫升,每日 3 次。

【功效主治】具有滋补气血的功效。主治白细胞减少症和粒细胞缺乏症。

【药方来源】引自《奇方类编》。

三圣酒

【处　　方】白参、山药、白术各 20 克,白酒 500 毫升。

【配　　制】将上述药加工破碎,用细纱布袋盛装,扎紧口。将白酒倒入砂器内,再放入药袋,文火煮数百沸,取下待冷封固,经 3 天后开封,捞起药袋,压净药液,静置澄明,装瓶备用。

【用法用量】每次 15 毫升,每日 3 次,空腹服用。

【功效主治】具有大补元气、强健脾胃的功效。主治白细胞减少症和粒细胞缺乏症。化疗、放疗等所引起白细胞减少者可应用。

【药方来源】引自《圣济总录》。

生白扶正酒

【处　　方】木香、红参各 6 克,生黄芪 30 克,鸡血藤 45克,何首乌(制)15 克,白酒 1 000 毫升。

【配　　制】上药粉碎成粗粉,纱布袋装,扎紧口,置容器中,入白酒浸泡 14 日后取出药袋,压榨取液,将榨得的药液与药酒混合静置,过滤后备用。

【用法用量】口服,每次 20 毫升,每日 2 次。

【功效主治】具有补气血、扶正、升高白细胞的功效。主治放疗中出现的白细胞减少症,也可作为接触放射性物质的医师、科研人员等的保健品。

【药方来源】引自《民间百病良方》。

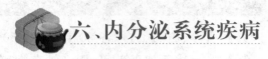

六、内分泌系统疾病

（一）糖 尿 病

糖尿病是内源性胰岛素缺乏或作用不足，以血糖升高为主，伴脂肪及蛋白质代谢异常的一组全身慢性内分泌代谢性疾病。典型临床表现为"三多一少"综合征，即多饮、多尿、多食和体重减轻。该病多由阴虚燥热所致，治疗重在养阴。其中，上消以多饮咽干为主，重在润肺；中消以多食便结为主，重在清胃；下消以多尿腰酸为主，重在滋肾。

地仙酒

【处　　方】蔷薇根 500 克，黄酒 2 500 毫升。

【配　　制】将蔷蔷根洗净，切碎，蒸熟，晒干，研为细末，放入黄酒瓶中浸泡，7 日后滤出药液，去渣装瓶备用。

【用法用量】口服，每次 30～50 毫升，每日 3 次，空腹温服。

【功效主治】具有清热解毒、去五脏客热、止消渴的功效。主治消渴证（糖尿病）、关节炎、跌打损伤。

【药方来源】引自《十便良方》。

猕猴桃酒

【处　　方】猕猴桃 250 克，白酒 1 000 毫升。

【配　　制】将猕猴桃去皮，置容器中，加入白酒，密封，每日振摇 1 次，浸泡 30 日后，去渣备用。

【用法用量】口服，每次 20～30 毫升，每日 2 次。

【功效主治】具有清热养阴、利尿通淋的功效。主治热病烦渴、热壅反胃、尿涩、尿道结石、黄疸、痔疮等。

【药方来源】引自《药酒汇编》。

醍醐酒

【处　　方】醍醐 100 克，白酒 50 毫升。

【配　　制】上两味药混合，加热煮沸 1 分钟即可

【用法用量】温服，每次 45 毫升，每日 3 次。

【功效主治】具有滋阴润燥、扶正祛邪的功效。主治肺痿、消渴、便秘等。

【药方来源】引自《饮膳正要》。

菟丝子酒

【处　　方】菟丝子 45 克，白酒 600 毫升。

【配　　制】菟丝子使碎，置容器中，加酒，密封浸泡 7 日，去渣留液。

【用法用量】口服，每次 60 毫升，每日 2 次。

【功效主治】具有益肾壮阳、固精缩尿的功效。主治腰膝酸痛、遗精、消渴、尿有余沥。

【药方来源】引自《药酒汇编》。

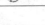

杞菊麦冬酒 ··············

【处　　方】枸杞子 125 克,甘菊花 10 克,麦冬 25 克,糯米 2 000 克,酒曲适量。

【配　　制】前 3 味药同煮至烂,加入糯米、酒曲,常法酿酒,酒熟后去糟。

【用法用量】饮前服用,每次 20 毫升,每日 2 次。

【功效主治】具有补肾益精、养肝明目、止泪的功效。主治肾虚消渴、视物模糊、阳痿遗精、腰背疼痛、足膝酸软、肺燥咳嗽。

【药方来源】引自《药酒汇编》。

脂枣酒 ··············

【处　　方】羊脂 25 克,大枣 250 克,糯米酒 1 500 毫升。

【配　　制】大枣煮软后去水,入羊脂、糯米酒煮沸,待凉,置容器中,密封浸泡 3 日,去渣留液。

【用法用量】口服,每次 15 毫升,每日 2 次。

【功效主治】具有补虚健脾的功效。主治消渴,久病体虚,食欲不振。

【药方来源】引自《民间百病良方》。

（二）低血糖症

低血糖症是一组由多种原因引起的血液中葡萄糖(简称血糖)浓度过低所致的症候群,一般指血糖浓度低于 2.8

毫摩/升(50毫克/分升)。其病因多种多样,发病机制复杂。临床上可分为空腹(吸收后)低血糖和餐后(反应性)低血糖。各种病理引起的低血糖症又称器质性低血糖,病因不明显或仅因调节血糖失常所致者称功能性低血糖症,其中最常见者为原因不明性功能性低血糖症(也称自身免疫性低血糖),约占70%,属于反应性低血糖症。其发病可能与神经体液对胰岛素分泌和(或)糖代谢调节欠稳定,或因神经紧张性增高使胃排空加速有关。其具体病因尚不清楚。由于器质性病变引起低血糖者只占少部分。中医无低血糖症的病名。

刺五加酒

【处　　方】刺五加30克,白酒500毫升。

【配　　制】刺五加选净品,研成细末,放置于干净的玻璃瓶中,倒入白酒,浸泡30日后,过滤去渣,装瓶备用。

【用法用量】口服,每次10～15毫升,每日3次。

【功效主治】具有益气健脾、祛风胜湿、强筋壮骨的功效。主治糖尿病,低血糖症,气虚咳嗽,风湿痹痛,四肢拘挛等。

【药方来源】《中国食疗大典》。

人参酒

【处　　方】人参60克,米酒500毫升。

【配　　制】将人参均匀切成薄片,装瓶酒浸,密封瓶口,每日摇晃1次,21日后滤出药液即成。

【用法用量】口服，每次 30～50 毫升，用蜂蜜（棉花蜜佳）30 毫升调服，每日 1～2 次。

【功效主治】具有益气安神的功效。主治低血糖症、元气不足、劳伤、虚损诸症均可应用。

【药方来源】引自《本草纲目》。

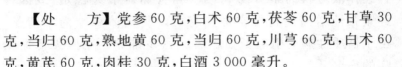 **十全大补酒** ✽

【处　　方】党参 60 克，白术 60 克，茯苓 60 克，甘草 30 克，当归 60 克，熟地黄 60 克，当归 60 克，川芎 60 克，白术 60 克，黄芪 60 克，肉桂 30 克，白酒 3 000 毫升。

【配　　制】上述诸药共研细末，用白纱布袋装，扎紧口，置酒坛中，加白酒浸泡，密封坛口，21 日后开封，取出纱布袋，压榨取药液，将榨得的药液与浸泡出药液混合，药液用白洁布过滤后沉淀 48 小时，取上清洁药液，装瓶备用。

【用法用量】口服，每次 20 毫升，每日 2 次，早、晚各服 1 次。

【功效主治】具有健脾益气、养心安神的功效。主治低血糖症、属心脾两虚症。气血不足、虚劳诸症均可应用。

【药方来源】引自《太平惠民和剂局方》。

（三）甲状腺炎

甲状腺炎是一种常见的甲状腺疾病，女性多见。临床表现多种多样，同一种类型的甲状腺炎在病程的不同时期不仅可以表现为甲状腺功能亢进，还可表现为甲状腺功能减退，可以表现为弥漫性甲状腺病变，还可以表现为甲状腺结节,有时不同类型的甲状腺炎可以互相转换。因此,甲状腺炎涉及甲状腺疾病的各个方面,需要与许多甲状腺疾病进行鉴别诊断。

忍冬藤煎酒

【处　　方】忍冬藤全草 150 克,生甘草 10 克,白酒 400 毫升。

【配　　制】先把忍冬藤全草、生甘草切成碎末,用白酒调匀成膏状,1 小时后入砂锅内,加清水 1 000 毫升,煎至 250 毫升,入白酒 300 毫升,再煎 10 余沸,去渣取药液 300 毫升备用。

【用法用量】口服,每次 50 毫升,每日 3 次。

【功效主治】具有清热解毒、消肿散结的功效。主治甲状腺炎。

【药方来源】引自《景岳全书》。

牛蒡地黄酒

【处　　方】牛蒡子 100 克,生地黄 100 克,枸杞子 100 克,牛膝 20 克,白酒 1 500 毫升。

【配　　制】以上 4 味药共研碎,用白布袋盛装,入酒坛内,加酒浸泡,密封 15 日后,去渣取药液备用。

【用法用量】每次 50～75 毫升,每日 2 次,早、晚空腹温服,令微醉为好。

【功效主治】具有清热解毒、散结消肿、养阴凉血、益肝补肾的功效。主治风毒疮痈不愈、阴虚发热,可用于甲状腺炎。

【药方来源】引自《圣济总录》。

（四）甲状腺功能亢进症

甲状腺功能亢进症（简称甲亢）是指甲状腺呈高功能状态，是由于甲状腺素分泌过多所引起的一种综合病症。其特征有甲状腺肿大、眼突症、基础代谢增加和自主神经系统失常。病因有多种，临床最常见者为弥漫性病毒性甲状腺肿和结节性甲状腺肿，两者共同特征均呈甲状腺高功能状态。临床症状为：甲状腺肿大，前者呈弥漫性，后者呈结节状。表现为多食善饥，怕热多汗，疲乏无力，体重减轻；自主神经系统失常，表现为情绪不稳定，性情急躁，思想不易集中，失眠，心动过速，脉压增大，伸手有细微震颤和反射亢进。实验室检查有基础代谢率、血清蛋白结合碘、T_3、T_4、rT_3均增高。本病青年、中年女性较为多见。西医对甲亢的治疗，有药物治疗、放射性同位素[131]I 治疗和手术治疗 3 种方法。

中医学将本病归于"瘿病"范畴，又称瘿、瘿气、瘿瘤、瘿囊、影袋等。系指以颈前喉结两旁结块肿大为主要临床特征的一类疾病。中医治疗瘿瘤通常运用软坚散结、活血化瘀、疏肝解郁、理气化痰的原则，快速软化消除瘤体，整体调节内分泌，提高免疫力，从根本上整体调理，标本兼治。本篇选编部分的药酒具有补肺健脾、养阴生津、安神益智、清热凉血、清肝泻火、解毒散结的功效，供患者临证选用。

白杨皮酒（一）

【处　　方】白杨皮（杨柳科植物山杨的树皮）1 000 克，糯米 5 000 克，酒曲 500 克。

【配　　制】取白杨树皮，切细煎水备用。将糯米用清水 10 000 毫升浸泡 12 小时，捞出上笼蒸成熟米饭，然后与米泔水混合，待温度降至 30℃左右时，拌入酒曲调匀，置于瓷瓶中，密封瓶口，21 日后酒熟，启封加入上述药液，再密封 3 日后，压去酒糟，滤取酒液，即可使用。

【用法用量】口服，每次 50 毫升，每日 3 次。

【功效主治】具有祛风行痹的功效。主治瘿气。

【药方来源】引自《本草纲目》。

 ## 穿山龙酒

【处　　方】穿山龙（薯蓣科植物穿龙茹葫的根茎）500 克，60°白酒 5 000 毫升。

【配　　制】将穿山龙洗净，晾干，切片或研粉，放置于陶瓷缸中，倒入白酒，密封浸泡 4 周后，滤去药渣，即可使用。

【用法用量】口服，每次 10～20 毫升，日服 3 次。

【功效主治】具有活血通络、祛痰散结的功效。主治甲状腺瘤和甲亢。

【药方来源】引自《简易良方》。

 ## 长生固本酒（二）

【处　　方】人参 10 克，枸杞子 10 克，山药 10 克，五味子 10 克,天冬 10 克,麦冬 10 克,生地黄 10 克,熟地黄 10 克,白酒 1 000 毫升。

【配　　制】将上述药切片状,用白纱布盛装,浸于酒中,酒坛口用竹叶封固,再将酒坛置于锅中,隔水加热约 30 分钟,取出酒坛埋土中 30 天除火毒,出土静放 7 天,滤出药液备用。

【用法用量】口服,每次 20 毫升,每日早、晚各 1 次。

【功效主治】具有益气养阴、肝肾同补、宁心安神的功效。主治甲亢,属气阴两虚证者、瘿肿、心慌气短、汗多纳差、倦怠乏力、腹泻、便溏等。

【药方来源】引自《寿世保元》。

复方黄药子酒

【处　　方】黄药子、海藻各 1 200 克,浙贝母 900 克,白酒 7 500 毫升。

【配　　制】将上述前 3 味药材研为粗末,置于容器中,加入白酒,密封,隔水加热,不时搅拌至酒沸腾,取出,连酒带药倒入坛内,趁热封闭,静置 10 日,过滤去渣后,即可使用。

【用法用量】口服,每次 10 毫升,日服 3 次。

【功效主治】具有软坚散结的功效。主治地方性甲状腺肿。

【药方来源】引自《药酒与膏滋》。

黄药子酒

【处　　方】黄药子 500 克,白酒 2 500 毫升。

【配　　制】将上述药材置于容器中,加入白酒,密封浸泡 7 日即可使用;或用火煮 1 小时,待煮至酒气香味出来,瓶头有津即止火,不需过夜,候酒冷,过滤去渣,即可使用。

【用法用量】口服,每次 10～15 毫升,每日早、晚各 1 次。应控制服用量。凡脾胃虚寒及肝功能不正常者忌服。

【功效主治】具有散结消瘿、清热解毒的功效。主治痰热互结所致的瘿瘤,如甲状腺瘤,淋巴结肿大等。

【药方来源】引自《本草纲目》。

海藻酒

【处　　方】海藻 500 克,黄酒 2 500 毫升。

【配　　制】将海藻去除杂质,用凉开水快速淘洗,沥干装入布袋,置于小口瓷坛中,注入黄酒浸泡,密封坛口。再将酒坛放入水中煮沸 4～6 小时(使水淹没酒坛的 4/5,坛口露出水面),然后取出,继续浸泡 5～7 日,每日摇晃 3～5 次,滤取药酒,药渣晒干研为末,分别装瓶备用。

【用法用量】每次取海藻粉末 9 克,以药酒 30 毫升冲服,日服 3 次。

【功效主治】具有消痰、软坚、活络、消瘿的功效。主治瘿瘤。

【药方来源】引自《肘后备急方》。

海藻昆布酒

【处　　方】昆布、海藻各 30 克,黄酒 500 毫升。

【配　　制】将上述药材研碎,倒入酒瓶内,密封浸泡 7 日,即可使用。

【用法用量】根据酒量而服,以不醉为度,日服 3 次。

【功效主治】具有软坚散结的功效。用于治疗缺碘所致的甲状腺肿大。对甲状腺癌无效。

【药方来源】引自《外台秘要》。

鹿靥酒

【处　　方】鹿靥(为鹿科动物梅花鹿或马鹿的甲状腺体)1 具,白酒 500 毫升。

【配　　制】将上述药材洗净,鹿靥切细,置于容器中,倒入白酒,密封浸泡 30 日,取上清液,即可使用。

【用法用量】口服,每次 15 毫升,日服 3 次。

【功效主治】具有软坚散结的功效。主治气瘿。

【药方来源】引自《本草纲目》。

老蛇盘酒

【处　　方】老蛇盘 60 克,白酒 500 毫升。

【配　　制】将上述药材捣碎,置于容器中,加入白酒,密封浸泡 5～7 日,过滤去渣后,即可使用。

【用法用量】口服,每次 15 毫升,日服 2 次。

【功效主治】具有祛风散瘀、通络散结的功效。主治淋巴结结核,甲状腺肿大。

【药方来源】引自《陕甘宁青中草药选》。

天王补心酒

【处　方】人参、玄参、丹参、茯苓、远志、桔梗、五味子各 20 克,当归、麦冬、天冬、柏子仁、酸枣仁各 40 克,生地黄100 克,白酒 2 500 毫升。

【配　制】将上药共研为粗末,纱布袋装,扎紧口,置入干净容器中,加入白酒,密封浸泡,7 日后开封,去药渣,过滤装瓶备用。

【用法用量】每日临睡前半小时服 25 毫升。

【功效主治】具有滋阴潜阳、养心安神、柔肝的功效。适用甲亢阴虚阳亢型,症见手抖、头晕、盗汗、心动过速者。

【药方来源】引自《摄生秘剖》。

消瘿酒

【处　方】昆布 10 克,海藻 15 克,沉香、雄黄各 3 克,白酒 500 毫升。

【配　制】将前 4 味药置于容器中,加入白酒,密封浸泡 10 日,过滤去渣后,即可使用。

【用法用量】每次饭后温服 10 毫升,日服 2 次。

【功效主治】具有行瘀散结的功效。主治瘿瘤、瘰疬、大脖子病等。

【药方来源】引自《景岳全书》。

紫菜黄独酒 ·····························

【处　　方】紫菜 100 克,黄独(即黄药子)50 克,60°高粱酒 500 毫升。

【配　　制】将前 2 味药置于容器中,加入高粱酒,密封浸泡 10 日,过滤去渣后,即可使用。

【用法用量】口服,每次 15～20 毫升,日服 2 次。

【功效主治】具有散结消瘦的功效。主治甲状腺肿大。

【药方来源】引自《偏方大全》。

（五）甲状腺功能减退症

甲状腺功能减退症(简称甲减)是由多种原因致使甲状腺激素合成、分泌或生理效应不足引起代谢降低的全身疾病。因甲状腺激素缺乏的速度和程度不同,起病有缓急之分,临床表现有异。轻者有倦怠、少汗、怕冷、纳呆、腹胀等,重者症状有黏液性水肿表现。病人表情淡漠、呆板,面颊及眼睑虚肿,眼睑常下垂形成眼裂狭窄,鼻、唇增厚,称为假面具样。全身皮肤呈苍白或蜡黄,干冷而厚,多屑,全身胖肿,压之大都无凹陷,体重增加,毛发稀疏脱落,肌肉松弛无力,少言懒语,舌大而发音不清,腹胀厌食,头晕耳鸣,心悸胸闷,性欲减退,男性阳痿,女性月经过多或闭经,部分病人或并发冠心病、胸水等。病情加重者可死于甲减危象。病轻者经中西药治疗,症状和体征可有不同程度的改善和缓解,但常需终身服药。现代医学治疗多用甲状腺激素替代疗法。

甲状腺功能减退症,属中医虚劳、阳虚范畴。

补益黄芪酒 ··············

【处　　方】黄芪 10 克,萆薢 10 克,防风 10 克,肉桂心 10 克,杜仲 10 克,附子 10 克,山茱萸 5 克,白茯苓 5 克,牛膝 10 克,石斛 10 克,肉苁蓉 10 克,白酒 1 000 毫升。

【配　　制】将上药切碎末,用白纱布袋盛之,入酒坛内,倒入白酒浸泡,密封坛口,7 天后滤出药液,装瓶备用。

【用法用量】口服,每次 15 毫升,每日 3 次,食前温服。

【功效主治】具有益气补阳、活血通络的功效。主治甲减,证属脾阳虚者。症见畏寒肢冷、肿胖、呆板、性欲减退、腰酸痛等。

【药方来源】引自《太平圣惠方》。

 鹿茸酒 ··············

【处　　方】鹿茸 30 克,干山药粉 30 克,白酒 500 毫升。

【配　　制】鹿茸去毛,切薄片,山药粉以白纱布袋盛之,入瓶内加酒浸,密封瓶口,浸 10 日后滤出清液,即可饮用。

【用法用量】口服,每次 30 毫升,每日 2 次。酒尽后,将鹿茸焙干研成细粉状,可作补药用。

【功效主治】具有补肾助阳、益精血、强筋骨的功效。主治甲减证属脾肾阳虚者。

【药方来源】引自《普济方》。

（六）肥胖症

肥胖症是指机体内热能的摄入大于消耗,造成体内脂肪堆积过多,导致体重超常。当体重超过同年龄性别之正常值标准的 20%(亦有定为 10%)以上时,称为肥胖症。诊断时,还必须除外水分潴留或肌肉发达等蛋白质增多所致的体重增加。肥胖症分为单纯性肥胖、继发性肥胖和其他特殊类型三大类别。若无明显内分泌代谢病及下丘脑病变者,称为单纯性肥胖。一般认为,当进食热能超过人体消耗量而以脂肪形式储存于体内时,便形成肥胖。肥胖与物质代谢异常、内分泌功能改变、生活饮食习惯及遗传因素等都有关系。

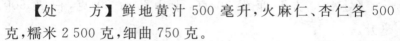 **地黄酒(一)** ………………………………

【处　　方】鲜地黄汁 500 毫升,火麻仁、杏仁各 500克,糯米 2 500 克,细曲 750 克。

【配　　制】将火麻仁去除杂质,研为粗末;杏仁用清水泡 24 小时,去除皮、尖,晒干,微火炒至焦黄,研为杏仁泥;将糯米用清水淘洗,米泔水拌和火麻仁末及杏仁泥;糯米加水煮成稀米饭,待温度降至 32℃左右时,与诸药及细曲混合,搅拌均匀,置瓷瓮内,加盖密封。20 日开封,加入鲜地黄汁,勿须搅拌,仍密封瓮口;又 60 日酒成,压去酒糟,滤取药液,瓶装备用。

【用法用量】口服,每次 30 毫升,每日 2 次,早、晚服用。

【功效主治】具有益气养血、润肠通便、瘦身、延缓衰老的功效。主治肥胖症。

【药方来源】引自《太平圣惠方》。

硝黄酒

【处　　方】朴硝 10 克(或芒硝代之)，大黄 30 克，白酒 100 毫升。

【配　　制】将上 2 药捣碎，用白酒 100 毫升，煮取 50 克，去渣备用。

【用法用量】将上药酒 1 次尽服。

【功效主治】具有开结、消食、通便的功效。主治食积不化、留滞中焦、腹部满闷、按之疼痛等症。可用于肥胖症的治疗。

【药方来源】引自《肘后备急方》。

秘传三意酒

【处　　方】枸杞子 750 克，火麻仁 750 克，生地黄 450 克，白酒 4 000 毫升。

【配　　制】将上 3 味药切碎，蒸熟，摊开晾去热气后，与白酒共置坛中，密封浸泡 7 天后，便可服用。

【用法用量】口服，每次 30～50 毫升，早、晚各 1 次。

【功效主治】具有滋阴养血、补虚润肠的功效。主治肥胖症、大便秘结。

【药方来源】引自《松崖医经》。

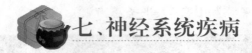

七、神经系统疾病

（一）头　痛

头痛是指额、顶、颈、枕部的疼痛感。引起头痛的原因复杂而多样，既可表现为颅内外疾病，又可表现为躯体或内脏疾病；既可是神经功能性的，又可是器质病变引起的；既可作为某些疾病的兼症，又可作为某些疾病的主症。可见于现代医学的内、外、神经、精神、五官等科各种疾病中。如炎症、损伤、肿瘤、压迫、牵引、椎移、扩张等痛觉敏感结构受刺激都可出现头痛，甚至头痛的同时，还伴有呕吐、头晕、发热、视力障碍、癫痫、神经功能紊乱等症状。按照头痛的发病原因常分为：血管性头痛、神经性头痛、颅压改变性头痛、颅内占位性病变引起的头痛、外伤性头痛、偏头痛、高血压性头痛等。

中医学认为，头痛是由外感或内伤杂病所致。凡风寒、湿热之邪外袭，或痰浊、瘀血阻滞致使经气上逆，或肝阳上扰清窍，或气虚清阳不升，血虚脑髓失荣等均可引起头痛。头痛剧烈、经久不愈、常发作者又称为头风。

中医学将头痛分为 8 种类型，即风寒型头痛，风热型头痛，风湿型头痛，肝阳上亢型头痛，痰浊型头痛，气虚型头痛，血虚型头痛，肾虚型头痛。

白菊花酒

【处　　方】白菊花 150 克,白酒 1 500 毫升。

【配　　制】将菊花盛装于洁净的纱布袋,扎紧袋口,与白酒一起置入容器中,密封浸泡 7 天即成。

【用法用量】口服,每次 15 ~ 20 毫升,每日早、晚各 1 次。

【功效主治】具有清肝明目、疏风解毒的功效。主治头痛日久不愈、时发时止、视物昏花、头发干落、心胸烦闷等症。

【药方来源】引自《苏颂图经》。

补虚黄芪酒

【处　　方】黄芪、五味子各 50 克,萆薢、防风、川芎、牛膝各 30 克,独活、山茱萸各 25 克,白酒 5 000 毫升。

【配　　制】将上述药去除杂质,共研为细末,纱布袋装,扎紧袋口,与白酒同放入瓷坛内浸泡,密封坛口,每日摇晃 1 次,30 日后启封,滤取药液,瓶装备用。

【用法用量】每次 10 毫升,每日 2 次,饭前空腹服或临睡前温服。

【功效主治】具有补肝肾、祛风湿、通络止痛的功效。主治气虚性头痛。

【药方来源】引自《圣济总录》。

川芎酒

【处　　方】川芎、磁石、生石膏、煅云母各 30 克,辛夷、人参、天冬、柏子仁、山茱萸、秦艽、山药、石菖蒲、松萝、防风各 20 克,白头翁、甘草各 10 克,天雄、茵芋、肉桂心、细辛、羚羊角粉(代)各 6 克,白酒 3 000 毫升。

【配　　制】上药去除杂质,共研为细末,分别用 4 个纱布袋装,放入小口瓷坛内,注入白酒浸泡.密封坛口,每日摇晃 1 次,30 日后启封,滤取药液,瓶装备用。

【用法用量】口服,每次 10 毫升,每日 2 次。

【功效主治】具有祛风活络、平肝明目的功效。主治头痛。

【药方来源】引自《千金要方》。

黑豆酒(一)

【处　　方】黑豆 150 克,黄酒 500 毫升。

【配　　制】先将黄酒盛于瓷瓶内,再将黑豆去除杂质,在铁锅内炒令无声,趁热迅速放放黄酒之中,加盖密封,浸泡 7 日,滤出药液备用。

【用法用量】口服,每次 30 毫升,每日 3 次,饭后温服。

【功效主治】具有补肾、祛瘀、祛风的功效。主治头风(头痛经久不愈者)。

【药方来源】引自《采艾编翼》。

枸杞子酒(二)

【处　　方】枸杞子、蚕沙各 100 克,苍耳子、牛膝、牛蒡子、牛蒡根、防风、火麻仁、茄子根各 30 克,桔梗、羌活、秦艽、石菖蒲各 20 克,白酒 3 000 毫升。

【配　　制】上述药去除杂质,研成粗末,分装于 4 个纱布袋内,扎紧袋口,置于小口瓷坛内,再注入白酒,加盖密封,每日摇晃 1 次,20 日启封,滤取药液,瓶装备用。

【用法用量】每次 10 毫升,每日 2 次,饭前空腹服或临睡前温服。

【功效主治】具有补肝肾、祛风湿、通络止痛的功效。主治风寒型头痛。

【药方来源】引自《圣济总录》。

菊花酒(二)

【处　　方】甘菊花 500 克,生地黄 300 克,枸杞子、当归各 100 克,糯米 3 000 克,酒曲 1 000 克。

【配　　制】将上述药物加水煎煮取浓汁,用纱布过滤。再将糯米煮半熟后沥干,与药汁混匀后再蒸熟,待凉后拌上酒曲,装入瓦坛中发酵 20 天,有甜味后滤出药液,装瓶备用。

【用法用量】每次 30 毫升,早、晚各 1 次,温服。

【功效主治】具有养肝明目、滋阴清热的功效。主治头痛(肝肾不足型头痛)。

【药方来源】引自《本草纲目》。

蔓荆子酒

【处　　方】蔓荆子 90 克,黄酒 500 毫升。

【配　　制】将蔓荆子去除杂质,研为粗末,用纱布袋盛装,扎紧袋口,放入瓷瓶内,用黄酒浸泡,密封瓶口,每日摇晃 1 次,7 日后取药液即可使用。

【用法用量】每次 35 毫升,每日 3 次,饭后温服。

【功效主治】具有疏散风热、清利头目的功效。主治头风、头痛。

【药方来源】引自《千金要方》。

杞菊地黄酒

【处　　方】枸杞子、菊花各 50 克,熟地黄 200 克,当归、山药各 100 克,糯米 5 000 克,甜酒曲 500 克,蜂蜜 250 毫升,白酒 2 500 毫升。

【配　　制】熟地黄、当归、枸杞子、山药共研为粗末,菊花煎汁。糯米以清水浸泡 12 小时,捞出上笼蒸成熟米饭,然后与米泔水、菊花汁混合,待温度降至 30℃ 左右时,拌入酒曲调匀,入瓮中密封,21 日酒熟启封,加枸杞子、山药等药末,浸渍 10 日,兑入蜂蜜,搅拌均匀,去渣滤液,装瓶备用。若久贮,补加 60°白酒 2 500 毫升,以升其酒度,防止酸败。

【用法用量】口服,每次 30 毫升,每日 2 次。

【功效主治】具有补肝肾、清头目的功效。主治头风。

【药方来源】引自《本草纲目》。

（二）眩　晕

眩晕是临床常见症状,多见于高血压、低血压、贫血、脑血管病及梅尼埃病等的发病过程中。眩晕即头晕眼花,眩者目昏眩,晕者头旋转。眩晕发作时,轻者闭目可止,片刻即过;重者不能站立,并常伴恶心、呕吐、汗出,以致昏仆等症。其病因或外感六淫,或内伤七情,致使阴阳气血失和而发作。对那些久病内伤,反复发作的患者,可选用药酒治疗,尤其是对于血压高、肝肾阴虚、肝阳上亢而又嗜酒的患者,最为适合。

合欢花酒

【处　　方】合欢花、一朵云各 50 克,白酒 500 毫升。

【配　　制】前 2 味药去除杂质,用凉开水快速淘洗,沥干,装玻璃瓶中用白酒浸泡,加盖密封,每日摇晃 3～5 次,7 日后即可使用。

【用法用量】口服,每次 10～15 毫升,每日 2 次。

【功效主治】具有清肝泻火、解郁通络的功效。主治目生云翳、目昏不明。

【药方来源】引自《四川中药志》。

黄枸乌酒

【处　　方】黄精、枸杞子各 20 克,何首乌(炙)15 克,白酒 500 毫升。

【配　　制】将前 3 味中药洗净沥干,再将黄精、何首乌捣碎,用纱布包裹后放入白酒中,密封浸泡 30～45 日后即成。

【用法用量】每次 25 毫升,每日 1 次,于晚饭前饮用。

【功效主治】具有养血生发、补肾填精的功效。主治头昏眼花、顶秃发白、失眠健忘。

【药方来源】引自《健身酒》。

慈禧酒 ●●●●●●●●●●●●●●●●●●●●●●●●●●●●

【处　　方】鲜石菖蒲、鲜木瓜、九月菊各 18 克,桑寄生
30 克,小茴香 6 克,白酒 14 500 毫升。

【配　　制】将上药加工轧碎,用布袋盛贮,扎紧口,放
入净坛内,倒入白酒浸渍,加盖密封,经 7 天后取出药袋,澄
清药液即成。

【用法用量】每日早晨饮服 15～20 毫升。

【功效主治】具有清心柔肝、补肾的功效。主治眩晕耳
鸣、消化不良、行走无力等症。腿痛可加川牛膝 10 克。

【药方来源】引自《慈禧光绪医方选议》。

 桑椹柠檬酒(一) ●●●●●●●●●●●●●●●●●●●●●●●

【处　　方】桑椹 1 000 克,柠檬 5 个,白糖 100 克,米酒
1 800 毫升。

【配　　制】将上药用米酒浸泡 10 天后,加入白糖即可
(浸泡 1～2 个月效果更佳)。用时将桑椹、柠檬滤去。

【用法用量】口服,每次 50～100 毫升,每日早、晚各
1 次。

【功效主治】具有滋阴液、养心脉的功效。主治头晕、眼
花、耳鸣、腰膝酸软等症。

【药方来源】引自《趣味中医》。

 薯蓣酒 ●●●●●●●●●●●●●●●●●●●●●●●●●●●●

【处　　方】山药 100 克,山茱萸 30 克,五味子、人参各

10 克,白酒 1250 毫升。

【配　　制】将上药粗碎与白酒同置入容器中,密封浸泡 15 天后过滤即成。

【用法用量】口服,每次 15～30 毫升,早、晚各 1 次。

【功效主治】具有益精髓、健脾胃的功效。主治体质虚弱,出现头昏目眩、心悸怔忡、失眠多梦、遗精、早泄、盗汗等症。

【药方来源】引自《本草纲目》。

桂花酒

【处　　方】桂花 50 克,白酒 500 毫升。

【配　　制】桂花去净杂质,放入白酒瓶中,封严口,每天摇晃 1 次,浸泡 15 日即成。

【用法用量】口服,每日 10～15 毫升,分 2 次饮用。

【功效主治】具有化痰止咳、活血散瘀的功效。主治眼花、口臭、咳喘、肠风等症。

【药方来源】引自《中国食疗大典》。

枸杞子石决明酒

【处　　方】地骨皮、石决明各 75 克,白酒 1 500 毫升。

【配　　制】将石决明捣碎,地骨皮细切,装入纱布袋里,与白酒同置入容器中,密封浸泡 7 天即可饮服。

【用法用量】随量饮用,多少不拘,但勿至醉。

【功效主治】具有清肝明目的功效。主治感受时邪,引起肺火亢盛侵犯肝经,上攻于目之目赤翳痛,或肝肾阴虚有热而致视物昏花等症。

【药方来源】引自《医心方》。

菊花酒（三）

【处　　方】甘菊花 500 克,生地黄 300 克,枸杞子、当归各 100 克,糯米 3 000 克,酒曲适量。

【配　　制】将前 4 味药水煎 2 次,取浓汁 2 500 毫升备用;再将糯米用药汁 500 毫升浸湿,沥干蒸饭,待凉后与酒曲（压细）、药汁拌匀,装入瓦坛中发酵,如常法酿酒,味甜后去渣即成。

【用法用量】口服,每次 20~30 毫升,每日 2 次。

【功效主治】具有养肝明目、滋阴清热的功效。主治肝肾不足之头痛、头昏目眩、耳鸣、腰膝酸软、手足震颤等症。

【药方来源】引自《本草纲目》。

南烛叶酒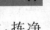

【处　　方】南烛叶（春夏取枝叶,秋冬取根及皮,拣净锉细）500 克,冰糖、大枣各适量,黄酒 5 000 毫升。

【配　　制】将南烛叶（或根及皮）,加水用慢火煎煮取药汁,以瓷瓶盛,再入黄酒,酌加冰糖、大枣各适量搅匀,密封浸泡,隔水煮沸 6 小时后,放置干燥处 5~7 日,滤取酒液即成。

【用法用量】口服,每次 50 毫升,每日 3 次。

【功效主治】具有益精气、强筋骨的功效。主治一切风疾、目昏、须发早白。

【药方来源】引自《肘后备急方》。

人参大补酒(二) ··························

【处　　方】人参 1 克,熟地黄 5 克,枸杞子 18 克,白酒 500 毫升。

【配　　制】将前 3 味药捣碎,入布袋,置容器中,加入白酒,密封浸泡 15 天后,过滤去渣,加入冰糖即成。

【用法用量】口服,每次服 20 毫升,每日 2 次。

【功效主治】具有大补元气、滋肝明目、安神延年的功效。主治身体虚弱、头晕目眩、神经衰弱、腰膝酸软等症。

【药方来源】引自《临床验方集》。

枸杞子酒(三) ··························

【处　　方】枸杞子 120 克,白酒 1 000 毫升。

【配　　制】将枸杞子洗净,晾干,与白酒共置入容器,密封浸泡 7 天以上便可服用。

【用法用量】口服,每次 20 毫升,早、晚各 1 次。

【功效主治】具有滋肾润肺、补肝明目的功效。主治肝肾阴亏或精血不足所致的头昏目眩、视物不明、目暗多泪、五心烦热、遗精、失眠多梦、腰膝酸痛、舌红少津等症。

【药方来源】引自《备急千金要方》。

松花酒(一) ··························

【处　　方】松花粉 100 克,陈酒 1 000 毫升。

【配　　制】于 4～5 月份马尾松开花时,将雄球花摘下,晒干,搓下花粉,除去杂质,蒸熟,用绢包裹,与酒同置入容器里,密封浸泡 10 天后即成。

【用法用量】早、晚各 1 次,每次 20 毫升,加温后服用。

【功效主治】具有祛风益气、润肺养心的功效。主治体质虚弱、头昏目眩、中虚胃痛、皮肤时作麻木不适等症。

【药方来源】引自《鸡鸣录》。

首乌苡仁酒

【处　　方】生薏苡仁 120 克,制何首乌 180 克,白酒 500 毫升。

【配　　制】上药共浸泡于白酒中,蜡封瓶口,置阴凉处 15 日,去渣备用。

【用法用量】口服,每日早晚各 1 次,每次约 2 酒盅。

【功效主治】具有养血祛风的功效。主治血虚肾亏之眩晕及风寒腰痛。

【药方来源】引自《民间百病良方》。

术苓忍冬酒

【处　　方】白术、白茯苓、甘菊花各 60 克,忍冬叶 40 克,白酒 1 500 毫升。

【配　　制】将前 4 味药共为粗末,入布袋,置容器中,加入白酒,密封浸泡 7 日后开封,再添加冷开水 1 000 毫升备用。

【用法用量】每次空腹温服 20～40 毫升,每日 2 次。

【功效主治】具有健脾燥湿,清热平肝的功效。主治脾虚湿盛、脘腹痞满、心悸、目眩、腰脚沉重等症。

【药方来源】引自《百病中医药酒疗法》。

（三）失　眠

失眠，是指经常不能获得正常睡眠而言，轻者入寐困难，或寐而不酣，时寐时醒，醒后不能再寐，严重者可整夜不能入眠。

中医学认为，本病多为脏腑失和、气血失调而致。调理脏腑，使气血调和、阴阳平衡，脏腑功能归于正常为本病治疗原则。除了药物治疗外，应当注意病人的精神因素，解除烦恼，消除顾虑，避免情绪紧张，睡前不用烟酒、浓茶等刺激之品，每日应有适当的体力劳动，加强体育锻炼，增强体质，养成良好的生活习惯，这些都是防治失眠的有效办法。单纯依靠药物治疗，而不注意精神、生活调摄，常难收效。可选用下列中药药酒治疗方。

蚕蛹酒

【处　　方】蚕蛹 100 克，米酒 1 000 毫升。

【配　　制】将蚕蛹在米酒中浸泡 24 小时，锅内煮沸（用小火），煎取 500 毫升即可。

【用法用量】口服，每次 50 毫升，每日 2 次。蚕蛹可食，每次 10 克，每日 2 次。

【功效主治】具有健脾和胃、安神定志的功效。主治失眠、心烦不宁等症。

【药方来源】引自《蚕蛹疗疾数方》。

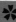

枸枣药酒

【处　　方】枸杞子 45 克,酸枣仁(炒)30 克,五味子 25克,香橼 20 克,何首乌(蒸)18 克,大枣(去核)15 克,白酒750 毫升。

【配　　制】前 6 味药去除杂质,用凉开水快速淘洗,沥净水液,晒干捣碎,放玻璃瓶中,用白酒浸泡,密封瓶口,每日摇晃 1 次,7 日后即可使用。

【用法用量】口服,每次 15～20 毫升,每日 3 次。

【功效主治】具有滋补肝肾、养心安神的功效。主治由于肝肾阴虚引起的入睡困难(失眠)。

【药方来源】引自《中国民间疗法》。

 枸杞子酒(四)

【处　　方】枸杞子 60 克,黄连(炒)40 克,绿豆 16 克,米酒 2 000 毫升。

【配　　制】前 3 味药去除杂质,捣成粗末,用生绢袋(或纱布袋)盛装,扎紧袋口,放米酒中慢火煮沸 2 小时,再放瓷坛中密封贮藏 1 个月,即可使用。

【用法用量】每次 50～100 毫升,每日 3 次,空腹温服。

【功效主治】具有养阴清火、活血强身的功效。主治阴虚火旺之失眠、心烦、头晕、耳鸣、消渴等症。久服可延年益寿。

【药方来源】引自《韩氏医通》。

回春酒(二)

【处　　方】人参 30 克,鲜荔枝肉 1 000 克,白酒 2 500 毫升。

【配　　制】将人参去除杂质及头芦,用凉开水快速淘净,沥干切成薄片,与鲜荔枝肉一同放进洁净小口瓷坛内,注入白酒浸泡,密封坛口,每日摇晃 3～5 次,7 日后即可使用。

【用法用量】口服,每次 10～15 毫升,每日早、晚 2 次。

【功效主治】具有健脾益气、抗老驻颜的功效。主治虚烦失眠、体弱神疲、容颜无华、肌肤不润等症。

【药方来源】引自《同寿录》。

缬草酒

【处　　方】缬草 60 克,五味子、合欢皮各 20 克,白酒 500 毫升。

【配　　制】前 3 味药去除杂质,用凉开水快速淘洗,沥净水液,晒干为末,装纱布袋内,扎紧袋口,置玻璃瓶中,用白酒浸泡,密封瓶口,每日摇晃 3～5 次,30 日后滤取药酒,瓶装备用。

【用法用量】口服,每次 10～15 毫升,每日 3 次。

【功效主治】具有养心安神、疏肝解郁的功效。主治失眠、心烦、神经官能症、精神抑郁症等。

【药方来源】引自《中华养生药膳大典》。

鸡睾桂圆酒 ························· ❋

【处　　方】鸡睾丸 2 对,龙眼肉 100 克,白酒 500毫升。

【配　　制】先将鸡睾丸蒸熟后剖开,晾干,与龙眼肉同置容器中,加入白酒,密封浸泡 90 天后,过滤去渣即成。残渣另食用。

【用法用量】口服,每次 10～15 毫升,每日 2 次。

【功效主治】具有温补肾阳、养心安神的功效。主治阳虚畏寒、腰膝酸软、肢体冷痛、失眠等症。

【药方来源】引自《民间百病良方》。

 菊花首乌酒 ························· ❋

【处　　方】甘菊花 2 000 克,何首乌 1 000 克,当归、枸杞子各 500 克,糯米 5 000 克,酒曲适量。

【配　　制】将菊花、何首乌、枸杞子入锅中,加水煮汁,用纱布滤取药液备用。再将糯米煮成米饭,与药汁混匀,再拌适量酒曲,装入容器中,密封 4 周,用棉花或稻草保温发酵,21 日后压去酒糟,滤取药酒备用。

【用法用量】口服,每次 50 毫升,每日 2 次。

【功效主治】具有养肝肾、益精血、抗早衰的功效。主治肝肾不足、目视昏花、头晕失眠、须发早白、腰膝酸软等症。

【药方来源】引自《大众药膳》。

三味抗衰酒

【处　　方】枸杞子 60 克,北山楂 40 克,肉苁蓉 20 克,粮食白酒 750 毫升。

【配　　制】前 3 味中药去杂质,捣碎放入干净的密闭容器内,用白酒浸泡 1 个月,过滤取汁,入瓶备用。

【用法用量】口服,每次 10~15 毫升,每日 3 次。

【功效主治】具有养阴填精、健脾补肾、益气和血、抗衰强身的功效。主治失眠健忘、食欲不振等症。常饮此药酒可防疾病、抗衰老。

【药方来源】引自《三味抗衰酒》。

参杞酒(二)

【处　　方】枸杞子、熟地黄各 100 克,麦冬 60 克,杏仁、白茯苓各 30 克,人参 20 克,米酒 2 500 毫升。

【配　　制】药物与酒同置瓶内,封口浸泡 7 日即可。

【用法用量】口服,每次 30~50 毫克,每日 3 次。

【功效主治】具有填精补髓、滋阴明目的功效。主治虚火上炎、失眠多梦、咽干口燥、盗汗、头晕、视物昏花、见风流泪等症。

【药方来源】引自《药酒验方选》。

徐国公仙酒

【处　　方】龙眼肉 50 克,白酒 500 毫升。

【配　　制】将龙眼肉放入酒中,封口浸泡 30 日即可。

日久则酒色绛红,醇香味美。

【用法用量】口服,每次 10～20 毫升,每日 2 次。

【功效主治】具有补心安神、养血益脾的功效。主治失眠健忘、惊悸、气血不足、体虚力弱、容颜不华等症。

【药方来源】引自《万病回春》。

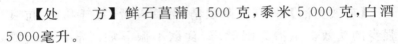

石菖蒲酒

【处　　方】鲜石菖蒲 1 500 克,黍米 5 000 克,白酒 5 000 毫升。

【配　　制】先将石菖蒲洗净,切成薄片,晒干,用双层脱脂纱布包裹,放入酒坛内,注入白酒,加盖密封,3 日摇荡 1 次,100 日后启封,滤出药酒,色如绿菜。再将黍米在笼内蒸熟,放入干净酒坛内,注入上述药酒,加盖密封 14 日,启封滤出药酒,去除黍米,瓶装备用。

【用法用量】口服,每次 15～20 毫升,每日 2 次。

【功效主治】具有开窍醒神、化湿和胃的功效。主治湿浊蒙蔽清窍所致的神志昏乱、失眠健忘、胸腹胀闷疼痛、关节肌肉疼痛、肢体麻木不仁、半身不遂等症。

【药方来源】引自《万氏家抄方》。

郁李酒

【处　　方】郁李仁、白糖各 10 克,米酒 250 毫升,粮食白酒 50 毫升。

【配　　制】取颗粒饱满、完整、色黄白的郁李仁,碾碎或拍破,加入江米甜酒,用火煮沸,约 15 分钟后取下,盖闷

10 分钟,再加粮食白酒、白糖,搅匀即成。

【用法用量】所得药酒趁温 1 次服下。不愈再制再服。

【功效主治】具有破血润燥、下结气的功效。主治惊悸不眠,体虚便秘等。

【药方来源】引自《本草纲目》。

延寿酒(二)

【处　　方】龙眼肉 500 克,桂花 120 克,白糖 250 克,黄酒 5 000 毫升。

【配　　制】前 2 味药去陈杂质,然后与白糖、黄酒一起同入瓷坛中浸泡,用数层油蜡纸密封坛口,每日摇晃 1 次,3 个月后启封,滤取药酒,装瓶备用。

【用法用量】口服,每次 30～50 毫升,每日 2 次。

【功效主治】具有补心健脾、醒脑安神的功效。主治失眠健忘、头目昏沉、精力衰减、食少纳差等症。

【药方来源】引自《寿世保元》。

壮身酒

【处　　方】黄精 50 克,何首乌、枸杞子、酸枣仁各 25 克,白酒 500 毫升。

【配　　制】将前 4 味药捣碎,置容器中,加入白酒,密封浸泡 60 天后,过滤去渣即成。

【用法用量】口服,每次服 25 毫升,每日 2 次。

【功效主治】具有补肝肾、健脾胃、养阴血、理虚损的功效。主治头晕失眠、食欲不振、腰膝酸痛、体衰乏力等症。

【药方来源】引自《药酒汇编》。

（四）神经衰弱

神经衰弱主要表现为精神疲劳、神经过敏、失眠、头晕、头痛、记忆力减退等,多由精神内伤、病后体弱等引起阴阳失调所致。治疗神经衰弱应以调和阴阳为主,辨证给予调补心脾、滋阴降火、益气宁神、和胃化痰等,常用丹参、百合、合欢皮、徐长卿、手掌参、人参果等中药。

白参酒(二)

【处　　方】白人参30克,白酒500毫升。

【配　　制】将上药切片,置容器中,加入白酒密封,每日振摇1次,浸泡7日即可服用。

【用法用量】口服,每次10毫升,每日2次。

【功效主治】具有大补元气、补脾益肺、生津固脱、安神益智的功效。主治久病气虚、食欲缺乏、自汗乏力、津伤口渴、神经衰弱、疲倦心悸、阳痿等症。

【药方来源】引自《药酒汇编》。

巴戟淫羊酒

【处　　方】巴戟天、淫羊藿各250克,白酒1500毫升。

【配　　制】将上两味药切碎,与白酒共置入容器中,密封浸泡7天后便可服用。

【用法用量】口服,每次20毫升,早、晚各1次。

【功效主治】具有壮阳祛风的功效。主治神经衰弱、性欲减退、风湿痹痛、肢体瘫痪、末梢神经炎。

【药方出处】引自《药物与方剂》。

手掌参酒 ·············· ✿

【处　　方】手掌参、党参各 15 克,黄精 30 克,白酒 500
毫升。

【配　　制】前 3 味药在白酒中浸泡 1 个月后服用。

【用法用量】口服,每次 10～20 毫升,每日 2 次。

【功效主治】主治身体虚弱、神经衰弱、阳痿、久泻等症。

【药方来源】引自《陕甘宁青中草药选》。

五味子酒 ·············· ✿

【处　　方】五味子 50 克,白酒 500 毫升。

【配　　制】将五味子洗净,装入玻璃瓶中,加入酒浸
泡,瓶口密封,浸泡期间,每日振摇 1 次,浸足半个月后即可
饮用。

【用法用量】口服,每次 3 毫升,每日 3 次。

【功效主治】主治神经衰弱、失眠、头晕、心悸、健忘、烦
躁等症。

【药方来源】引自《药膳食谱集锦》。

人头七酒 ·············· ✿

【处　　方】人头七(即人参果)30 克,白酒 500 毫升。

【配　　制】人头七在白酒中浸泡 10～15 日后服用。

【功效主治】主治神经衰弱、头昏、失眠、肾虚所致的须

发早白、不思饮食、烦躁不渴、月经不调等症。

【用法用量】口服,每次 10～20 毫升,每日 2 次。

【药方来源】引自《陵甘宁青中草药选》。

 宁神固精酒 ·······················

【处　　方】桑螵蛸 45 克,茯神、龙骨、石菖蒲各 40 克,酸枣仁、远志、龟甲各 30 克,麦冬 25 克,莲子 24 克,黄连 10 克,白酒 1 500 毫升。

【配　　制】将诸药捣成粗末,放入净瓷坛中,加入白酒 1 500 毫升,药粉浸透后加盖密封浸泡,并经常摇动搅拌,促进有效成分溶出,5～7 周后启封,滤去药渣,澄清装瓶备用。

【用法用量】每天睡前饮服 20～40 毫升。

【功效主治】具有宁神益智、补肾固精之功效。主治神经衰弱、梦多纷杂、遗精遗尿等症。

【药方来源】引自《评琴书屋医略》。

 十二红药酒 ·······················

【处　　方】党参、杜仲、何首乌(制)、茯苓各 40 克,甘草、红花各 10 克,山药、龙眼肉、当归各 30 克,续断、熟地黄各 60 克,黄芪、牛膝各 50 克,大枣 80 克,砂糖 800 克,白酒 4 000毫升。

【配　　制】将红花与捣成粗末的其他中药一起放入酒坛中,加白酒搅拌均匀,密封浸泡 15～20 天启封,滤去药渣澄清,装瓶备用。

【用法用量】每次 10～20 毫升,每日早、晚各服 1 次。

【功效主治】具有补气养血、开胃健脾之功效。用于治疗神经衰弱、耳鸣目眩、惊悸健忘、食欲不佳等症。

【药方来源】引自《江苏省药品标准》。

（五）面 瘫

面瘫是由支配面部肌肉的面神经受到损伤而引起的,所以也叫做面神经麻痹,中医称之为"口僻"或"口眼㖞斜"。面瘫(口歪眼斜、面神经麻痹、面神经炎),多由风邪入中面部,痰浊阻滞经络所致,以突发面部麻木,口眼㖞斜为主要表现的一类疾病。临床表现为突发性一侧口歪眼斜,闭目不能,口角下垂或耳后疼痛、耳鸣、流泪。其临床表现为病变时对侧表情肌瘫痪,口角下垂且向健侧偏斜、流泪或流涎、鼻唇沟变浅,或眼裂增大、额纹消失,或不能皱眉、闭目、露齿、鼓腮、吹口哨等。若久治不愈,新血不生,血虚不能濡养筋脉肌肉,而成抽搐、挛缩的内风之象。

白花蛇酒(一) .... ✳

【处　　方】白花蛇 100 克,天麻 12 克,羌活 10 克,秦艽 12 克,防风 10 克,五加皮 12 克,当归 12 克,白酒 1 000 毫升。

【配　　制】白花蛇用酒洗润透,去骨刺,取肉;再将上述各药以纱布裛盛之,入酒坛内,加入白酒,密闭坛口,浸泡 10 日,滤出药液,瓶装备用。

【用法用量】口服,每次 20 毫升,每日 2 次。

【功效主治】具有祛风湿、通经络的功效。主治面神经炎。

【药方来源】引自《濒湖集简方》。

蚕沙酒(一) .... ✶

【处　　方】蚕沙 250 克,黄芪 200 克,当归 50 克,白酒 1 500 毫升。

【配　　制】蚕沙去杂质,炒黄,黄芪、当归研碎末,3 味药用白纱布袋装,扎紧口,置入酒坛内,注入白酒,密封 20 天后,滤出药液,装瓶备用。

【用法用量】口服,每次 30 毫升,每日 2 次。

【功效主治】具有祛风湿、活血通络的功效。主治面神经炎(证属风湿兼气血两型)。本方剂还可用于治脑卒中后遗症、半身不遂、口角流涎等。

【药方来源】引自《本草纲目》。

定风酒(一) .... ✶

【处　　方】天冬 50 克,牛膝、川桂枝各 15 克,麦冬、生地黄、熟地黄、川芎、秦艽、五加皮各 25 克,蜂蜜、红砂糖各 500 克,米醋 500 毫升,白酒 1 000 毫升。

【配　　制】先将白酒和蜂蜜、红糖、陈米醋置容器中,搅匀,再将前 9 味药研成粗末,入布袋,入容器中,用豆腐皮封口,压上大砖,隔水蒸煮 3 小时,取出埋入地下土中,浸泡 7 日后,过滤去渣取用。

【用法用量】口服,每次 30～40 毫升,每日早、晚各

1次。

【功效主治】具有滋补肝肾、养血熄风、强壮筋骨的功效。主治平素头晕、头痛、耳鸣目眩、少寐多梦,突然发生口眼㖞斜、舌强语謇,或手足重滞,甚则半身不遂等症。可用于面瘫,中风后遗症。

【药方来源】引自《随息居饮食谱》。

排风酒

【处　　方】防风、升麻、肉桂心、独活、天雄(制)、羌活各50克,仙人掌及根500克,白酒1500毫升。

【配　　制】将前7味药细锉,置容器中,加入白酒,密封,浸泡5～7日后,过滤去渣即成。

【用法用量】口服,每次10～15毫升,每日2次。

【功效主治】具有祛风胜湿、通络止痛的功效。主治面神经炎。

【药方来源】引自《圣济总录》。

牵正独活酒

【处　　方】独活50克,白附子10克,大豆(紧小者佳)200克,白酒1000毫升。

【配　　制】将前3味药研碎,置容器中,加入白酒密封,隔水煮1小时,或用酒煮至数沸后过滤去渣备用。

【功效主治】祛风通络。主治面瘫。

【用法用量】口服,每次10～15毫升,日服3次,或早、晚随量服之。

【药方来源】引自《药酒验方选》。

 两皮干蝎酒 .... ✿

【处　　方】海桐皮、五加皮、独活、防风、干全蝎、杜仲、牛膝各 30 克,生地黄 90 克,玉米 80 克,酒 1 300 毫升。

【配　　制】将玉米、干全蝎分别炒后,上述 9 味药共研为细末,用纱布袋装,扎紧口,用好酒同浸于瓷瓶中密封,秋夏 3 日,春冬 7 日开封,去渣取药液备用。

【用法用量】口服,每次 50 毫升,每日 2 次,饭前温服。

【功效主治】具有祛风、解毒、消肿、活血通络的功效。主治面神经炎(证属风寒湿型)。

【药方来源】引自《证治准绳》。

 熄风止痉酒 .... ✿

【处　　方】天麻、钩藤各 15 克,羌活、防风各 10 克,黑豆(炒)30 克,黄酒(或米酒)200 毫升。

【配　　制】将前 5 味药研为粗末,置容器中,加入黄酒,密封置火上煮沸即止,过滤去渣,候温备用。

【用法用量】每日 1 剂,分 2 次服或徐徐灌服。

【功效主治】具有熄风止痉的功效。主治面瘫,并治中风口噤、四肢强直、角弓反张、肌肤麻木不仁。

【药方来源】引自《民间百病良方》。

（六）多发性神经炎

多发性神经炎又称多发性周围神经炎,属中医痿证、痹证范畴。可由中毒、营养代谢障碍、感染、过敏、变态反应等多种原因引起,损害多为周围神经末梢,从而引起肢体远端对称性或非对称性的运动、自主神经功能障碍的疾病。

多发性神经炎临床上表现为多发性的周围神经麻痹,主要表现为四肢远端对称性分布的感觉、运动和营养功能障碍。感觉障碍多为手指、足趾的刺痛、蚁行、烧灼样等异常,典型的感觉障碍分布区呈对称性手套、短袜型。运动障碍多为手、足力量减弱;手、足肌肉萎缩、压痛;手、足下垂及腱反射减弱或消失。营养障碍多为手、足出汗过多或无汗、发冷,皮肤光滑菲薄或干燥起裂,指(趾)甲松脆、角化过度。

中医学认为,本病是因为久居湿地、淋雨、感受湿邪,湿留不去,郁而化热,湿热侵淫阳明,脾胃受纳失常,津液气血之源不足,而致筋脉弛缓,肢体瘫痪,或寒湿之邪侵袭经络,气血运行受阻而出现肢体远端疼痛血肿,或因为营卫亏虚或瘀血寒湿,以致肢体麻木不仁,手足力弱。中医治疗此病宜散寒除湿、益气养血、活血通络。本篇选编部分具有益气养血、活血通络功效的药酒,供患者临证选用。

地黄酒(二)

【处　　方】鲜地黄1 500克,黄酒3 000毫升。

【配　　制】将鲜地黄去除杂质,清洗干净,捣烂绞取自然汁,与黄酒混合,在砂锅内慢火煮沸5分钟,待冷时滤出药渣,取药液装入瓷瓶内,密封冷藏。

【用法用量】口服,每次30毫升,每日2次,早、晚空腹温服。

【功效主治】具有补肾增髓的功效。主治多发性神经炎（痿症）。

【药方来源】引自《圣济总录》。

 花蛇三七酒 ·············· ✤

【处　方】金钱白花蛇 1 条,滇三七、大红参、木瓜各 10 克,羌活、独活各 8 克,嫩桂枝 3 克,北枸杞子 12 克,米酒 1 000 毫升。

【配　制】先将白花蛇用米酒浸软,取下竹支架,然后与上述药材一起放入干净玻璃瓶内,倒入米酒,密封浸泡 10 日后,即可使用。

【用法用量】每次服用 1 小酒杯,可酌量加减,日服 3 次。

【功效主治】具有通经活络、强筋壮骨的功效,可透达关节。主治多发性神经炎。

【药方来源】引自《浙江中医杂志》。

 核桃药酒 ·············· ✤

【处　方】核桃 100 个,补骨脂、杜仲、沙苑子、菟丝子、巴戟天各 30 克,烧酒 6 000 毫升。

【配　制】先将核桃各个击破,再将补骨脂、杜仲、沙苑子、菟丝子、巴戟天去除杂质,装入纱布袋内,然后与烧酒一起放瓷坛中浸泡,密封坛口,浸泡 3 年后使用。

【用法用量】每日清晨吃核桃（取仁）1 个,每次饮酒 15 毫升,临睡时再饮酒 15 毫升。

【功效主治】具有补肝肾、壮筋骨的功效。主治痿弱无力（多发性神经炎，证属肝肾精亏虚型）。

【药方来源】引自《经验良方全集》。

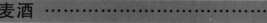 **杞麦酒** ·····································

【处　　方】枸杞子 50 克，甘菊花 10 克，麦冬 30 克，杜仲 15 克，白酒 1 500 毫升。

【配　　制】将 4 药研碎末，装入酒坛内，倒入白酒，密封坛口，浸泡 15 日，滤出药液，装瓶备用。

【用法用量】每次 20 毫升，每日 2 次，空腹温服。

【功效主治】具有补肾益精、养肝明目的功效。主治多发性神经炎（足膝无力而软，证属肝肾阴虚者）。

【药方来源】引自《和剂局方》。

马钱子酒 ·····································

【处　　方】马钱子、当归、川牛膝、红花、乌梢蛇、蚕沙各 60 克，蜈蚣 60 条，白花蛇 2 条，白酒 4 500 毫升。

【配　　制】将上述药材洗净沥干，研为粗末，水煎 3 次，合并滤液，浓缩至 1 500 毫升，兑入白酒，混合调匀后，即可使用。

【用法用量】日用量从小量开始逐渐加大，常用量为 10 毫升，每日 3 次。根据患者体质、年龄、病情，用量可以增减，但每日用量不得超过 60 毫升。

【功效主治】具有活血化瘀、解毒镇痛的功效。主治多发性神经炎。

【药方来源】引自《马钱子酒治疗多发性神经炎 6 例》。

鼠黏子酒

【处　　方】鼠黏子(牛蒡子)500 克,黄酒 6 000 毫升。

【配　　制】将鼠黏子去除杂质,晒干捣碎,放于干净沙盆内,加入黄酒 2 500 毫升,研令极烂,双层纱布滤取白汁;其药渣再用黄酒 2 500 毫升继续研磨,滤取白汁;最后用黄酒 1 000 毫升,将剩余药渣和匀,盛于瓷坛内,与上两次白汁混合,倒入坛内,密封坛口,夏季 7 日,春秋 14 日,冬季 21 日,日满启封,滤取药液,瓶装备用。

【用法用量】每次 30 毫升,每日 3 次,饭前空腹服。

【功效主治】具有祛风、解肌、祛湿热的功效。主治多发性神经炎(肉痿不仁者)。

【药方来源】引自《太平圣惠方》。

木天蓼酒

【处　　方】木天蓼 2 500 克,秫米 5 000 克,黑豆 5 000 克,细酒曲 500 克。

【配　　制】先以水 30 升煎煮木天蓼,取药汁 15 升,去除药渣。再将黑豆、秫米淘洗干净,用木天蓼药液浸 12 小时,捞出蒸熟,待温度降至 30℃左右时,拌入细曲和药汁,搅拌均匀,共入瓷瓮中密封,21 日后启封,压去糟粕,滤取药液,装瓶备用。

【用法用量】每次 20 毫升,每日 3 次,饭前空腹温服。

【功效主治】具有益气补肾、祛风湿的功效。主治多发性神经炎（痿症、膝软无力者）。

【药方来源】引自《太平圣惠方》。

云南白药酒

【处　　方】云南白药粉 40 克，50°～60°白酒 500 毫升。

【配　　制】将白酒中加入云南白药，在密闭的玻璃瓶中放置 24 小时后，即可使用。

【用法用量】将患肢涂上药酒，反复揉搓，以肌肤发热为度，每次揉搓 30 分钟，每日 2 次，午时和子时治疗最佳。

【功效主治】具有活血化瘀、通络止痛的功效。用于治疗多发性神经炎、跌打损伤、关节疼痛等症。

【药方来源】引自《"云南白药酒"治疗末梢神经炎 20 例》。

（七）三叉神经痛

　　三叉神经痛，指面部三叉神经分布区呈阵发性短暂剧烈疼痛，而不伴三叉神经功能破坏表现。原发性三叉神经痛的病因至今尚未完全明了，继发性三叉神经痛多由局部或邻近组织器官病变，如半月神经节肿瘤、桥小脑角肿瘤、血管畸形、鼻咽癌、蛛网膜炎、多发性硬化等，刺激或压迫三叉神经，导致神经节的硬化和神经组织的营养不良引起。临床表现为骤然发生、疼痛剧烈、时间短暂、突然停止、反复发作的特点。绝大多数呈单侧性，面颊肌肤疼痛。原发性三叉神经痛发作常没有先兆。疼痛的性质可分为放射状、电击样、火灼样、针刺样、刀割样或撕裂样等。继发性三叉神经痛一般无明显的发作特点,多为持续性疼痛。现代医学对本病在止痛为目的药物无效时,可用神经阻滞或手术治疗。本病属于中医学中面痛、偏头痛、面游风、齿槽风范畴。

降椒酒

【处　　方】降香 60 克,川椒 30 克,白酒 400 毫升。

【配　　制】将上述药材研细末,用白纱布袋盛,扎紧口,放入净广口瓶内,注入白酒,密封瓶口,7 日后取药液备用。

【用法用量】口服,每次 15 毫升,每日 3～4 次。

【功效主治】具有化瘀止痛的功效。主治风痰阻络症三叉神经痛;跌打损伤、脘腹冷痛、呕吐泄泻者均可应用本方剂。

【药方来源】引自《景岳全书》。

当归细辛酒

【处　　方】当归、细辛、防风各 45 克,制附子 10 克,麻黄 35 克,独活 90 克,白酒 2 000 毫升。

【配　　制】将诸药捣成粗末,装入白纱布袋内,扎紧口,放入酒坛加白酒浸透,密封放阴凉处浸泡 7～9 天,启封提起药袋,挤净酒液,用细纱布再过滤,除去酒中微粒,澄清装瓶备用。

【用法用量】每日 3 次,每次 10～20 毫升,饭后温服为宜。

【功效主治】具有祛风散寒、和血止痛的功效。主治三叉神经痛。

【药方来源】引自《圣济总录》。

（八）腕管综合征

腕管综合征是指正中神经在腕管内受压迫所产生的手指麻木等症状，又称腕管挤压综合征。本病多见于中年妇女，或长时间操作电脑、钢琴、算盘等悬腕击键之人；外伤性可发生在任何年龄。临床表现：早期在食指，其次中指、拇指或环指，以腕部的麻木刺痛，或向肘肩部放射，夜间及清晨症状明显。体征：正中神经支配区皮肤感觉减弱或消失，而小指或无名指内半侧完全正常，拇指外展、对掌无力，活动笨拙，手掌上大鱼际肌有不同程度的肌肉萎缩和肌力减退。查体：医者用指压迫患者患处正中神经 1～2 分钟或腕关节掌屈 90°持续 1～2 分钟后麻木疼痛，无力症状加重是诊断的主要依据。X 线摄片可观察骨关节情况，有利于诊断，应排除颈肩手综合征等。

地黄羌活酒 ·································

【处　　方】羌活 60 克，独活 30 克，五加皮 46 克，生地黄汁 250 毫升，小黑豆 250 克，白酒 1 000 毫升。

【配　　制】小黑豆炒熟；将羌活、独活、五加皮捣为粗末。药末用清酒浸，置火上煮，酒热下豆和地黄汁，煮鱼眼沸（微沸，泡如鱼眼），取下去渣，候冷装瓶备用。

【用法用量】适量饮之，常令有酒力相续。

【功效主治】具有祛风湿、养血、活血、止痛的功效。主治痹症、腕管综合征（风邪偏胜症）。

【药方来源】引自《圣济总录》。

独活羌活酒

【处　　方】羌活、独活、川芎各 15 克，火麻仁、黑大豆各 30 克，米酒 2 000 毫升。

【配　　制】将羌活、独活分别去芦头，羌活、独活、川芎同炒，研后与火麻仁同粗捣，过筛后，以米酒浸之，春夏 3 日，秋冬 7 日，日满更煎 10 余沸，炒黑大豆令烟起，趁热倒入酒中，候冷去渣，取药液装瓶备用。

【用法用量】口服，每次 30 毫升，每日 3 次。

【功效主治】具有祛风湿、活血止痛的功效。主治腕管综合征、风湿痹痛者。

【药方来源】引自《圣济总录》。

老鹳草酒 ✳

【处　　方】老鹳草 50 克，白酒 500 毫升。

【配　　制】将上药加工粗碎，浸泡于白酒中，加盖密封，置阴凉处，经常振摇，经 14 天后启封，滤渣澄清即可饮用。

【用法用量】口服，每日 2 次，每次 20 毫升。

【功效主治】具有祛风除湿、活血通络的功效。主治腕管综合征、拘挛麻木、跌打损伤等症。

【药方来源】引自《本草纲目拾遗》。

（九）坐骨神经痛

坐骨神经痛是指沿坐骨神经分布区域，以臀部、大腿后侧、小腿后外侧、足背外侧为主的放射性疼痛，以男性青壮年多见。坐骨神经痛，病因复杂多样，且可反复发作。

坐骨神经痛归属于中医学的"痹证"范畴，临床上多按风寒湿、顽痹及筋痹等论治。通常采用散寒逐湿、温通经脉、滋肾养肝、壮筋祛痛、活血化瘀、利气通络的原则。本篇选编部分为具有祛风除湿、温通经脉、活血化瘀功效的药酒，供患者临证选用。

丢了棒药酒 ✳

【处　　方】丢了棒皮、鹅不食草各 60 克，山大颜、麻骨风、十八症、宽筋藤、水泽兰、枫香寄生、胡荽、鸡血藤、钩藤、短瓣石竹、毛老虎各 30 克，白酒（50°～60°）适量。

【配　　制】将上述前 13 味药材切碎，置于容器中，加入白酒（以酒浸过药面为宜），密封浸泡 7 日以上，即可使用。

【用法用量】口服，每次服用 15～30 毫升，每日 2～3 次，严重者可加至每次 50 毫升。亦可外用：局部外擦或湿敷，如加热温敷，效果更好。

【功效主治】具有舒筋活血、散风缓痛的功效。用于治疗各种跌打损伤，骨折，扭伤，关节僵硬，急、慢性风湿性关节炎，风湿性心脏病，坐骨神经痛等。对类风湿、肌肉风湿、骨结核、骨质增生、鹤膝风、腰腿痛、小儿麻痹后遗症、瘫痪等病亦有一定疗效。

【药方来源】引自《中药制剂汇编》。

二乌酒

【处　　方】制川乌、制草乌、金银花、牛膝、紫草、乌梅各 30 克,白糖 250 克,白酒 1 000 毫升。

【配　　制】将上述药材与白酒、白糖一起置入容器中,密封浸泡 10 日,过滤去渣后,即可使用。

【用法用量】口服,每次 10～20 毫升,日服 3 次。

【功效主治】具有祛风除湿、清热凉血、通络止痛的功效。主治原发性坐骨神经痛,以腰部、下肢持续性钝痛、抽搐为主。

【药方来源】引自《民间秘方治百病》。

二乌麻蜜酒

【处　　方】生川乌 100 克,生麻黄 30 克,乌梅 50 克,蜂蜜 200 克,白酒(高粱大曲)500 毫升。

【配　　制】先将生川乌用冷水 1 000 毫升煎 1 小时,再入麻黄、乌梅,煎 30 分钟,滤取药汁,再加水 500 毫升,煎煮,然后将 2 次药汁混合,加入蜂蜜,再煎 1 小时,加入白酒速取下,待凉即可使用。

【用法用量】口服,初宜小量,若无毒性反应,则日服 3 次,夜服 1 次,每次 10～30 毫升,10～15 日为 1 个疗程。

【功效主治】具有祛风除湿、散寒止痛的功效。主治坐骨神经痛。

【药方来源】引自《民间百病良方》。

风湿酒（一）　•••••••••••••••••••••••••••• ✿

【处　　方】独活、桂枝、大活血、钻地风、五加皮各 15克，枫荷梨 30 克，白马骨、绣花针各 15 克，牛膝、淫羊藿、石菖蒲、千年健、甘松、延胡索各 9 克，全蝎、蜈蚣各 3 克，50°白酒 1600 毫升。

【配　　制】将上述前 16 味药材切碎，置于容器中，加入白酒，密封浸泡 7～10 日后，过滤去渣，即可使用。

【用法用量】口服，每次 10～15 毫升，每日早晚各 1 次。因本药酒含有有毒药材，因此应从小剂量开始，逐渐加量，不宜久服、多服。

【功效主治】具有祛风除湿、活血祛瘀、通络止痛的功效。主治关节炎、坐骨神经痛。

【药方来源】引自《百病中医膏散疗法》。

归健追风酒　•••••••••••••••••••••••••••• ✿

【处　　方】当归、川牛膝各 15 克，千年健、追地风、木瓜各 10 克，60°白酒 1 000 毫升。

【配　　制】将上述药材与白酒一起置于容器中浸泡 1昼夜后，再隔水煎至沸 3 次后，即可使用。

【用法用量】口服，每次 20～30 毫升，依酒量可多可少，每日服 3 次。

【功效主治】具有活血祛风、温经散寒、通络止痛的功效。主治坐骨神经痛。

【药方来源】引自《民间秘方治百病》。

海桐皮酒（一） ······················

【处　　方】海桐皮、五加皮、独活、天雄、石斛、肉桂心、防风、当归、生地黄、杜仲、淫羊藿、萆薢、牛膝、薏苡仁各 60 克，虎胫骨（可用狗骨代）150 克，白酒 5 000 毫升。

【配　　制】先将狗胫骨用沙子炒至黄酥，再与其他药物共研粗末，分装于 8 个纱布袋中，扎紧袋口，放于瓷坛内，注入白酒浸泡，密封坛口，置大锅内，加水煮沸4～6 小时，使水淹没酒坛的 4/5，坛口露出水面；取出，停放 5 日后启封，滤取药酒，瓶装备用。

【用法用量】口服，每次 10 毫升，每日 3 次，饭前空腹温服。

【功效主治】具有祛风湿、强筋壮骨、通络止痛的功效。主治坐骨神经痛、风湿性关节炎、骨质疏松症等。

【药方来源】引自《太平圣惠方》。

活络酒 ······························

【处　　方】当归、天麻、何首乌、防风、独活、牛膝、牡蛎、石斛、金银花各 9 克，川芎、秦艽、千年健各 15 克，川续断、杜仲、泽泻、桑寄生、油松节各 12 克，狗脊、川厚朴、桂枝、钻地风、甘草各 6 克，白酒 1 000 毫升。

【配　　制】将上述药材与白酒一起置入容器中，密封浸泡 15 日后，即可使用。

【用法用量】口服，每次 20～30 毫升，日服 1～2 次。

【功效主治】具有祛风除湿、通络止痛、补益肝肾的功效。主治坐骨神经痛、风湿性关节炎、陈旧性损伤疼痛。

【药方来源】引自《实用伤科中药与方剂》。

牛膝酒(二)

【处　　方】鲜牛膝、鲜地黄各 250 克,黄酒适量。

【配　　制】将上述药材洗净泥土,去除须根,于日光下晒 2 日;然后共捣如泥,做成团状,以纸包裹,外面再用黄泥封固,用微火炙令泥有裂处,待干,即放地炉中以灰火养 4～5 小时,再以灰火慢慢烧之;最后取出候冷,去除外裹的泥和纸,研为细末,在瓷器中用黄酒煎煮后使用。

【用法用量】每次取药末 15 克,以黄酒 50 毫升煎煮 5 分钟,温服,日服 2 次。

【功效主治】具有补肝肾、养阴血、通血脉的功效。主治脚气极冷、慢性腰腿痛、坐骨神经痛等。

【药方来源】引自《普济方》。

松花酒(二)

【处　　方】松花(松树刚抽出的嫩花心,状如鼠尾)250 克,白酒 1 000 毫升。

【配　　制】将松花切碎,装入纱布袋中,扎紧口,放酒中浸泡,加盖密封,每日摇晃 1 次,30 日后滤取酒液,装瓶备用。

【用法用量】口服,每次 20 毫升,每日 3 次,空腹服用。

【功效主治】具有祛风湿、通经络的功效。主治坐骨神经痛、风湿性关节炎、多发性神经炎等。

【药方来源】引自《元和纪用经》。

三虫酒

【处　　方】赤芍、蜈蚣各6克,全蝎、僵蚕各4.5克,穿山甲、当归各9克,麻黄、大黄、芒硝各3克,黄酒500毫升。

【配　　制】将上述药材用黄酒煎服。

【用法用量】上述所得药酒为1剂,每日1剂,分2次服用。

【功效主治】具有散风导滞、祛风通络的功效。主治坐骨神经痛。

【药方来源】引自《医学文选·家传秘方验方集》。

四八酒

【处　　方】生马钱子1 000克,没药、川木瓜、黄芩、泽泻、川椒、丹参、五加皮、当归尾、大黄、白芷、石菖蒲、赤芍、苏木、桂枝、地榆、沉香、细辛、生苍术、生半夏、生川乌、宽筋藤、生姜、自然铜、川芎、郁金、防风、羌活、田三七、牡丹皮各120克,麻黄、山茱萸各150克,乳香240克,生天南星、乌药、秦艽、大风子各180克,山障子、细榕树叶、千斤拔各300克,白酒3 000毫升。

【配　　制】先将生马钱子沙烫,生姜切片,其余38味药材干燥后共研为粗粉,一起置于缸中,加入白酒,每天搅拌1次,7日后每周1次,密封浸泡21～30日,即可使用。

【用法用量】外用,每次取药酒少许揉擦患处,擦至患处有热感为止,日擦2～3次。

【功效主治】具有清热镇痛、活血化瘀、祛风通络的功效。主治坐骨神经痛、风湿性关节炎、骨质增生、陈旧外伤性关节炎、腰椎间盘突出症。

【药方来源】引自《精选八百外用验方》。

舒筋活络酒(一)

【处　　方】黄芪、秦艽、木瓜、牛膝、白芍、丹参、当归、枸杞子、鸡血藤、制川乌、制草乌、乌梢蛇、海桐皮、伸筋草、海风藤各15～25克,白酒3 000毫升。

【配　　制】将上述前15味药材切碎,置于容器中,加入白酒,浸泡30日后,过滤去渣,即可使用。

【用法用量】口服,每次15～30毫升,日服2～3次。

【功效主治】具有祛风除湿、补肝肾、强筋骨、活血通络的功效。主治风寒湿邪入袭,肩关节炎、慢性风寒湿性关节炎,坐骨神经痛、腰肌劳损。

【药方来源】引自《药酒汇编》。

钟乳酒(二)

【处　　方】钟乳石、山茱萸、薏苡仁各30克,丹参25克,杜仲、牛膝、黄芪、当归、秦艽各20克,石斛、天冬、防风、川芎各10克,附子、肉桂心、干姜各6克,白酒3 600毫升。

【配　　制】上述药材去除杂质,共研为粗末,用3个纱布袋盛装,扎紧袋口,放入小口瓷坛内,注入白酒浸泡,密封坛口,每日摇晃1次,30日后启封,滤出药酒,装瓶备用。

【用法用量】每次15毫升,每日2～3次,饭前空腹温服。

【功效主治】具有补肝肾、祛风湿、活血通络、祛痹止痛的功效。主治坐骨神经痛、风湿性关节炎、强直性脊柱炎、骨质增生症、骨质疏松症、腰肌劳损、腰椎间盘突出症、阳痿、阴缩、遗尿、早泄等风寒湿痹症。

【药方来源】引自《千金要方》。

（十）癫 痫

癫痫是由多种原因引起的反复发作性脑部神经元异常放电所致的暂时性中枢神经系统功能失常的慢性疾病。其特征是运动、感觉、意识、行为、自主神经等不同障碍及精神异常、反复发作等。临床表现为突然人事不知，眼球上窜，全身骨骼肌持续性收缩，牙关紧闭、尖叫，口吐白沫或血沫，10～30秒后四肢阵挛，0.5～1分钟后抽搐突然停止，5～10分钟意识逐渐苏醒。发作期脑电图严重异常。癫痫引起原因是由于多种脑部病损和代谢障碍，或为持发性。

丹参酒（二）

【处　　方】丹参200克，50％米酒1 000毫升。

【配　　制】将上药研为粗粉、加入米酒，密闭浸渍14天，过滤，压榨药渣合并酒液，再过滤至澄清。

【用法用量】口服，每次20毫升，每日2次。

【功效主治】主治癫痫、神经衰弱、脑震荡后遗症、头痛失眠等多种神经系统疾病。

【药方来源】引自《太平圣惠方》。

平痫酒方

【处　　方】老鹳草 30 克,黄酒 80 毫升。

【配　　制】将老鹳草洗净焙干,研为细粉,用黄酒 80 毫升,加热煮沸即成。

【用法用量】口服,以上药酒为 1 次量,每日 1 次。

【功效主治】具有补心、疏肝、去风热、散瘀血的功效。主治癫痫。

【药方来源】引自《新乡民间秘验单方荟萃》。

苦参酿酒

【处　　方】苦参 500 克,童尿 2 500 毫升,糯米 3 000 克,酒曲 300 克。

【配　　制】将苦参研碎,以童尿煎汁,兑入等量白水备用。糯米以清水 6 000 毫升浸泡 12 小时,捞出上笼蒸成熟米饭,然后与米泔水混合,待温度降至 30℃左右时,拌入酒曲调匀,置瓷瓮中,密封瓮口,21 日酒熟启封,加入苦参煎液,仍旧密封存放,3 日后再启封,压去酒糟,滤取酒液,装瓶备用。

【用法用量】口服,每次 30 毫升,每日 3 次。

【功效主治】具有清热燥湿、祛风杀虫、利尿的功效。主治风火热痰型癫痫。

【药方来源】引自《本草纲目》。

（十一）脑血栓形成

脑血栓形成，是因脑动脉管壁发生病理性改变，使血管腔狭窄、闭塞，造成脑局部供血不足所引起的脑组织坏死。本病又称为动脉粥样硬化血栓形成性脑梗死，简称动脉硬化性脑梗死。本病常用的活血化瘀药，经研究证实，能改善血液流变性，明显抑制血小板聚集，增加脑血流，改善脑微循环，故应当首选治疗本病。

当归酒（二） ✿

【处　　方】当归、麻黄、防风、独活各 150 克，细辛、附子各 10 克，白酒 3 000 毫升。

【配　　制】上述药材去除杂质，锉成粗末，装入双层脱脂纱布袋内，在白酒中煮沸 30 分钟，去除药渣，滤取药液，装瓶备用。

【用法用量】口服，每次 5～10 毫升，每日 2 次，饭前温服。

【功效主治】具有活血祛风、散寒通络的功效。主治中风、半身不遂、头痛身痛、关节痛等。

【药方来源】引自《圣济总录》。

枸杞子菖蒲酒 ✿

【处　　方】枸杞子根、石菖蒲各 100 克，白酒 1 000 毫升。

【配　　制】前 2 味药去除杂质，共研为粗末，用两个纱布袋盛装，放入瓷瓶内，注入白酒浸泡，加盖密封，每日摇晃1次，7日后取药液备用。

【用法用量】口服，每次15毫升，每日3次。

【功效主治】具有祛风通络的功效。主治中风、语言謇涩、半身不遂、筋脉拘挛、口眼㖞斜。

【药方来源】引自《千金要方》。

桃仁龙眼酒

【处　　方】核桃仁、龙眼肉各100克，怀牛膝、杜仲各15克，白术、川赤芍、白芍、茯苓、牡丹皮各125克，枸杞子、何首乌、熟地黄各25克，砂仁、乌药各7.5克，白酒4 000毫升。

【配　　制】将上述药捣碎，装入纱布袋，扎紧口，放入酒坛，倒入白酒，隔水煮沸1小时，密封坛口，埋入地下土中，10日后取出，滤药渣取药液，装瓶备用。

【用法用量】口服，每次15毫升，每日3次。

【功效主治】具有养肝肾、补气血、活血化瘀的功效。主治中风后半身不遂、肢体麻木等。

【药方来源】引自《证治准绳》。

金鸦酒

【处　　方】金鸦（正名乌头）、细辛、地肤子、干姜、熟地黄、附子、防风、茵芋、川核、葫蓼根（又名落得打）各12克，羌活30克，白酒1 500毫升。

【配　　制】上述药材锉成粗末，装入双层纱布袋中，放于小口瓷坛内,注入白酒,加盖密封,每日摇晃 1 次,30 日滤取药酒,瓶装备用。

【用法用量】每次 10 毫升,每日 2 次,温服。

【功效主治】具有熄风通络、醒神开窍的功效。主治中风偏瘫、神志昏迷、半身不遂、语言謇涩、肌肉麻木不仁、疼痛。本方剂可用于关节疼痛。

【药方来源】引自《太平圣惠方》。

 仙酒方 ··

【处　　方】川牛膝、秦艽、防风、枸杞子、蚕沙、牛蒡子(炒)、苍术、当归、生地黄、天麻各 15 克,桔梗 6 克,白酒 1 000 毫升。

【配　　制】将上述药材去除杂质,放入瓷坛内,注入白酒,密封浸泡 30 日,滤取药液,瓶装备用。

【用法用量】口服,每次 15 毫升,每日 3 次。

【功效主治】具有活血通经、益肾壮骨的功效。主治风湿偏瘫、活动不利、肢体麻木。

【药方来源】引自《普济方》。

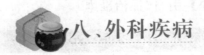 八、外科疾病

（一）疝　气

疝是指肠腔的一段突出于腹壁、腹股沟或腹腔下进入

阴囊的疾病。以阴囊偏坠有大小,时上时下为主要表现。立则疼痛肿胀,卧则消肿如常。多因劳累、嚎哭、愤怒、咳嗽加剧。其发病机制为寒湿内侵,郁滞厥阴肝脉,气血不畅所致,其病变在肝肾(睾丸为外肾)。治疗上宜行气疏肝、散寒止痛,兼以逐寒祛湿。本篇选编部分为治疗疝气疼痛功效的药酒,供患者临证选用。

茴香小雀酒

【处　　方】舶上茴香9克,胡椒3克,缩砂仁、肉桂各6克,生雀3只,白酒适量。

【配　　制】将前4味药材共研为末,再将生雀去毛、去肠,洗净,将上述药材纳入雀腹中,麻绳系定,裹煨香熟后,即可使用。

【用法用量】将上述药酒空腹嚼食,温酒送下。

【功效主治】具有温肾散寒、理气止痛的功效。用于治疗肾冷疝气、偏坠急痛。

【药方来源】引自《普济方》。

葫芦巴酒

【处　　方】葫芦巴、补骨脂各60克,小茴香20克,白酒1 000毫升。

【配　　制】将上述前3味药材捣碎,装入布袋,置于容器中,加入白酒密封,每日摇动数下,浸泡7日,过滤去渣后,即可使用。

【用法用量】口服,每次10～20毫升,日服2次。

【功效主治】具有补肾温阳的功效。主治寒疝、阳痿、腰腿痛、行走无力等症。

【药方来源】引自《药酒汇编》。

 茴香酒(二) .... ✿

【处　　方】灯笼草根、小茴香各 15 克,白酒 30 毫升。

【配　　制】将前 2 味药材共研为细末,加入白酒,混合调匀后,即可使用。

【用法用量】用白酒送服药末,1 次顿服。

【功效主治】具有祛湿、行气、止痛的功效。主治疝气偏坠久不愈者。

【药方来源】引自《类编朱氏集验医方》。

 桂姜萸酒 .... ✿

【处　　方】肉桂心 100 克,生姜 60 克,山茱萸 30 克,白酒或黄酒 200 毫升。

【配　　制】将上述前 3 味药材捣碎,用酒煎至减半,过滤去渣后,即可使用。

【用法用量】口服,每日 1 剂,分 3 次温服。

【功效主治】具有温中、散寒、止痛的功效。用于治疗腹股沟疝之腹痛。

【药方来源】引自《外台秘要》。

 橘核药酒 .... ✿

【处　　方】橘核、荔枝核、葫芦巴、青皮、川楝子(盐炒)

各 9 克,小茴香、牡蛎粉各 15 克,肉桂末 6 克,高粱酒 500 毫升。

【配 制】将前 8 味药共研细末,置容器中,加入高粱酒,密封浸泡 3～4 个月,过滤去渣即成。

【用法用量】口服,每次 5～30 毫升(或随量服之),每日 2 次。

【功效主治】具有补肾温阳、理气止痛的功效。主治肝肾阴寒、疝气偏坠、阴囊肿大、起消无常、痛引脐腹、因劳累或受冷即发等症。

【药方来源】引自《中医验方汇选》。

霹雳酒

【处 方】铁器 1 小块,白酒适量。

【配 制】将铁器烧赤,急投入酒中,候温即可使用。

【用法用量】随量服之。

【功效主治】主治疝气偏坠、妇女血崩、胎产不下。若用于治疗耳聋,且以磁石塞入耳中。

【药方来源】引自《本草纲目》。

栗树根酒

【处 方】栗树根 30～60 克,白酒 500 毫升。

【配 制】将上述药材洗净,切碎,置于容器中,加入白酒,密封浸泡 10 日,过滤去渣后,即可使用。

【用法用量】口服,每次 15 毫升,日服 2 次。

【功效主治】具有清热、降气的功效。主治疝气、血痹等症。

【药方来源】引自《民间百病良方》。

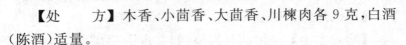 吴萸子酒 ·······························✳

【处　　方】吴茱萸子9克，小茴香(炒)15克，广木香3克，生姜5克，淡豆豉30克，黄酒200毫升。

【配　　制】将上述前5味药材用黄酒煎至减半，过滤去渣后，待温即可使用。

【用法用量】将上述所得药酒分2次服用，1日内服完。

【功效主治】具有温经通脉的功效。主治寒疝频发、绞痛难忍。

【药方来源】引自《药酒汇编》。

三香酒 ·······························✳

【处　　方】木香、小茴香、大茴香、川楝肉各9克，白酒(陈酒)适量。

【配　　制】将上述药材捣碎，同入砂锅内翻炒，加入葱白5茎，水1碗，淬锅中，文火煎至半碗，取出过滤去渣后，加入白酒半碗和匀，入锅炒，青盐1小匙调匀，即可使用。

【用法用量】趁温1次空腹顿服。

【功效主治】具有暖肝、理气、止痛的功效。主治疝气及偏坠气。

【药方来源】引自《万病回春》。

（二）脱　肛

脱肛是指直肠黏膜、肛管、直肠和部分乙状结肠向下移位,脱出肛门外。脱肛多为气虚下陷,长时间腹泻不愈、久病卧床伤气、大便干结等原因造成的。中医治疗脱肛主要采用补益中气、升提下陷的原则。根据脱肛病因的不同,中医辨证治疗通常采用补中益气、清热利湿、升陷固脱的原则。本篇选编部分为具有清热利湿、养阴润肠、固脱功效的药酒,供患者临证选用。

黄芪酒（一）　·····························　

【处　　方】黄芪 60 克,党参、升麻各 15 克,米酒 500 毫升。

【配　　制】前 3 味药切碎,置容器中,加入米酒,密封浸泡 7 日,去渣留液。

【用法用量】口服,每次 20～30 毫升,每日 2～3 次。

【功效主治】具有益气升提的功效。主治气虚脱肛。

【药方来源】引自《药酒汇编》。

（三）痔　疮

痔疮包括内痔、外痔、混合痔,是一种常见病,是直肠下端黏膜或肛管皮下静脉扩大和曲张形成的静脉团,多发于成年人,多由腹泻、便秘、妊娠、久坐、久立、负重远行或服食失调、嗜酒辛辣等使痔静脉内压力增高,血液回流障碍,瘀血浊气壅滞肛门而发病。

中医通过长期的临床经验,将痔疮的发病机制归纳为饮食不节、劳累过度和便秘等几个方面。在治疗上,通常是针对引起该病的风、热、湿、燥等原因采用清热凉血、利湿解毒、益气活血等办法进行辨证治疗。本篇选编部分为具有补肾活血、软坚散结、消炎通闭功效的药酒,供患者临证选用。

地瓜藤酒

【处　　方】地瓜藤 250 克,白酒 500 毫升。

【配　　制】将上述药材洗净,切碎,置于容器中,加入白酒,密封浸泡 7 日,过滤去渣后,即可使用。

【用法用量】口服,每次 30 毫升,日服 2～3 次。

【功效主治】具有清热除湿、行气活血的功效。主治痔疮、腹泻、消化不良、黄疸、白带过多等症。

【药方来源】引自《民间百病良方》。

二甲酒

【处　　方】穿山甲 30 克,人指甲 5 克,三花酒适量。

【配　　制】将前 2 味药共研细末。

【用法用量】口服,每天早、晚各 1 次,每次取药末 1～1.5 克,用三花酒 10～15 毫升送服。

【功效主治】具有活血、通络、止痛的功效。主治内痔。

【药方来源】引自《医学文选·家传秘方验方集》。

槐枝酒(一) ·······························✿

【处　　方】槐东南枝、槐白皮、槐子仁各 1 000 克,槐东南根、糯米各 2 000 克,上酒曲 200 克。

【配　　制】将上述前 4 味药材细锉,加水 16 000 毫升,煎至 5 000 毫升,过滤去渣后,将药汁浓缩至 1 600 毫升。将糯米浸泡,沥干蒸饭,待温倒入药汁、酒曲(压碎)拌和,密闭酿酒,酒熟后即可使用。

【用法用量】每次随性温服之,日服 3～4 次,常令似醉为妙。

【功效主治】具有凉血清热、消肿止血的功效。主治五痔,长年不瘥。

【药方来源】引自《外台秘要》。

槐枝酒(二) ·······························✿

【处　　方】槐枝叶 3 000 克,槐子仁 200 克,苍耳茎叶 1 500 克,酒曲 2 500 克,糯米 33 000 克。

【配　　制】将上述前 3 味药材切碎,加水 1 000 毫升,煎至减半,过滤去渣后,取药液备用。糯米蒸令熟,待温倒入药汁、酒曲(压碎)拌和,装入瓷瓶内,密封酿酒,酒熟后即可使用。

【用法用量】温服,常令似醉为妙。

【功效主治】具有清热凉血、祛风止痛的功效。主治痔疮,数年不瘥。

【药方来源】引自《太平圣惠方》。

苋根酒 ••••••••••••••••••••••••••••••• ✳

【处　　方】苋根 30～90 克,白酒 500 毫升。

【配　　制】将上述药材洗净,切碎,置于容器中,加入白酒,密封浸泡 10 日,过滤去渣后,即可使用。

【用法用量】口服,每次 10～15 毫升,日服 2 次。

【功效主治】具有舒筋活络、活血养血的功效。主治跌打损伤、阴囊肿痛、痔疮、牙痛等症。

【药方来源】引自《民间百病良方》。

 竹酒 ••••••••••••••••••••••••••••••••••• ✳

【处　　方】嫩竹 120 克,白酒 1 000 毫升。

【配　　制】将嫩竹切成片状或碎屑状,与白酒一起置入容器中,密封浸泡 12 日,其间搅拌 2 次;或锯取保留两个竹隔的嫩竹节,在一端竹节上开一个小孔,注入白酒,用塞子塞紧小孔,防止酒液外渗,在室温下静置 15 天即成。

【用法用量】口服,每次 20 毫升,早、晚各 1 次。

【功效主治】具有清热利窍的功效。主治痔疮、便秘、原发性高血压等症。

【药方来源】引自《中国食品》。

（四）褥　疮

褥疮又称压疮、压力性溃疡,是由于局部组织长期受压,发生持续缺血、缺氧、营养不良而致组织溃烂坏死,是长期卧床病人易得的一种特殊疾病。

中医治疗褥疮的主要原则是清热解毒、活血祛瘀、祛腐生肌。Ⅱ、Ⅲ期褥疮在常规清创或经物理治疗措施后可服用活血、舒通经络、抗菌、解毒、生肌、收敛止痛等功效的中药,促进血液循环,减轻炎症水肿及组织缺氧,促进炎症的吸收和消散,保持创面干燥,促进创面的愈合。本篇选编部分为具有清热解毒、活血祛瘀、祛腐生肌等功效的药酒,供患者临证选用。

复方红花酒

【处　　方】红花 50 克,黄芪 30 克,白芷 20 克,75％乙醇 500 毫升。

【配　　制】将上述药材洗净,共研为细末,用纱布包裹,放入乙醇中,在密闭的玻璃瓶内浸泡 7 日,过滤去渣后,即可使用。

【用法用量】外用,用棉签蘸药酒涂擦患处,或用纱布块蘸药酒敷于患处,每日 1 次,连用 7～10 日。

【功效主治】具有活血化瘀、消肿止痛的功效。主治褥疮、扭伤血肿、皮肤灼伤等症。

【药方来源】引自《复方红花酒防治褥疮》。

红当酒

【处　　方】红花 30 克,当归尾 30 克,50％乙醇 1 000 毫升。

【配　　制】将上述前 2 味药材切片,放入乙醇中,浸泡 1 个月后,过滤去渣后,即可使用。

【用法用量】用红当酒少许涂于受压部位,用大、小鱼际肌在受压部位由轻至重环形按摩 3～5 分钟,再用滑石粉或爽身粉,每日 4～6 次。

【功效主治】具有活血祛瘀、通络止痛、消散瘀肿的功效。主治褥疮。

【药方来源】引自《云南中医杂志》。

十一方酒

【处　　方】四七 20 克,血竭 50 克,琥珀 20 克,生大黄 30 克,桃仁 30 克,红花 30 克,泽兰 50 克,当归尾 30 克,乳香 20 克,川续断 50 克,骨碎补 50 克,土鳖虫 30 克,杜仲 50 克,马钱子(制)20 克,苏木 50 克,秦艽 50 克,自然铜 50 克,没药 20 克,七叶一枝花 20 克,无名异 50 克,米三花酒 7 500 毫升。

【配　　制】将上述药材切片,放入米三花酒中,浸泡 3～6 个月,过滤去渣后,即可使用。

【用法用量】用药酒纱布堵塞伤口,每日滴药酒 1 次,也可内服。当发现皮肤潮红时,将十一方酒 10 毫升倒入手中用手掌按摩患处,每日 2～3 次,局部有水疱形成者,用无菌注射器抽吸水疱内液后,再涂擦十一方酒,每日涂擦 2～3 次。

【功效主治】具有活血化瘀、消肿止痛、收敛防腐生肌的功效。主治褥疮。

【药方来源】引自《广西中医药》。

中药酒精液 ·······················

【处　　方】当归、红花、川白芍、透骨草、白芷各 15 克，75％乙醇 300 毫升。

【配　　制】将上述药材洗净，放入乙醇中，密封浸泡 3 日，滤出药液，即可使用。

【用法用量】先用温开水将褥疮及周围洗净后，用棉球蘸药液，涂擦患处，然后轻轻揉按，每日 3～5 次，治疗后暴露患处 5～10 分钟。

【功效主治】具有祛腐生新、活血化瘀的功效。主治褥疮。

【药方来源】引自《中药酒精浸液治褥疮》。

（五）破 伤 风

破伤风又名强直症，俗称锁口风，是由破伤风厌氧杆菌侵入人体伤口后，在厌氧环境下生长繁殖，产生嗜神经外毒素而引起全身肌肉强直性痉挛为特点的急性传染病。人和所有的哺乳动物都易感染破伤风，重型患者可因喉痉挛或继发严重肺部感染而死亡。新生儿破伤风由脐带感染引起，病死率很高。

中医学认为，本病是由创伤后，有感染病灶，失于调治，正气受损，风邪乘隙侵入，由表入里，引动肝风所致。在治疗上通常采用祛风疏表、平肝熄风、解毒定痉的原则。本篇选编部分为具有清热解毒、活血祛瘀、祛腐生肌等功效的药酒，供患者临证选用。

白蚣酒

【处　　方】白附子、蜈蚣各 10 克,防风 20 克,白酒 120 毫升。

【配　　制】将上述药材加入白酒中,密封浸泡 7 日后,过滤去渣,即可使用。

【用法用量】口服,每次 30 毫升,日服 2 次。

【功效主治】具有祛风止痉的功效。用于治疗破伤风。

【药方来源】引自《民间秘方治百病》。

蚕子酒

【处　　方】蚕子 3 克,白酒 200 毫升。

【配　　制】用刀子在蚕纸上刮取蚕子 3 克,入碗中研细,暖酒 200 毫升合调。

【用法用量】口服,每次 30 毫升,每日 3 次。

【功效主治】具有祛风活血的功效。主治破伤风、因疮中风、跌打损伤。

【药方来源】引自《圣济总录》。

蝉衣酒

【处　　方】蝉蜕(蝉衣)30 克,黄酒 500 毫升。

【配　　制】将蝉蜕洗净晒干,微炒,研为细末,与黄酒调和即可。

【用法用量】每次用蝉蜕细末 3 克,以黄酒 15 毫升加凉开水 30 毫升调和冲服,每日 2 次。

【功效主治】具有祛风解痉的功效。主治破伤风。

【药方来源】引自《本草纲目》。

 麻根四虫酒 ·····················✹

【处　　方】麻根炭 5 根,蛴螬 7 个,蜈蚣、全蝎、僵蚕各 6 克,黄酒适量。

【配　　制】将上述药材共研为细末备用。

【用法用量】上述所得药末 1 次用黄酒冲服,服后微汗佳。若服 1 剂后症状见减但仍痉挛者,将蜈蚣加至 12 克,服之即愈。

【功效主治】具有祛风止痉的功效。主治破伤风。

【药方来源】引自《正骨经验荟萃》。

 天麻四虫酒 ·····················✹

【处　　方】蝉蜕 180 克,天麻、天虫(僵蚕)各 9 克,蜈蚣 2 条,全蝎、琥珀各 6 克,黄酒 250 毫升。

【配　　制】将上述药材用黄酒煎煮后,过滤去渣即可使用。

【用法用量】上述所得药酒 1 次顿服,每日 1 次。汗出即愈。

【功效主治】具有祛风止痉的功效。主治破伤风。

【药方来源】引自《正骨经验荟萃》。

 玉真酒 ·····························✹

【处　　方】天南星(炙)1.5 克,防风 10 克,童尿 300

毫升,黄酒 250 毫升。

【配　　制】前 2 味药去除杂质,先以少许水煎沸,次加童尿(新鲜热童尿为佳),最后加黄酒,煎取 300 毫升,去渣即成。

【用法用量】口服,每次 50 毫升,每日 3 次,温服。

【功效主治】具有祛风活血的功效。主治破伤风、金疮。

【药方来源】引自《本草纲目》。

杏仁酒

【处　　方】杏仁 50 克,白酒 500 毫升。

【配　　制】将杏仁除杂质,不去皮、尖,研碎生用,用布袋装,笼上蒸 10 分钟,再研使其极细,倒入白酒,绞压取汁即可。

【用法用量】口服,每次 10～15 毫升,每日 3 次;外用:同时将杏仁酒汁敷于疮面,每日 2 次。

【功效主治】具有祛痰止咳、解金属毒的功效。主治破伤风、金疮中风、角弓反张。

【药方来源】引自《圣济总录》。

(六)急性淋巴结炎

急性淋巴结炎多由链球菌或金黄色葡萄球菌感染所致,常继发于其他急性感染病灶,原发感染病原体经过淋巴管进入淋巴结而引起。其病理特点为:病原体进入淋巴结后导致局部淋巴结充血、水肿,白细胞浸润,淋巴结迅速增大,若治疗不及时或治疗不得法,可出现淋巴结化脓或淋巴结周围组织的蜂窝织炎。急性淋巴结炎好发于颌下、颈部、腋下及腹股沟等部位。其临床症状为：局部淋巴结明显肿大，压痛明显，甚至出现红肿、化脓，常伴有恶寒发热，食欲不振，大便秘结等症。西医用大剂量抗生素治疗均能收到良好效果。急性淋巴结炎，属于中医学"痰火、时毒"范畴。

 金星酒方

【处　　方】金星草 30 克，甘草 3 克，黄酒 250 毫升。

【配　　制】将前 2 味药研面，以黄酒煎 2～3 沸后，入瓶封藏。

【用法用量】口服，每次 20 毫升，每日 3 次。

【功效主治】具有清热解毒、凉血的功效。主治痈疮肿毒、急性淋巴结炎。

【药方来源】引自《圣济总录》。

玄参酒

【处　　方】玄参（细锉）、磁石（烧令赤、醋淬 7 遍、细研水飞）各 400 克，白酒 4 000 毫升。

【配　　制】玄参去除杂质，凉开水快速淘洗，沥去水液，晒干细锉，与磁石相混，以白纱布袋盛装，扎紧袋口，放入小口酒坛内，注入白酒，密封坛口，浸泡 30 日，滤取上清液，装瓶备用。

【用法用量】每次 20 毫升，每日 1 次，空腹临睡温服。

【功效主治】具有清热解毒的功效。主治急性淋巴结炎。

【药方来源】引自《圣记总录》。

（七）狂犬咬伤

狂犬病又名恐水病，是由狂犬病病毒所致的急性传染病。人畜共患，多见于狗、猫等。人多因疯狗、疯猫等病兽咬伤而感染。人被咬伤后，狂犬病病毒从咬伤处侵入人体，在伤口的横纹肌肌梭感受器神经纤维处繁殖，随后侵入附近的末梢神经，沿周围神经向心性扩散，侵入背根神经节后其病毒即在此大量繁殖，接着侵犯脊髓和整个中枢神经系统，最后病毒又自中枢神经向周围神经离心性扩散，而侵入各组织和器官。其主要病理变化为急性弥漫性脑脊髓炎。

本病潜伏期长短不一，一般在 3 个月内，其主要临床特征为被咬伤伤口疼痛，红肿发热，呼吸困难，全身无力，恐惧不安，怕风恐水，咽肌痉挛和流涎，终至发生瘫痪而危及生命。呼吸衰竭是病人死亡的主要原因。西医治疗以预防接种疫苗，注射抗狂犬病免疫血清，以及对症、支持等治疗为原则。一旦发病，愈后欠佳，整个病程一般不超过 6 天，最终因呼吸肌麻痹与延髓性麻痹而死亡。本病属中医学疯犬咬伤范畴。

草兰根酒

【处　　方】草兰根 60 克，黄酒 300 毫升。

【配　　制】将上述药材洗净，切碎，置于砂锅内，加入黄酒，煎至 150 毫升，过滤去渣后，即可使用。

【用法用量】上述所得药酒为 1 剂,分 3 次服用,1 日内服完。

【功效主治】具有解毒利水的功效。主治疯犬咬伤,毒气中人。

【药方来源】引自《民间百病良方》。

苍耳煮酒

【处　　方】苍耳(茎叶)30 克,黄酒 500 毫升。

【配　　制】将苍耳加工捣碎,以黄酒 500 毫升文火煮沸 30 分钟,过滤取药液,装瓶备用。

【用法用量】口服,每次 30～50 毫升,每日 2 次。

【功效主治】具有清热解毒、祛风杀虫的功效。主治狂犬咬伤。

【药方来源】引自《本草纲目》。

癫狗咬伤神方

【处　　方】斑蝥(去足、翅)7 个,香附 2 克,烧酒 1 盏。

【配　　制】将 2 味药共为细末,为 1 次量,用烧酒适量调和均匀即可。

【用法用量】口服,每日 1 次。

【功效主治】具有解毒活血、通窍、散结的功效。主治狂犬咬伤。

【药方来源】引自《寿世保元》。

华山矾酒

【处　　方】华山矾根二层皮 25 克,米酒 20 毫升。

【配　　制】将上述药材捣烂浸汁,加入米酒,混合调匀后,即可使用。

【用法用量】1 次顿服。咬伤第一日服 1 次,以后每隔10 日服 1 次,连服 9 次。

【功效主治】具有解表退热、解毒除烦的功效。主治狂犬咬伤。

【药方来源】引自《民间百病良方》。

狂犬咬伤药酒

【处　　方】党参、羌活、独活、柴胡、前胡、茯苓、炒枳壳、生甘草、生姜各 10 克,川芎、桔梗各 6 克,生地榆、紫竹根各 30 克。

【用法用量】患者被狂犬咬伤后,尚未发病,仍处在潜伏期,上药用清水浓煎,分 2 次温服。7 日,用生黄豆数粒嚼服试毒,如不觉豆腥作吐,是毒仍未尽,又需再服 1 剂,待 7 日再用生黄豆数粒试毒,如仍不作呕吐,是余毒仍未尽,又须再服 1 剂,服至 3 剂,永无余毒矣。若服第一剂后,服生黄豆作呕者,不必服第二剂;如未服此药,其毒已发,急需连服 2剂,1 剂神清,2 剂痊愈;病人毒深发作,牙关紧闭,无法服药,将药汁灌服,连服 2 剂,病即渐愈。

【功效主治】具有解毒利水的功效。主治狂犬病。

【药方来源】引自《万应良方秘本》。

（八）蛇虫咬伤

本病是被虫类叮咬,接触其毒液或虫体的粉毛而引起的皮炎,故称虫咬皮炎。较为常见的害虫有蚊、蜂、蜈蚣、臭虫等。本病多见于害虫滋生的夏秋季节,且多发于暴露部位,皮疹以丘疹、风团或瘀点为多见,有的可出现水疱。

中医学认为,本病系外邪侵袭、邪毒积聚所为,当应采取清热解毒、祛风止痒、消肿止痛、化腐生肌的治疗方法。本篇选编部分为具有清热解毒、活血祛瘀、祛腐生肌等功效的药酒,供患者根据个人病因、病情及临床表现的不同临证选用。

复方山扁豆酒

【处　　方】山扁豆全草、全牛远志全草、无患子、乌柏根、瓜子金全草各 25 克,卵叶娃儿藤根 250 克,六棱菊 9 克,甘草 158 克,白酒 1 500 毫升。

【配　　制】将上述前 8 味药材洗净,切碎,置于容器中,加入白酒,密封浸泡 7～15 日,过滤去渣后,即可使用。

【用法用量】口服,成人每次 15～20 毫升(约 1 汤匙),每隔 1 小时服 1 次;小儿酌减。

【功效主治】具有清热解毒、消肿止痛的功效。用于治疗毒蛇咬伤。

【药方来源】引自《全国中草药汇编》。

蛇咬伤药酒（一） ·····················

【处　　方】入土金、三桠苦、鸡骨香各 75 克,田基黄、半边旗各 40 克,半边莲适量,米酒 500 毫升。

【配　　制】将上述前 6 味药材捣碎,置于容器中,加入米酒,密封浸泡 1 个月后,即可使用。

【用法用量】口服:成人每次 40～50 毫升,小儿 25 毫升,每日 2～3 次。外用:用药棉浸酒湿敷伤口及其周围,日敷数次。

【功效主治】具有清热解毒的功效。用于治疗毒蛇咬伤。

【药方来源】引自《新医药通讯》。

蛇咬伤药酒（二）

【配　　方】了哥王根 90 克,两面针根 120 克,虾辣眼根 60～150 克,酸藤根 60 克,30°米酒适量。

【配　　制】将上述前 4 味药材加入米酒中,以米酒浸过药面为宜,浸泡 7～10 日,即可使用。

【用法用量】口服:每次 10 毫升,日服 2～3 次。外用:伤口局部消毒,切开排毒后,自外向伤口四周涂擦药酒,日涂擦 4～5 次。

【功效主治】具有清热解毒的功效。用于治疗毒蛇咬伤。

【药方来源】引自《新医药通讯》。

蛇伤药酒(一) ··········

【处　　方】黄连 6 克,入地金牛根皮 45 克,山茱萸、白芷、五灵脂、雄黄各 22 克,黑皮蛇、白毛莲各 17 克,细辛 9 克,大黄 28 克,金果榄 4 克,坑边藕、荆芥各 56 克,黄柏 12 克,七星剑、山白菜各 40 克,巴豆叶 5 克,海底眼针 60 克,九里香叶 34 克,米酒 1 000 毫升。

【配　　制】将上述前 19 味药材捣碎,混匀,先取 2/3 量,置于容器中,加入米酒,密封浸泡 20 日,过滤,滤液再浸其余 1/3 药物,浸泡 25 日,过滤去渣后,即可使用。

【用法用量】口服,轻者每次服用 30 毫升,日服 1 次;重者每次服用 60 毫升,每 2～3 小时服 1 次。外用:可用棉花、布、纸渗药酒温敷。敷药前暴露伤口,以大蒜头(或辣椒)轻擦,自上而下,擦至出血为度。

【功效主治】具有解毒消肿的功效。用于治疗各种毒蛇咬伤中毒。

【药方来源】引自《中药制剂汇编》。

蛇伤药酒(二) ··········

【处　　方】山扁豆全草、瓜子金全草、大金不换全草、双飞蝴蝶根、洗手果树皮、白乌桕树根皮、六棱菊全草各 15 克,米酒 500 毫升。

【配　　制】将上述前 7 味药材洗净,晒干切碎,置于容器中,加入米酒,密封浸泡 1 个月,过滤去渣后,即可使用。

【用法用量】口服,成人每次 30～50 毫升,重症加倍。

273

银环蛇、金环蛇咬伤者,每半小时服用 1 次,连服 3 日,症状好转后每隔 2～3 小时服药 1 次;吹风蛇、青竹蛇咬伤者,每隔 2～3 小时服用 1 次,重症者每半小时服 1 次,症状好转后改为每 2～3 小时服 1 次。小孩及妇女可加温开水与药酒同服。外用:还可用药酒自上而下涂擦伤口周围肿痛处,每日涂擦 4～5 次。

【功效主治】具有清热解毒、利尿消肿的功效。用于治疗毒蛇咬伤。

【药方来源】引自《新医学》。

蛇伤药酒(三)

【处　　方】山扁豆 200 克,香茶菜、瓜子金、一支箭、两面针果各 100 克,60°白酒 1 000～1 500 毫升。

【配　　制】将上述前 5 味药材按比例共研细末,置于容器中,加入白酒,密封浸泡 15 日,过滤去渣后,即可使用。

【用法用量】口服,首次以微醉为度,以后每次服用10～15 毫升,至病情控制为止,改为日服 3 次。

【功效主治】具有清热解毒、消肿止痛的功效。用于治疗各种毒蛇咬伤。

【药方来源】引自《中国当代中医名人志》。

小红藤酒

【处　　方】小红藤 65 克,大戟 25 克,雄黄 4.5 克,白酒 200 毫升。

【配　　制】将上述前 3 味药材每日两剂。1 剂共捣碎,置于容器中,加入白酒,搅拌 15 分钟左右,待药味浸出后,即可使用;另一剂加水适量,煎 30 分钟左右,取汁待用。

【用法用量】外用,用时先于咬伤处切一切口,贯通二牙痕、深至皮下,用拔火罐法于切口处吸拔出恶血和毒液,然后取本方,每日 2 剂,用水煎剂,外洗和慢泡伤处;酒剂,口服,每次服用 50～60 毫升,日服 3 次。洗后,再用此药酒,用药棉蘸药酒涂擦患肢伤口肿胀处,自上而下,由轻到重地涂擦,挤压,每次约 20 分钟,把毒液从创口挤压出来,并用此药酒频频涂擦肿处,使其保持湿润。

【功效主治】具有清热解毒、消肿止痛、化腐生肌的功效。用于治疗毒蛇咬伤,如竹叶青蛇、蕲蛇、龟壳花蛇及蜈蚣、黄蜂、毒虫等咬蜇伤。本方早期应用,能控制局部组织溃烂坏死;对晚期已溃烂的伤口有促进愈合的作用。

【药方来源】引自《百病中医熏洗熨擦疗法》。

雄黄散

【处　　方】雄黄、五灵脂、白芷、川贝母各等份。

【配　　制】将上述药共研为细末。

【用法用量】每次 6 克,用白酒 50 毫升煮热后调服,每日 2 次,再用白矾加开水泡化后清洗患处。

【功效主治】具有清热解毒、消肿止痛的功效。主治毒蛇咬伤。

【药方来源】引自《寿世保元》。

（九）蜂 蜇 伤

蜂的种类很多，常见的有蜜蜂、土蜂、黄蜂、大黄蜂等。各种蜂的蜂尾均生有毒刺，并与毒腺相通连，当蜂刺蜇时，毒腺中的毒液通过毒刺注入人体而致伤。被大黄蜂刺蜇后，症状较重，土蜂蜇人机会较少，蜜蜂蜇人后，其毒刺常留于皮内。人体暴露部位常被蜂蜇伤。一般只表现局部红肿痛痒及灼热感，无明显全身症状。若群蜂共蜇，则蜇伤者受伤严重，可出现恶心呕吐、恶寒发热、脉象细弱、血压下降等休克症状，若抢救不及时，可危及生命。

水蓼酒

【处　　　方】水蓼不拘多少，白酒适量。

【配　　　制】上述药捣碎取汁，与等量白酒调匀备用。

【用法用量】口服，每次50毫升，每日3次。

【功效主治】具有祛风消肿的功效。主治蜂蜇伤、痈肿。

【药方来源】引自《圣济总录》。

（十）瘰 疬

瘰疬是指好发于颈部、耳后，也有的缠绕颈项，延及锁骨上窝、胸部和腋下的豆粒大小圆滑肿块，互相串联，不红不痛，溃后脓水清稀，夹有败絮状物，其中小者称瘰，大者称疬，统称瘰疬。俗称疬子颈或老鼠疮。多见于青少年及原有结核病者，易成瘘管为主要表现的结核类疾病。

瘰病的发生多因情志不畅,肝气郁结,进而影响脾的运化功能(主要指消化、吸收功能),使痰热内生,于颈项结成核块;或者病人原有肺肾阴虚,阴虚则火旺,热灼津液为痰,痰火互相凝结成核而生瘰病。至病之后期,热胜肉腐成脓,脓乃气血所化,长期脓水淋漓,势必耗伤气血,因此瘰病后期,有些病人虚损证候明显。

中医治疗瘰病初期宜疏肝养血、健脾化痰;后期以滋补肝肾为主,兼以益气养血为辅。如属风热结毒,应以祛风清热为主,兼以软坚散结为辅。本篇选编部分为治疗瘰病的药酒,具有祛风散结、消肿止痛、滋肝补肾、活血化瘀之功效,可供患者根据临证选用。

白头翁酒

【处　　方】白头翁根 150 克,白酒 1 000 毫升。

【配　　制】先将白头翁根用水洗去泥土,趁潮润剪成寸段,置于坛内,加入白酒,外用厚布和线绳密封坛口,隔水煮数沸后,取出放地上阴凉处,出火毒 2～3 日,过滤去渣后,贮瓶备用。

【用法用量】每次食后 1 小时服用 10～20 毫升,每日早、晚各服 1 次,连续服用至愈。

【功效主治】具有解毒散瘀、排脓敛疮的功效。用于治疗瘰病日久生疮,溃后浓水清稀,久不收口者。用此药酒,治疗腮腺混合瘤,效果亦佳。

【药方来源】引自《江苏中医》。

鳖甲浸酒方

【处　　方】炙鳖甲 120 克,烧酒 250 毫升。

【配　　制】将鳖甲研成粉末,置于容器中,加入烧酒,密封浸泡 7 日后即可服用。

【用法用量】口服,每次 15 毫升,日服 2 次。

【功效主治】具有滋阴、软坚、散结的功效。用于治疗瘰疬、瘘疮及风顽疥癣等。

【药方来源】引自《普济方》。

海藻乌蛇酒

【处　　方】海藻(洗去盐味药材、焙干)、乌梢蛇(酒浸去皮骨,炙令色黄)各 250 克,白酒 4 000 毫升。

【配　　制】将上药捣为细末,置于容器中,加入白酒,密封浸泡 1 个月后,过滤去渣即可使用。

【用法用量】口服,每次 15 毫升,日服 2 次。

【功效主治】具有祛风解毒、软坚散结的功效。用于治疗风毒所攻,颈项生瘰疬如串珠。

【药方来源】引自《太平圣惠方》。

海藻昆布浸酒

【处　　方】海藻、昆布各 500 克,白酒 2 500 毫升。

【配　　制】将上药置于容器中,加入白酒,密封浸泡数日(约 1 周)后,即可使用。

【用法用量】不拘时,随量服之。酒尽将药渣晒干,研细末，每次服用 3 克，用酒冲服，日服 3 次。

【功效主治】具有软坚散结的功效。用于治疗瘰疬颌下如梅核、瘿瘤。

【药方来源】引自《普济方》。

瘰疬药酒方

【处　　方】鹤凤草 250 克，忍冬藤 180 克，野蓬蒿、野菊花各 120 克，五爪龙 90 克，马鞭草 45 克，老酒 7 500 毫升。

【配　　制】将上述前 6 味药材切碎，装入布袋，置于容器中，加入老酒，密封隔水煮 3 炷香为度，取出投入水中，浸泡 10 日后收起，过滤去渣后，即可使用。

【用法用量】初服尽醉（微醉）出汗为度，以后随便服之，其酒一料，尽之可也。

【功效主治】具有清热化痰、活血散结的功效。用于治疗年久瘰疬结核，串生满项，顽硬不穿破者，病愈不发。

【药方来源】引自明·陈实功《外科正宗》。

内消酒

【处　　方】鲜仙人掌（洗净）250 克，羌活、杏仁（去皮、尖）各 30 克，白酒 1 000 毫升。

【配　　制】将上述前 3 味药材捣碎，置于容器中，加入白酒，密封浸泡 7 日，过滤去渣后，即可使用。

【用法用量】每日空腹温服 10 毫升，临睡前再服 10 毫升，以消为度。

【功效主治】具有清热解毒、消肿散结的功效。用于治疗风热毒气,结成瘰疬。

【药方来源】引自《普济方》。

 首乌酒 ·· ✳

【处　　方】生何首乌(或夜交藤)200 克,60°白酒 500 毫升。

【配　　制】将上药切碎,置于容器中,加入白酒,密封隔水炖 3～5 小时后,即可使用。

【用法用量】口服,每次 15～30 毫升,日服 3 次,或随时随量服之。

【功效主治】具有补血养血的功效。用于治疗瘰疬结核及各种痈疽肿毒。

【药方来源】引自《偏方大全》。

 桑椹醪 ·· ✳

【处　　方】鲜桑椹 1 000 克,糯米 500 克,酒曲适量。

【配　　制】将桑椹洗净,捣烂,以纱布绞汁,将汁与糯米按常法煮焖成干饭,待凉,加入酒曲(压碎),拌匀发酵成酒酿,即可使用。

【用法用量】口服不受限,每日随量佐餐服用。

【功效主治】具有滋补肝肾、舒筋活络、聪耳明目的功效。用于治疗瘰疬、关节不利、消渴、耳鸣、目暗、便秘等症,兼治各种痈疽肿毒。

【药方来源】引自《百病中医药酒疗法》。

（十一）静 脉 炎

静脉炎是指静脉血管发炎，其发病机制为血管内膜增生，管腔变窄，血流缓慢；周围皮肤可呈现充血性红斑，有时伴有水肿；以后逐渐消退，充血被色素沉着代替，红斑转变成棕褐色。少数病人可引起全身反应，如发冷、发热、白细胞增高等，患者常述疼痛肿胀。

静脉炎属于中医脉痹、血痹、恶脉、肿胀、筋痹、瘀血流注等症范畴。中医学认为静脉炎是由于脉络不通，气血凝滞导致，如疼痛、麻木、发凉、肿胀，甚或溃烂、坏疽等一系列病理变化和临床症状，多见于中、老年人，其临床特点为患部肿胀、疼痛，站立或劳累加重，患部皮色加深、皮温升高。其病机为湿热下注，气血瘀阻和气血失和而致。静脉炎可以发生于身体的各个部位，通常多发于四肢，其次是胸腹壁，少数呈游走性发作，单侧发病时，左侧多于右侧。

中医治疗静脉炎通常采用活血化瘀这一总原则，同时还考虑到疾病的病因、病程及病人的生活环境，结合寒热虚实的不同，辨证施治。本篇选编部分为具有清热解毒、活血散瘀、消肿止痛功效的药酒，供患者根据各型的症状特点临证选用。

消痛酊 ·· ✤

【处 方】雪上一枝蒿、洋金花（曼陀罗）子、细辛各 1 克，当归 2 克，牛黄解毒片（中成药）4 片，乙醇或高度白酒适量。

【配　　制】将上述前5味药材共研为细末,置于玻璃瓶内,加入乙醇(以超出药面10～20厘米为度),密封浸泡4～6日后,即可取用。

【用法用量】外用,用药棉球蘸药酒涂擦患处,并稍加按摩。每日涂擦4～6次,擦药次数越多,效果越好。

【功效主治】具有清热解毒、活血散瘀、消肿止痛的功效。用于治疗血栓性静脉炎。本药酒用于治疗外伤性疼痛及蜂蜇伤引起的皮炎,如上法用之,效果亦佳。

【药方来源】引自《百病中医熏洗熨擦疗法》。

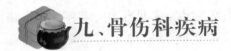

九、骨伤科疾病

(一)跌打损伤

跌打损伤主要指因跌仆、击打等造成的软组织损伤、外伤肿胀疼痛、皮肉破损出血,也包括摔伤、金刃伤等。伤处多有疼痛、肿胀、伤筋、破损或出血,骨折,脱臼等情况,也包括一部分内脏损伤疾患。其主要病理为瘀血壅滞,血闭气阻,故以疼痛、肿胀为主要表现。治疗跌打损伤宜以行气、散瘀、活血止痛、舒筋坚骨为主。本篇选编部分为具有活血通络、舒筋行气功效的药酒,供患者根据个人病因、病情及临床表现的不同临证选用。

补血壮骨酒

【处　　方】淫羊藿、巴戟天、鸡血藤各 25 克,白酒 500 毫升。

【配　　制】将上述前 3 味药材切碎,置于容器中,加入白酒,密封浸泡 20 日,过滤去渣后,即可使用。

【用法用量】口服,每次 10～15 毫升,每日 2 次。

【功效主治】具有补肾强骨、活血通络的功效。用于治疗跌打损伤、风湿痹痛、肢体麻木及瘫痪等症。

【药方来源】引自《药酒汇编》。

大力药酒

【处　　方】当归尾 5 克,红花、白芷、川乌(炙)各 10 克,没药、乳香、紫丹参、大黄、白芍(炒)、骨碎补、脆蛇、青皮(炒)各 15 克,川续断(炒)、三棱、自然铜(煅)、莪术各 20 克,生地黄、三七、五加皮、淮牛膝各 30 克,土鳖虫 60 克,茜草 80 克,白酒 2 500 毫升。

【配　　制】将上述药材共研成粗末,装入纱布袋中,扎紧袋口,与白酒同置于容器中,密封浸泡 30 日以上,即可服用。

【用法用量】新伤、轻伤每次服用 5～10 毫升,旧伤、重伤每次服用 10～20 毫升,每日 3 次。

【功效主治】具有舒筋活血、祛风除湿、通络止痛的功效。用于治疗跌打损伤及顽痹(类风湿关节炎)。

【药方来源】引自《临床验方集》。

大理藜芦根酒 ∙∙∙∙∙∙∙∙∙∙∙∙∙∙∙∙∙∙∙∙∙∙∙∙∙∙∙∙∙ ✿

【处　　方】大理藜芦须根 15 克,白酒 500 毫升。

【配　　制】将大理藜芦须根去除杂质,用凉开水快速淘洗,沥干装瓷瓶或玻璃瓶中,用白酒浸泡,密封瓶口,每日摇晃 3～5 次,7 日后即可使用。

【用法用量】口服,每次 5 毫升,每日 3 次。每次并服酒浸大理藜芦须根 3 厘米长。

【功效主治】具有散瘀消肿的功效。主治跌打损伤。

【药方来源】引自《中华养生药膳大典》。

跌打酒 ∙∙∙ ✿

【处　　方】制川乌、制草乌各 10 克,白芷、四块瓦、防己各 20 克,见血飞、伸筋草、八爪金龙、透骨草、大血藤、徐长卿各 30 克,水冬瓜根皮 40 克,四两藤、竹叶、三七各 15 克,55°白酒 2 500 毫升。

【配　　制】将上述前 15 味药材共捣为粗末,置于容器中,加入白酒,密封浸泡 7～10 日,过滤去渣后,即可使用。

【用法用量】口服,每次 15～20 毫升,每日 3 次。

【功效主治】具有舒筋活血、化瘀止痛的功效。用于治疗跌打损伤、筋骨疼痛、肢体麻木、腰腿酸痛等症。

【药方来源】引自《中国当代中医名人志》。

 跌打风湿药酒（一） ∙∙∙∙∙∙∙∙∙∙∙∙∙∙∙∙∙∙∙∙∙∙∙ ✿

【处　　方】五加皮 50 克,红花、牛地黄、当归、怀牛膝、栀子、泽兰各 40 克,骨碎补、宽筋藤、千斤拔、枫荷桂、羊耳菊、海风藤各 80 克,细辛、桂枝、陈皮、苍术、木香各 30 克,莪术、甘草各 50 克,九里香、过江龙各 160 克,麻黄 20 克,白酒16 000 毫升。

【配　　制】将上述前 23 味药材捣为粗末,置于容器中,加入白酒,密封浸泡 30 日,过滤去渣后,即可使用。

【用法用量】口服,每次 15 毫升,每日 2 次。亦可外用,涂擦患处。

【功效主治】具有祛风除湿、活血散瘀的功效。用于治疗跌打损伤、风湿骨痛、风寒湿痹、积瘀肿痛等症。

【药方来源】引自《药酒汇编》。

跌打损伤酒

【处　　方】当归、生地黄各 30 克,薏苡仁、骨碎补、紫荆皮、补骨脂、十大功劳各 15 克,羌活、桃仁、莪术、广木香各9 克,杜仲、川芎各 24 克,五加皮 90 克,虎胫骨(代)36 克,高粱酒 10 000 毫升。

【配　　制】将上述药材与高粱酒同置于容器中,密封隔水煮 3 小时后取出,7 日后压榨过滤,使之成为 500 毫升,装瓶即可使用。

【用法用量】每晚睡前服用 15～30 毫升。

【功效主治】具有活血化瘀、祛风胜湿的功效。主治跌打损伤后筋骨疼痛、日久不愈、不时发作等症。

【药方来源】引自《临床验方集》。

跌打扭伤酒 ･･･････････････････････････ ✻

【处　　方】柴胡、当归、川芎各 12 克,川续断、马钱子、骨碎补(去毛)、黄芩、桃仁、五灵脂、赤芍、苏木各 6 克,红花、三棱各 4 克,乳香(醋制)3 克,65°白酒 1 000 毫升。

【配　　制】将上述前 14 味药材研为粗末,混匀装入布袋,置于罐内,加入白酒,密封浸泡 30 日,压榨过滤去渣后,静置沉淀,取其上清液,分装使用。

【用法用量】口服,每次 30～60 毫升,每日 2 次。亦可外用,涂擦患处。

【功效主治】具有舒筋活血、消肿止痛的功效。用于治疗跌打损伤、瘀血凝滞、肿痛不已、筋络不舒。

【药方来源】引自《中药制剂汇编》。

 跌打活血酒 ･･･････････････････････････ ✻

【处　　方】三七 6 克,炙乳香、骨碎补、刘寄奴、炙没药、土鳖虫、红花各 10 克,川芎、当归尾、川续断各 15 克,白酒 1 000 毫升。

【配　　制】将上述药材研成粗末,装入布袋,置于容器中,加入白酒密封浸泡,7 日后取出药袋,压榨取液,将榨取液与药酒混合,静置过滤后装瓶,即可使用。

【用法用量】每次空腹服用 10～15 毫升,每日 3 次。

【功效主治】具有活血化瘀、止痛消肿的功效。用于治疗跌打损伤、筋骨关节肿痛、骨折、骨裂疼痛。

【药方来源】引自《临床验方集》。

活血酒(一)

【处　　方】当归、川芎各 15 克,白芷、桃仁、红花、牡丹皮、乳香、没药各 9 克,泽泻、苏木各 12 克,白酒 1 500～2 000 毫升。

【配　　制】将上述前 10 味药材捣为粗末,置于容器中,加入白酒,密封浸泡 7 日,过滤去渣后,即可使用。

【用法用量】口服,每次 10～15 毫升,每日 3 次。

【功效主治】具有活血止痛、逐瘀消肿的功效。主治跌打损伤。

【药方来源】引自《中国当代中医名人志》。

活血酒(二)

【处　　方】乳香、没药、当归、紫荆皮、安桂、独活、羌活、虎骨(代)、木瓜、浙贝母、自然铜、川续断、南木香、川厚朴、生香附、小茴香炒各 90 克,白芷、制川乌、制草乌各 3 克,穿山甲(炒)、血竭各 6 克,麝香 1.5 克,白酒 6 000 毫升。

【配　　制】将上述药材捣碎,与白酒同置入容器中,密封浸泡 10 日以上,即可服用。

【用法用量】口服,每次 15～30 毫升,每日早、晚各服 1 次。

【功效主治】具有活血行气、祛风活络的功效。主治跌打损伤后外感风寒湿痹,筋骨关节出现隐隐作痛,或酸软痛,遇雨加重,得热则减轻。

【药方来源】引自《临床验方集》。

跌打药酒

【处　　方】当归 10 克,土鳖虫 4 克,生地黄、莪术、川芎、桃仁、刘寄奴、三棱、泽兰、泽泻各 8 克,苏木、红花各 6 克,赤芍 13 克,三七 1 克,白酒 1 000 毫升。

【配　　制】将上述药材捣碎,与白酒同置入容器中,密封浸泡 45 日以上,过滤去渣后,即可服用。

【用法用量】口服,每次 10～15 毫升,每日早、晚各 1 次。亦可外用涂擦患处。

【功效主治】具有消积、散瘀、止痛的功效。用于治疗跌打撞伤、闪挫腰痛、积瘀肿痛、扭伤及关节痛。

【药方来源】引自《药酒汇编》。

佛顶珠酒

【处　　方】佛顶珠 30 克,仙桃草(连虫瘿用)15 克,乱头发 3 克,白酒 500 毫升。

【配　　制】将前 3 味药去除杂质,用凉开水快速淘洗,沥去水液,剪碎,用纱布袋装,扎紧袋口,放酒瓶中,注入白酒浸泡,密封瓶口,每日摇晃 3～5 次,7 日后即可使用。

【用法用量】口服,每次 15～30 毫升,每日 2 次。

【功效主治】具有清热解毒、活血消肿的功效。主治跌打损伤、久坐腰痛腰酸、疝气、痛经、咳喘、胃痛等症。

【药方来源】引自《中华养生药膳大典》。

风伤擦剂

【处　　方】生川乌、生草乌、泽兰、生南星、生半夏、川红花、川芎、当归尾各 15 克,桃仁、白芷、木瓜、乳香、没药、威灵仙各 20 克,川椒 12 克,肉桂 10 克,樟脑粉 20 克,水杨酸甲酯适量,75％乙醇 1 500 毫升。

【配　　制】将上述前 16 味药材共研为粗末,置于容器中,加入 75％乙醇,密封浸泡 1 个月后开封,再加入樟脑粉、水杨酸甲酯搅拌溶化,贮瓶即可使用。

【用法用量】每次取此药酒适量涂擦患处,日涂擦 3～4 次。

【功效主治】具有活血散瘀、消肿止痛的功效。主治跌打损伤、筋肉肿痛。

【药方来源】引自《中国当代中医名人志》。

风湿痛药酒

【处　　方】石楠藤 2 812 克,麻黄 94 克,枳壳、桂枝各 75 克,蚕沙 24 克,黄精 30 克,陈皮 50 克,厚朴、苦杏仁、泽泻、山药、苍术、牡丹皮、川芎、白术、白芷、木香、石耳、羌活、菟丝子、香附、没药、当归、乳香各 11 克,红糖 2 250 克,白酒 22 500 毫升。

【配　　制】将石楠藤加水煎煮 2 次,每次煎煮 2 小时,合并煎液,过滤去渣后,浓缩成清膏;余麻黄等 23 味药材研为粗末,用白酒润湿渗滤,收集滤液,与石楠藤浓缩液合并,加入适量红糖搅拌至溶解,静置过滤后,即可使用。

【用法用量】口服，每次 10~15 毫升，每日 2 次。

【功效主治】具有祛风除湿、活络止痛的功效。主治跌打损伤、风湿骨痛、手足麻木、腰腿痛等症。

【药方来源】引自《药酒汇编》。

茴香酒（三）

【处　　方】补骨脂（炒香）、小茴香（炒）、肉桂各 20 克，白酒 500 毫升。

【配　　制】上药研末，放入酒瓶内，密封浸泡 3 日即可。

【用法用量】每次 10~15 毫升，每日 3 次，温服。每次服药前，摇动酒瓶，使药液变匀。

【功效主治】具有活血通经、行气止痛的功效。主治跌打损伤、瘀血凝滞、腰胁疼痛等症。

【药方来源】引自《医方类聚》。

红花浸酒

【处　　方】红花、凤仙花各 50 克，白矾少许，60°白酒 1 000毫升。

【配　　制】将上述前 3 味药材置于容器中，加入白酒，密封浸泡 24~48 小时，过滤去渣后，即可使用

【用法用量】用纱布浸于药酒中，20 分钟后取出，敷于肿胀部位，若纱布浸液干时，可随时再往纱布上敷药酒以保湿，每日换药 1 次。

【功效主治】具有消肿止痛的功效。主治跌打损伤。

【药方来源】引自《辽宁中医杂志》(试刊号)。

复方红花酊 ·······················

【处　　方】乳香、没药各 27 克,五加皮、川乌、草乌、川红花、木通、伸筋草、桃仁、威灵仙、当归、川续断各 63 克,40%乙醇 4 000 毫升。

【配　　制】将上述前 12 味药材捣碎,置于容器中,分 2 次加入 40%乙醇,密封浸泡。第一次用乙醇 2 000 毫升,浸泡 4 日后过滤;第二次药渣用乙醇 2 000 毫升,浸泡 3 日后过滤,合并两次滤液,静置后,即可使用。

【用法用量】取此药酒揉擦患处,每日擦 1～2 次。

【功效主治】具有散瘀消肿的功效。主治跌打损伤。

【药方来源】引自《中药制剂汇编》。

复方红花苏木酒 ·······················

【处　　方】红花 500 克,苏木、两面针(皮)各 2 500 克,50%食用乙醇、高粱酒各 7 500 毫升。

【配　　制】将上药前 3 味去除杂质,凉开水快速淘洗,沥去水液晒干。苏木、两面针捣成粗末,与红花共以纱布包盛,用上述酒液共浸 15 日即成。

【用法用量】口服,每次 10～15 毫升,每日 2 次。也可以适量药酒擦患部,至有灼热感为度。

【功效主治】具有活血祛瘀、消肿止痛的功效。主治跌打损伤引起的瘀血肿痛。

【药方来源】引自《中药制剂汇编》。

复方消炎止痛擦剂

【处　　方】草乌、红根各1 000克，姜黄、天文草、土三七、栀子、荜茇、黄柏、韭菜根、乳香、没药各500克，紫菀、八角枫、苏木、茜草、扁竹兰各200克，百灵草、毛茛、雷公藤、青骨藤、四块瓦各300克，五香藤、商陆各100克，冰片50克，75％乙醇45 000毫升。

【配　　制】将上述前24味药材共研为粗末，置于容器中，加入一半乙醇，浸泡10日后过滤；余渣用剩余乙醇浸泡5日后过滤，合并两次所得滤液，静置后过滤去渣，即可使用。

【用法用量】用纱布或棉球浸透药液揉擦患处，每次揉擦10～20分钟，每日1～2次。无名肿毒、毒虫咬蜇，日涂擦患处，不揉按；虫牙痛，用一小棉球蘸药酒填塞虫牙处，片刻吐出。

【功效主治】具有消炎止痛的功效。用于治疗跌打损伤、风湿麻木、无名肿毒、毒虫咬蜇及虫牙痛。

【药方来源】引自《新医学》。

截瘫药酒

【处　　方】人参、老鹳草各30克，川乌、草乌各45克，红花、牛膝、穿山甲炮、川续断、麻黄各15克，白酒500毫升，黄酒1 500毫升。

【配　　制】将上述前9味药材研成粗末，置于容器中，加入白酒和黄酒，密封浸泡3～5日，过滤去渣后，即可使用。

【用法用量】口服，每次15毫升，日服3次。

【功效主治】具有益气活血、温经通络的功效。用于治疗外伤性截瘫。

【药方来源】引自《中国当代中医名人志》。

截瘫风湿酒

【处 方】鲜八棱麻 200 克,独活、熟地黄、防风、大枣各 30 克,黄芪、党参、透骨草、仙鹤草、当归、川贝母、土鳖虫各 20 克,川芎、茯苓、木瓜、红花、云木香、淫羊藿、川牛膝各 15 克,五味子、枸杞子、栀子、草薢、黑补骨脂、佛手、一枝蒿、钩藤、锁阳、白芍、炙甘草、天麻、桂枝、千年健、肉桂、狗脊、田七各 10 克,50°白酒适量。

【配 制】将上述前 37 味药材规范配料,共研成粗末,置于容器中,加入白酒,密封浸泡 1~2 个月后,过滤取汁,加入红糖,待溶化并澄清后,即可使用。

【用法用量】口服,每次 15~20 毫升,日服 3 次或遵医嘱。

【功效主治】具有舒筋活血化瘀、止痛强筋壮骨、助阳扶正的功效。用于治疗外伤性痉挛、弛缓截瘫、四肢麻木、腰膝乏力、抽搐瘫痪、腰椎肥大、天气变化作痛。

【药方来源】引自《中国当代中医名人志》。

刘寄奴酒(一)

【处 方】刘寄奴、骨碎补、延胡索各 60 克,白酒 500 毫升。

【配 制】将上述前 3 味药材切碎,置于容器中,加入白酒,密封浸泡 10 日以上,过滤去渣后,即可使用。

【用法用量】口服,每次 10～15 毫升,每日 2 次。

【功效主治】具有消肿定痛、止血续筋的功效。主治跌打损伤、瘀血肿痛。

【药方来源】引自《药酒汇编》。

 罗王助功酒 ·································

【处　　方】赤芍、生地黄、怀牛膝各 150 克,全当归、川芎、黄芪各 100 克,藏红花、木瓜、木香、陈皮、苏木各 9 克,槐枝、透骨草、柳枝、百合、桃枝各 6 克,山鹰爪(代)1 对,白酒 10 升。

【配　　制】前 17 种药物去除杂质,凉开水快速淘洗,沥去水液,晒干碾成粗末,倒入瓷缸内,加白酒封口浸泡,外用黄泥封固,埋入地下 1～1.5 米深,100 日后取出,滤出药酒汁,药渣再用白布包之绞汁,与前药酒汁合并,如此反复过滤沉淀,把药酒按每瓶 250 毫升装入瓷瓶内,并用黄蜡封固即成。

【用法用量】口服,每次 15～20 毫升,每日 2 次。

【功效主治】具有活血化瘀、通经活络、散结止痛、益气壮骨的功效。主治跌打损伤、伤处红肿、血瘀作痛、四肢麻木、半身不遂、全身乏力、气短倦怠等症。

【药方来源】引自《少林寺秘方集锦》。

麻根消肿酒 ·································

【处　　方】蓖麻根及叶 1 500 克,白酒适量。

【配　　制】选用蓖麻根及叶生者,细削,捣绞取汁备用。

【用法用量】口服,每用汁、酒各半小杯,拌和同服,不拘时。

【功效主治】具有消肿、止痛的功效。主治跌打损伤、红肿疼痛。

【药方来源】引自《圣济总录》。

麻油酒 ●●●●●●●●●●●●●●●●●●●●●●●●●●● ✳

【处　　方】麻油200毫升,水酒500毫升。

【配　　制】将麻油和水酒混合,置干净砂锅内煮沸5～10分钟,待冷后装入瓶中,密封备用。

【用法用量】口服,每次100毫升,每日2次,温服;或根据各人酒量饮用,以微醉为度。

【功效主治】具有补肾、活血、消肿的功效。主治跌打损伤、由高处坠落摔伤。

【药方来源】引自《汇集金鉴》。

内伤白酒 ●●●●●●●●●●●●●●●●●●●●●●●● ✳

【处　　方】红花、桃仁(炒)、秦艽、续断、广木香、砂仁(炒)、牡丹皮、威灵仙各15克,当归、五加皮、怀牛膝各45克,骨碎补、核桃肉、杜仲(炒)、丹参各30克,白酒5 000毫升。

【配　　制】将上药捣碎,与2 500毫升白酒同置入容器中,密封后置锅中隔水煮4小时,待冷后开封,再加入余下的 2 500 毫升白酒,密封静置 3 天后即可服用。

【用法用量】口服,每次 15～30 毫升,早、晚各 1 次。不拘病程长短皆可服用。

【功效主治】具有活血行气、祛瘀壮筋的功效。适用于跌打及劳伤太过引起的肌体四肢筋骨疼痛,步履无力。

【药方来源】引自《古方汇精》。

破血散瘀酒

【处　　方】羌活、防风、官桂各 3 克,苏木 5 克,连翘、当归尾、柴胡各 6 克,水蛭 9 克(炒烟尽),麝香(代)少许,白酒1 000毫升。

【配　　制】将上药(除水蛭、麝香外),用 200 毫升水煎至 100 毫升,去渣兑入白酒中,再把水蛭、麝香研如泥,调入酒内搅匀待用。

【用法用量】每次空腹饮 15～30 毫升,每日早、晚各 1 次。

【功效主治】具有破血散瘀、理气止痛的功效。主治跌打损伤、瘀血肿痛、不能饮食等症。

【药方来源】引自《李东垣方》。

祛风酒(一)

【处　　方】独活、羌活、白芍、桑寄生、秦艽各 60 克,木瓜、牛膝、川续断、五加皮、补骨脂各 90 克,党参 150 克,冰糖 500 克,高粱酒 5 000 毫升。

【配　　制】将上述药材捣碎,置于容器中,加入高粱酒,密封浸泡2周,过滤去渣后,加入冰糖,至完全溶解后,即可取用。

【用法用量】口服,每次30毫升,每日中、晚各1次。

【功效主治】具有祛风胜湿、舒筋活络、益气血、强筋骨的功效。用于治疗损伤后期骨节酸痛,筋脉拘挛及外伤性关节炎。

【药方来源】引自《林如高骨伤验方歌诀方解》。

少林八仙酒

【处　　方】丁香、当归各30克,川芎、红花各90克,三七15克,凤仙花、苏木各45克,乌梢蛇1条,白酒1 700毫升。

【配　　制】将上述前8味药材洗净,切碎,置于容器中,加入白酒,密封浸泡60日以上,经常摇动,过滤去渣后,即可使用。

【用法用量】口服,每次15毫升,日服2次。

【功效主治】具有活血祛瘀、通络止痛的功效。用于治疗跌打损伤、瘀血疼痛、红肿不消等症。

【药方来源】引自《药酒汇编》。

少林保将酒

【处　　方】当归60克,川芎、苏木、桑枝、木瓜、鹿角各24克,红花、黄芪、桑寄生、熟地黄、透骨草、白术、赤芍、桃仁各30克,乳香、没药、白芷、川续断、补骨脂、太子参各15克,桂枝、川郁金、木香各9克,白酒1 700毫升。

【配　　制】将上述药材共研为粗末,与白酒共置入容器中,密封浸泡,浸泡期间,每日振摇 1 次,35 日后即可使用。

【用法用量】口服,每次 20～30 毫升,每日 3 次。亦可用药酒涂擦患处。

【功效主治】具有活血祛瘀、理伤镇痛、壮筋健骨的功效。主治拳械打伤、跌打损伤、骨折筋伤、腰腿疼痛及半身不遂。

【药方来源】引自《少林寺伤科秘方》。

少林活龙酒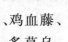

【处　　方】活蛇 1 条,当归、红花、赤芍、苏木、鸡血藤、天麻、熟地黄、桑枝、木瓜、高山参各 20 克,炙川乌、炙草乌、法半夏各 10 克,蜈蚣 10 条,白酒 10 升。

【配　　制】先用丝线把活蛇扎紧颈部,再把腰部、腰以下部分 3 段扎紧;然后把酒倒入缸内,把蛇头按放缸中,溺死;余药去除杂质,凉开水快速淘洗,沥去水液,晒干为粗末,倒入缸内,密封缸口,每天振摇 3 次,60 日后埋入地下 1 米深处,40 日后取出,滤出药酒汁;最后将药渣用数层纱布包裹,绞尽酒汁,与滤出掖合并,入缸密封备用。

【用法用量】口服,每次 15～20 毫升,每日 3 次。跌打损伤未破者,可取少许外擦患处。

【功效主治】具有活血散瘀、消肿止痛、舒筋通络、镇痉祛风、补血益气的功效。主治跌打损伤、腰腿疼痛、四肢麻木、半身不遂等症。

298

【药方来源】引自《少林寺秘方集锦》。

 三皮药酒 ∙∙∙∙∙∙∙∙∙∙∙∙∙∙∙∙∙∙∙∙∙∙∙∙∙ ✿

【处　　方】紫荆皮、牡丹皮、五加皮、郁金、乌药、川芎、延胡索各 30 克,官桂、木香、乳香(去油)、羊踯躅(去油)、羌活各 15 克,白酒 500 毫升。

【配　　制】将上述前 12 味药材洗净并切碎,置于容器中,加入白酒,密封隔水煮约 1 小时,候冷过滤去渣,即可使用。

【用法用量】不拘时,随量服之,勿醉。

【功效主治】具有调气活血、止痛的功效。主治跌打损伤、疼痛不已。

【药方来源】引自《药酒汇编》。

 三七酒 ∙∙∙∙∙∙∙∙∙∙∙∙∙∙∙∙∙∙∙∙∙∙∙∙∙∙∙∙∙∙∙ ✿

【处　　方】三七、海桐皮、薏苡仁、生地黄、牛膝、川芎、羌活、地骨皮、五加皮各 15 克,白酒 2 500 毫升。

【配　　制】将上药研粗末,入白酒中密封浸渍,夏日浸 7 日,冬日浸 10 日,过滤即成。

【用法用量】口服,每次 15 毫升,每日 2 次。

【功效主治】具有活血止痛、祛瘀通络的功效。主治跌打损伤、瘀血肿痛。

【药方来源】引自《药酒汇编》。

三七跌打酒 ....

【处　　方】大田七、血竭、琥珀各 120 克,大黄、桃仁、泽兰、红花、当归尾、乳香、没药、秦艽、川续断、杜仲、骨碎补、土鳖虫、苏木、无名异、自然铜(制)、马钱子(炸黄去毛)各 150 克,七叶一枝花 90 克,白酒 15 000 毫升。

【配　　制】将上述前 20 味药材切片,置于容器中,加入白酒,密封浸泡 2 个月,过滤去渣后,即可使用。

【用法用量】口服,每次 15~30 毫升,每日 1~2 次。外用:若肿痛者,用药棉蘸药酒涂擦患趾,每日涂擦2~3 次;创伤破口者,用消毒纱布或棉垫浸透敷之,绷带包扎,每日换药 1 次。

【功效主治】具有祛风胜湿、舒筋活络的功效。主治跌打损伤。

【药方来源】引自《正骨经验荟萃》。

搜山虎酒 ....

【处　　方】搜山虎 6 克,白酒 500 毫升。

【配　　制】将搜山虎去除杂质,用凉开水快速淘洗,沥干,切碎,置酒瓶中用白酒浸泡,加盖密封,每日摇荡 5~7 次,7 日后即可使用。

【用法用量】口服,每次 5 毫升,每日 2 次。

【功效主治】具有怯风散寒、舒筋活络、消肿止痛的功效。主治跌打损伤、风湿性关节炎、瘫痪、破伤风等症。

【药方来源】引自《中华养生药膳大典》。

伤科补要药酒

【处　　方】三七、红花、生地黄、川芎、当归、乌药、乳香、五加皮、防风、川牛膝、干姜、牡丹皮、肉桂、延胡索、姜黄、海桐皮各10克,白酒2 000毫升。

【配　　制】上药粉碎,装入纱布袋,放入酒瓷坛内,封口,隔水加热,煮60分钟,取出放凉,12日后开封饮酒。

【用法用量】口服,每次10～20毫升,每日3次。

【功效主治】具有活血行气、消肿定痛的功效。主治跌打损伤、气滞血瘀、筋骨疼痛、活动不利等症。

【药方来源】引自《伤科补要》。

苏木酒

【处　　方】苏木(锉细)112克,黄酒2 000毫升。

【配　　制】将苏木净品捣碎,放入干净的砂锅内,倒入黄酒,煎煮至1 000毫升,过滤去渣即成。

【用法用量】口服,每次20毫升,每日3次,温服。

【功效主治】具有活血通络、消肿止痛的功效。主治跌打损伤、因疮中风。

【药方来源】引自《圣济总录》。

铁罗伞跌打酒

【处　　方】铁罗伞、骨碎补、五加皮、当归尾各30克,白酒1 000毫升。

【配　　制】将前4味药去除杂质,用凉开水快速淘洗,沥干,切碎放瓷瓶中,用白酒浸泡,密封瓶口,每日摇晃 3～5次,7 日后即可使用。

【用法用量】口服,每次 15～30 毫升,每日 2 次。

【功效主治】具有活血化瘀、消肿止痛的功效。主治跌打内伤。

【药方来源】引自《中华养生药膳大典》。

桃仁生地酒 ·· ❉

【处　　方】桃仁 30 克,生地黄汁、酒各 500 毫升。

【配　　制】将桃仁去皮尖后研膏。将生地黄汁与酒煎至沸,下桃仁膏再煮数沸,去渣,收贮备用。

【用法用量】每次温服 1 杯,不拘时。

【功效主治】具有疏通脉络、活血祛瘀的功效。适用于跌打损伤筋脉。

【药方来源】引自《圣济总录》。

鸭血酒 ·· ❉

【处　　方】鸭血 100 克,白酒 500 毫升。

【配　　制】将新鲜鸭血倒入净器内,再倒入白酒,用筷子搅匀,加盖密封置于阴凉处,经 1 夜后,用细纱布滤去渣,贮入净瓶中。

【用法用量】每日早、晚各 1 次,每次食前 1 小时热饮15～30 毫升。

【功效主治】具有补血解毒的功效。主治劳伤吐血、女子经来潮热、胃气不开、不思饮食等症。

【药方来源】引自《本经逢原》。

野棉花根酒

【处　　方】野棉花根 20 克，白酒 750 毫升。

【配　　制】将野棉花根去除杂质，用凉开水快速淘洗，沥干切碎，放瓷瓶内，用白酒浸泡，密封瓶口，每日摇晃 3～5 次，7 日后即可使用。

【用法用量】口服，每次 5～10 毫升，每日 2 次。

【功效主治】具有除湿通络、活血止血的功效。主治跌打损伤所致的内出血、风湿性关节炎等症。

【药方来源】引自《中华养生药膳大典》。

药酒方

【处　　方】三七、红花、生地黄、川芎、当归身、乌药、落得打、乳香、五加皮、防风、川牛膝、干姜、牡丹皮、肉桂、延胡索、姜黄、海桐皮各 15 克，白酒 2 500 毫升。

【配　　制】将上述前 17 味药材捣碎，装入布袋，置于容器中，加入白酒，密封隔水加热 1.5 小时，取药液放凉，再浸泡数日，过滤去渣后，即可使用。

【用法用量】口服，每次 15～30 毫升，每日 2 次。

【功效主治】具有凉血活血、散瘀消肿、理气止痛的功效。用于治疗跌打损伤、气滞血瘀、筋骨疼痛、活动受限等症。

【药方来源】引自《伤科补要》。

竹七酒 .... ✳

【处　　方】竹七45克,白酒500毫升。

【配　　制】将竹七捣碎,置砂锅内,倒入白酒,再置火上煮鱼眼沸,取下待冷;再将竹七与酒倒入净瓶中,加盖密封,置阴凉处,经7日后即可开封取饮。

【用法用量】口服,每次15～20毫升,每日早、晚各1次。

【功效主治】具有补中益气、生肌长肉的功效。主治跌打损伤、劳伤吐血、腰痛、体虚无力等症。

【药方来源】引自《四川中药志》。

止痛液 .... ✳

【处　　方】细辛600克,荜茇、黑胡椒、生草乌、生川乌、生半夏、生南星、蟾酥各300克,樟脑、薄荷脑各100克,95％乙醇10 000毫升。

【配　　制】先将上述前7味药材分别切碎或粉碎成粗末备用。蟾酥以适量水煮沸5分钟(主要为减轻毒性,不影响疗效),与上述药材置于同一容器内,加入95％乙醇密封浸泡1个月后,滤取上层清液,加入樟脑、薄荷脑搅拌溶解,必要时过滤,装瓶即可使用。

【用法用量】用脱脂棉球蘸取药液涂擦患部,每日涂擦1～3次。

【功效主治】具有消肿止痛的功效。用于治疗跌打损伤、疼痛不已。一般用药3～5次即效。

【药方来源】引自《百病中医熏洗熨擦疗法》。

止痛精

【处　　方】细辛 14 克,豆豉姜、广藿香、香附各 150 克,两面针、黄芩、栀子、降香各 25 克,花椒、石菖蒲、香加皮、鸡骨香、九里香各 100 克,小叶双眼龙 14 克,荆三棱、高良姜、莪术各 50 克,黑老虎 250 克,樟脑 23 克,薄荷脑 1.8 克,30%白酒和乙醇各适量。

【配　　制】将上述前 16 味药材(除黄芩、栀子外)捣碎,置于容器中,加入 30%白酒,密封浸泡 7 日后全部取出,置蒸馏器中进行蒸馏,收集含醇量 20%以上的蒸馏液;黄芩、栀子各以 3 倍量的 70%乙醇浸渍 1 日,取出后过滤备用。再将蒸馏液与浸渍液合并,混匀,将乙醇调节含醇量为 63%～65%,加入樟脑、薄荷脑搅拌溶解,过滤去渣后,即可使用。

【用法用量】口服,每次 5 毫升,每日 1～2 次。亦可外用,涂擦患部。

【功效主治】具有行气止痛的功效。用于治疗跌打肿痛、吐泻腹痛、风湿骨痛及风火牙痛。

【药方来源】引自《中药制剂汇编》。

（二）闪挫扭伤

闪挫扭伤常见于体力劳动者或者从事体育运动者,多因突然受到闪挫或搬运重物负荷过大、过度用力所致;部分患者搬举重物,因人多互不协调,扭伤腰部而引起;直接跌伤,腰部受到撞击,腰肌直接受到打击,牵拉而使腰受伤。腰部受伤时,病人自觉腰部突然"碜裂"或"闪裂"感觉,马上感到腰部无力支撑。因此,病人坐下去无力起身,需人扶持,另外转身、弯腰拾物,痛苦倍增。腰部闪挫扭伤病人,肉眼可见腰肌肿起,同时肌肉出现触痛,甚至腰肌呈索条状强直。

中医治疗闪挫扭伤通常以活血通络,益气温经,理气止痛为主,本篇选编部分为具有活血通络,祛瘀消肿功效的药酒,供患者临证选用。

跌打风湿药酒(二) ....

【处　　方】勒党根、小棵蔷薇根各 45 克,山花椒根 24 克,三花酒(50°白酒)1 500 毫升。

【配　　制】将上述前 3 味药材切碎,置于容器中,加入三花酒、密封浸泡 15 日,过滤去渣后,即可使用。

【用法用量】急性扭挫伤,首次服用 100 毫升,以后每次服用 50 毫升,日服 2 次。同时,取适量药酒外擦患处,日擦 3 次。每晚临睡前服用 100 毫升,或每次服用 50 毫升,日服 2 次,20 日为 1 个疗程,病重者可连续服用 1～2 个疗程。若服酒过程中,出现咽喉燥热,停药数日,可继续服用。

【功效主治】具有散风祛湿、活血止痛的功效。用于治疗急性扭挫伤及风湿性关节炎、腰肌劳损。

【药方来源】引自《中药制剂汇编》。

地鳖红花酒

【处　　方】土鳖虫、红花各 10 克,白酒 200 毫升。

【配　　制】将上述药材中加入白酒,用文火煎约 30 分钟,过滤去渣后,即可使用。

【用法用量】将上述所得药酒分成 3 份。每次服用 1 份,日服 1 次。

【功效主治】具有活血通络、祛瘀止痛、续筋骨的功效。用于治疗急性腰扭伤。

【药方来源】引自《陕西中医》。

闪挫止痛酒

【处　　方】当归 6 克,川芎 3 克,红花 1.8 克,茜草、威灵仙各 1.5 克,白酒适量。

【配　　制】将上药加适量白酒煎服。

【用法用量】口服以不醉为度;其渣外用敷伤处。

【功效主治】具有活血舒筋、消肿止痛的功效。适用于闪挫伤,包括皮下组织、肌肉、肌腱、筋膜、关节囊、韧带(腱鞘、滑液囊、椎间盘纤维环、关节软骨盘)、血管、周围神经等组织受伤后,发生肿胀、疼痛、功能活动障碍等。

【药方来源】引自《疑难急症简方》。

参胡杜仲酒

【处　　方】党参、延胡索、木香、肉桂、杜仲、牵牛子、小茴香各 60 克,白酒和 75％乙醇各适量。

【配　　制】将上述前7味药材共研为细末备用。

【用法用量】口服,每次取药末1克,用白酒适量送服,日服3次。外用:每次取药末1克,用75％乙醇50毫升调匀,揉擦患处半小时,日揉擦2次。

【功效主治】具有益气温经、理气止痛的功效。用于治疗挫、扭伤筋不能屈伸。

【药方来源】引自《医学文选·家传秘方验方集》。

舒筋活血酒

【处　　方】透骨草、制川乌各90克,乳香、没药各20克,红花、秦艽、钩藤、川椒各60克,防风、补骨脂各45克,60％乙醇3000毫升。

【配　　制】将上述前10味药材研为粗末,置于容器中,加入乙醇浸泡72小时,每天搅拌2～3次,滤出浸液;药渣用剩余乙醇浸泡,如此3次。再将3次药液混合,静置24小时后,过滤去渣,即可使用。

【用法用量】每次用此药水反复涂擦患处,日涂擦2～3次,慢性病先热敷,再擦药水,可提高疗效。

【功效主治】具有舒筋活血、温经通络、消肿止痛的功效。用于治疗四肢关节扭挫伤、骨折、脱位后期关节疼痛、活动不利;各种劳损、筋膜炎引起的局部肿痛及软组织损伤、风湿痹痛等症。

【药方来源】引自《百病中医熏洗熨擦疗法》。

舒筋药酒 ·················· ✿

【处　　方】生草乌、生半夏、生南星、生川乌、大黄、独活、川椒、栀子、木瓜、羌活、路路通、樟脑各 40 克,蒲黄、苏木、樟木各 30 克,红花、赤芍各 20 克,60％乙醇 20 480 毫升(留少量溶解樟脑)。

【配　　制】将上述前 17 味药材(除樟脑外)粉碎成粗粉,混匀,用 60％乙醇密封浸泡 40 小时后,渗滤并收集滤液,再将樟脑用少量 60％乙醇溶解,与渗滤液混匀,过滤去渣后,即可使用。

【用法用量】取此药酒涂擦伤处,或先热敷后再涂擦,日涂擦 3 次。

【功效主治】具有舒筋活络、祛风镇痛的功效。用于治疗扭伤、劳累损伤、筋骨酸痛等症。

【药方来源】引自《山东省药品标准》(中成药部分)。

外用扭伤药酒 ·················· ✿

【处　　方】肉桂、红花各 2.4 克,川乌、草乌、防风、木香、乳香、没药、台乌、木通、荆芥各 36 克,苏梗、麻黄、白附子、伸筋草、舒筋草、海风藤、威灵仙、蔓荆子、土牛膝各 60 克,当归、川芎各 48 克,五加皮 96 克,白酒 7 000 毫升。

【配　　制】将上述前 23 味药材捣为粗末,置于容器中,用白酒分 2 次浸泡,第一次以淹过药面少许为度,7 日后过滤去渣后,所剩白酒全部加入药渣内浸泡 3 日以上,过滤去渣后,合并 2 次滤液混匀,即可使用。在浸泡过程中,应密封并随时振动,以加速药性释出。

【用法用量】每次取药酒适量外擦患处,日涂擦 3 次。

【功效主治】具有活血散瘀、行气止痛的功效。用于治疗闪挫扭伤及跌打损伤。

【药方来源】引自《中药制剂汇编》。

泽兰酒

【处　　方】泽兰、白芷、穿山甲各 30 克,烧酒 1 000毫升。

【配　　制】将上述前 3 味药材捣碎,置于容器中,加入白酒(烧酒),密封浸泡 1 周,过滤去渣后,即可使用。

【用法用量】口服,每次 30 毫升,每晚服用 1 次,症状重者每日早、晚各服 1 次。

【功效主治】具有活血通络的功效。用于治疗闪腰岔气。

【药方来源】引自《正骨经验荟萃》。

（三）软组织损伤

软组织损伤是指各种急性外伤或慢性劳损,以及自己疾病病理等原因造成人体的皮肤、皮下浅深筋膜、肌肉、肌腱、腱鞘、韧带、关节囊、滑膜囊、椎间盘、周围神经血管等组织的病理损害,称为软组织损伤。临床表现为疼痛,肿胀,畸形,功能障碍。软组织损伤的主要分类有:扭伤类,挫伤类,碾压伤类;有急性筋伤,慢性筋伤类;有开放性损伤类,闭合性损伤类等。

　　中医学对软组织生理功能的认识是维持活动力、卫护其他重要的器官和组织。致病主要因素是外伤、劳损、感受风寒湿邪。病理变化包括瘀血、错位、扭结、挛缩、寒湿内结、虚损等方面。治疗软组织损伤主要以活血化瘀,理气止痛及补肾壮骨为主,本篇选编部分为具有散瘀、退热、消肿及止痛功效的药酒,供患者临证选用。

赤芍当归酒

　　【处　　方】赤芍40克,当归25克,生地黄、泽泻、泽兰、川芎、桃仁、刘寄奴、三棱各25克,莪术、红花、苏木各20克,土鳖虫12克,三七3克,50°白酒3 000毫升。

　　【配　　制】将上述药材置于酒坛中,加入白酒,密封浸泡2周后,过滤去渣,取澄清液备用。

　　【用法用量】用脱脂棉蘸药酒少许涂于按摩的部位,根据病情及患者的体质,循经取穴,灵活选用不同的手法,反复推拿按摩,每日1次,5次为1个疗程。

　　【功效主治】具有活血化瘀、消肿止痛、疏筋活络的功效。用于治疗软组织损伤。

　　【药方来源】引自《按摩与导引》。

大黄酒

　　【处　　方】生大黄、川红花、延胡索各30克,白酒500毫升。

　　【配　　制】将上述前3味药材共研为粗末,置入容器中,加入白酒,密封浸泡14日,过滤去渣,即可使用。

【用法用量】口服,每次 30～50 毫升,日服 2 次;再用药渣炒热,外敷患处,外用纱布包扎固定。

【功效主治】具有活血化瘀、理气止痛的功效。用于治疗软组织损伤、扭挫伤及跌打损伤。

骨科擦剂

【处　　方】闹羊花、五加皮、生川乌、生南星、南红花、北细辛、樟脑各 500 克,辣椒酊 1 000 毫升,50％乙醇 27 000毫升。

【配　　制】将上述前 7 味药材捣为粗粉,置于容器中,加入乙醇和辣椒酊,密封浸泡 2 周后,过滤去渣,即可使用。

【用法用量】用脱脂棉蘸药酒揉擦伤处,擦至皮肤发热,日涂擦 1～2 次。

【功效主治】具有祛风散寒、活血止痛的功效。用于治疗软组织损伤。

【药方来源】引自《北京中医学院东直门医院协定处方》。

骨科渗透液

【处　　方】南红花、川椒、生草乌、生川乌、当归尾、五加皮、鲜生姜、嫩桂枝各 1 500 克,自然铜、苍术各 2 000 克,马钱子(炙)、北细辛、生麻黄各 1 000 克,乌梢蛇(炙)、淡全蝎各 500 克,75％乙醇适量。

【配　　制】将上述前 15 味药材共研为粗末,置于容器中,加入 75% 乙醇,密封浸泡 2 周后,过滤去渣,即可使用。

【用法用量】外用:先热敷患处 20 分钟,用纱布蘸药液涂擦患处,用塑料布、棉垫包扎保温,待凉后取下,日敷 1～2 次。

【功效主治】具有活血软坚、祛寒止痛的功效。用于治疗陈旧性软组织损伤,髌骨软化、骨质增生。

【药方来源】引自《北京中医学院东直门医院协定处方》。

 ## 闪挫止痛药酒

【处　方】延胡索 15 克,当归 6 克,制乳香、制没药各 5 克,三七、川芎各 3 克,红花 1.8 克,茜草、威灵仙各 1.5 克,白酒 500 毫升。

【配　制】将上述药材研为粗末,放入瓷器中,加入白酒 200 毫升,煎至 100 毫升,过滤去渣备用。

【用法用量】口服,每次 30～50 毫升或随量而饮;药渣外用敷于患处。

【功效主治】具有活血化瘀、通络止痛的功效。用于治疗因动作过猛或受外力直接作用而导致的软组织损伤、局部肿胀、瘀血疼痛、功能活动受限等症。

【药方来源】引自《临床验方集》。

 ## 伤一灵搽剂

【处　方】三七、当归尾、三棱各 70 克,红花、樟脑各 120 克,生川乌、生草乌、五加皮、木瓜、牛膝各 50 克,六轴子

20 克,70%乙醇 6 000 毫升。

【配　制】将上述前 11 味药材捣为粗末,置于容器中,加入乙醇,密封浸泡 7 日后,即可使用。

【用法用量】用消毒药棉球蘸此药酒涂擦患处,日涂擦 2～3 次。

【功效主治】具有祛风除湿、活血化瘀、理气止痛的功效。用于治疗急性软组织损伤、慢性损伤急性发作。

【药方来源】引自《百病中医熏洗熨擦疗法》。

伤痛灵搽剂

【处　方】三棱、莪术、三七、红花、制草乌、透骨草各 15 克,血竭、生大黄、栀子各 6 克,白芷 12 克,冰片 3 克,白酒适量。

【配　制】将上述前 11 味药材烘干,共研为细末,备用。

【用法用量】每次取药末适量,用白酒调成稀糊状,外涂擦患部,日涂擦 3 次;药层干后洒白酒,保持湿润,促使药力深入。

【功效主治】具有活血化瘀、消肿止痛的功效。用于治疗急慢性软组织损伤,网球肘,纤维组织炎及陈旧性踝、腕关节扭挫伤。

【药方来源】引自《百病中医熏洗熨擦疗法》。

舒筋活络酒(二)

【处　方】生大黄、栀子各 100 克,生半夏、白芷各 60

克,当归 90 克,川芎、红花、姜黄各 50 克,三七 30～60 克,陈皮、樟脑各 30 克,白酒 1 500 毫升。

【配　　制】将上述药材置于容器内,加入白酒,密封,浸泡 1 个月后,即可启用。

【用法用量】用药棉蘸药酒涂擦患处,每日涂 3 次,8 日为 1 个疗程。

【功效主治】具有消肿止痛的功效。用于治疗软组织损伤。

【药方来源】引自《广西中医药》。

栀黄酒

【处　　方】栀子 60 克,大黄、乳香、没药、一枝蒿各 30 克,樟脑饼 1 个(约 7 克),白酒适量。

【配　　制】将上述药材装入瓶内,加白酒适量(以淹没药物为度),密封浸泡 2 周后即可使用。

【用法用量】以软组织损伤的范围、疼痛面积的大小,剪相应大小的敷料块浸入药液,拧成半干,敷于患处,再盖以敷料,用胶布固定,24 小时换药 1 次,轻者一二次愈。重者 2～4 次即愈,用 4 次以上无效者则停用。

【功效主治】具有活血散瘀、消肿止痛的功效。用于治疗各种闭合性软组织损伤、挫伤、撞伤、无名肿毒、肋间神经痛。

【药方来源】引自《陕西中医》。

肿痛灵药酒 ······························· ✳

【处　　方】透骨草 30 克,乳香、没药、泽兰、艾叶各 15 克,60°白酒 500 毫升。

【配　　制】将上述药酒浸于 60°白酒中,浸泡 2～3 日, 贮药液备用。

【用法用量】取大小适宜的敷料浸透药液,贴敷于患处, 外用绷带包扎,并用热水袋热敷受伤的部位,每日更换 1 次。 7 日为 1 个疗程。

【功效主治】具有活血消肿、温经通络的功效。用于治疗软组织损伤。

【药方来源】引自《新中医》。

 樟脑麝香酒 ······························· ✳

【处　　方】樟脑、红花、生地黄、血竭各 10 克,三七、薄荷各 3 克,冰片、麝香(代)各 0.2 克,60°白酒 500 毫升。

【配　　制】先将红花、生地黄、三七、薄荷共研为粗末, 用纱布袋装,以白酒浸泡 7 日后取出药袋,压榨取液,把榨取液与药酒混合,再过滤,滤液中再加入樟脑、冰片、麝香,搅拌均匀,密封容器,每日振摇 1 次,3 日后启封使用。

【用法用量】反复以手指蘸少许药酒涂擦患处及其周围,并选用抚摩、推搓、揉擦、按压、弹拨、拍打、扳牵,每日 1 次,每次 15～20 分钟,10 次为 1 个疗程。

【功效主治】具有活血化瘀、消肿止痛的功效。主治骨关节扭伤、软组织损伤。

316

【药方来源】引自《药酒汇编》。

（四）骨 折

骨折常可合并脱臼一起发生，发生突然，常伴有响声，旋即剧痛，骨折痛剧者常可引起休克。根据受伤的情况，症状及体征可做如下诊断。

（1）闭合性单纯性骨折。骨虽已折，无明显移位，周围软组织无严重损伤，也没穿破皮肤。

（2）开放性骨折。骨断端穿破皮肤外露，易感染，须注意保护伤口，勿受污染。

（3）复杂性骨折。骨断端刺伤神经、血管、内脏，影响关节，产生严重症状。

本篇选编部分为具有祛风除湿、活血散瘀、消肿止痛功效的药酒，供患者根据个人病因、病情及临床表现的不同临证选用。

接骨至神酒 ··························

【处　　方】羊踯躅（炒黄）、红花、大黄、当归、赤芍各9克，牡丹皮，荸三地15克，土鳖虫（捣碎连汁）10个，土虱（捣烂）30个、自然铜末（后下）3克，黄酒300毫升。

【配　　制】将上述前9味药材捣烂，入黄酒中煎煮，然后加入自然铜末，调匀服之。

【用法用量】口服，手术接骨后，1次顿服之。

【功效主治】具有续筋接骨的功效。用于治疗跌打损伤、手足断折。

【药方来源】引自《串雅内编》。

接骨草酒

【处　方】接骨草叶500克,白酒(或乙醇)适量。

【配　制】将上述药材捣烂,加少许乙醇炒略带黄色,然后加入水,用文火熬6～8小时,挤出药汁并过滤,配制成45％乙醇浓度的药酒500毫升,即可使用。

【用法用量】先手法复位,然后用此酒湿敷于(纱布浸透)骨折部位皮肤,外用小夹板固定,必要时加牵引,每日将此药酒滴入夹板下之纱布(成人50毫升、儿童30毫升),每日滴1～2次。

【功效主治】具有接骨续筋的功效。用于治疗骨折愈合。

【药方来源】引自《药酒汇编》。

鸡血酒

【处　方】鸡血120克,白酒500毫升。

【配　制】将鸡血倒入净器中,再倒入白酒,用竹筷搅匀,加盖密封,置阴凉处,经1昼夜后,用细纱布滤去渣,贮入净瓶中。

【用法用量】每次空腹温饮20～30毫升,每日3次。

【功效主治】具有补血活血、祛风通络的功效。主治跌打损伤、筋骨折伤等症。

【药方来源】引自《青囊杂纂》。

七叶红花酒

【处　　方】七星草、叶下花各 1 000 克,小黑牛、岩芋各 500 克,红花、伸筋草各 200 克,苏木、紫荆皮、雪上一枝蒿、牡丹皮、大黄、杜仲各 250 克,自然铜、马钱子、栀子、木瓜各 500 克,血竭 100 克,牛膝 200 克,冰片(后下)酌量,75% 乙醇 20 000 毫升。

【配　　制】将上述药材粗研,置入容器内,加入 75% 乙醇,密封浸泡,每日摇荡 1 次,搅拌 1 次,15 日后即可使用。

【用法用量】外用时加入冰片 2 克,外擦患处,每日 4～5 次。

【功效主治】具有化瘀止痛、续筋接骨、祛风除湿的功效。主治跌打损伤、风湿性关节疼痛、骨折脱白。

【药方来源】引自《中国民族民间医药杂志》。

少林五香酒

【处　　方】丁香、木香、乳香、檀香、小茴香各 6 克,当归 30 克,川芎、苏木、牛膝各 24 克,红花 15 克,白酒 500 毫升。

【配　　制】将上述药材切碎,与白酒同置于容器中,密封浸泡 10 日,深埋入地下,1 个月后即可使用。

【用法用量】用药酒少许外涂擦患处。

【功效主治】具有活血祛瘀、通络止痛的功效。用于治疗外伤后红肿、骨折脱位、闪腰岔气。

【药方来源】引自《少林寺伤科秘方》。

新伤药酒

【处　　方】黄芩50克,生大黄、血通各40克,三棱、莪术各25克,黄柏、白芷、羌活、独活、川芎、红花各20克,延胡索10克,45%乙醇适量。

【配　　制】将上述药材研成粗粉,分别装入布袋,放入酒坛中,每50克药粉加乙醇500毫升,密封浸泡,每周翻动药袋1次,30日后即可使用。

【用法用量】将药水浸于棉花或纱布上敷患处,每日换药数次。

【功效主治】具有散瘀、退热、消肿、止痛的功效。用于治疗各种闭合性骨折、脱位和软组织损伤初期有肿痛瘀血者。

【药方来源】引自《实用伤科中药与方剂》。

益肾补骨酒

【处　　方】骨碎补、熟地黄、何首乌、党参各25克,当归、川续断各20克,自然铜(煅)15克,白酒1 000毫升。

【配　　制】将上述药材共研为粗粉,装入布袋,扎紧袋口,置于容器中,用白酒浸泡,7日后取出药袋,压榨取液;将榨取液与药酒混合,静置,过滤去渣后,即可服用。

【用法用量】口服,每次10～15毫升,日服3次。

【功效主治】具有补肝肾、益气血、壮筋骨的功效。用于治疗腰椎退行性变、腰肌劳损、骨折中后期。也可用于颈椎病、软组织损伤及慢性风湿性关节炎等。

【药方来源】引自《临床验方集》。

续筋接骨酒

【处　　方】透骨草、大黄、当归、赤芍、红花各 10 克,牡丹皮 6 克,生地黄 15 克,土狗(槌碎)10 个,土虱 30 个,自然铜末 3 克,白酒 350 毫升。

【配　　制】将上述前 10 味药材(除自然铜末外)全部粗碎,用白酒煎至减半,过滤去渣后,即可使用。

【用法用量】口服,上述所得药酒为 1 剂,每日用 1/3 剂,并送服自然铜末 1 克。

【功效主治】具有接骨续筋、止痛的功效。主治跌打损伤及骨折。

【药方来源】引自《百病中医药酒疗法》。

整骨麻药酒

【处　　方】制草乌 10 克,当归、白芷各 7.5 克,白酒适量。

【配　　制】将上述前 3 味药材共研细末备用。

【用法用量】每次取药末 2 克,用白酒 50 毫升,装入瓷杯中,煮沸,候温服之。

【功效主治】具有麻醉止痛、活血消肿的功效。用于治疗跌打损伤、骨折、脱臼、红肿疼痛、整骨复位疼痛难忍。

【药方来源】引自《证治准绳》。

壮筋补血酒 ·····························

【处　　方】当归、枸杞子各 45 克，三七、杜仲、熟地黄、虎骨(代)、木瓜、五加皮各 30 克，续断 23 克，沉香 7.5 克，黄芪 22 克，白参、何首乌、羌活、独活各 15 克，西红花 4.5 克，冰糖 250 克，高粱酒 2 500 毫升。

【配　　制】将上药捣碎，与高粱酒同置入容器中，密封浸泡 15 日以上，加入冰糖溶化后即可服用。

【用法用量】口服，每次 30 毫升，中午、晚上各 1 次。

【功效主治】具有养血舒筋、补肾壮骨、祛风利湿的功效。主治骨折、脱位整复后，筋骨虚弱无力者。

【药方来源】引自《林如高正骨经验》。

（五）骨质增生

骨质增生是指椎骨边缘或关节边缘、关节面及骨突处骨小梁增多和骨密度增高。因有时其形状像口唇或像鸟嘴，故叫做唇状突起或骨赘，也叫骨刺。现代医学称为增生性骨关节病，是骨科的一种常见病和多发病。

中医学认为，骨质增生的早期多为瘀邪交结、凝而不散，治疗应化瘀驱邪、舒筋通络。后期则多系肝肾不足、虚中夹实，不足者有阴虚、阳虚之分，夹实者有瘀结、湿热之别，病情比较复杂。阴虚者表现为口燥便坚，形瘦眩晕；阳虚者肢体畏寒，小便清长，阳痿滑泄；湿热者多有关节肿胀，关节内有积液，按之波动，屈伸不利。

中医在辨证分型上，一般主张分为虚实两大类，虚包括肝肾阴虚和气血虚弱型,实包括风湿寒邪侵袭,痰湿内阻和气滞血瘀型。治疗上主要采用祛风散寒、舒经通络除痹、燥湿化痰、活血化瘀、通络行痹、益精补肾、滋阴熄风的原则。本篇选编部分为具有舒筋活络、理气活血、散瘀止痛功效的药酒,供患者临证选用。

苁蓉骨刺酒

【处　　方】肉苁蓉 20 克,秦艽、淫羊藿、狗脊、骨碎补、熟地黄 15 克,桑寄生、三七、威灵仙、制附片各 10 克,白酒 1 000 毫升。

【配　　制】将上述药共研为粗粉,装入布袋,扎紧袋口,白酒浸泡 14 日后取出药袋,压榨取液,将榨取液与药酒混合,静置,过滤去渣后,即可服用。

【用法用量】口服,每次 20 毫升,日服 2 次。

【功效主治】具有补肝肾、强筋骨、祛风湿的功效。用于治疗骨质增生症、局部关节疼痛、转侧不利。

【药方来源】引自《民间百病良方》。

复方当归酒

【处　　方】川红花、制何首乌各 55 克,当归、小血藤各 80 克,白酒 1 000 毫升。

【配　　制】将药材饮片加白酒,按冷浸法浸渍 10 日,即可使用。

【用法用量】口服,每次 10 毫升,最大剂量不能超过 20 毫升,每日早、晚各 1 次。

【功效主治】具有活血化瘀、镇痛的功效。用于治疗骨质增生所致的疼痛。

【药方来源】引自《中药制剂汇编》。

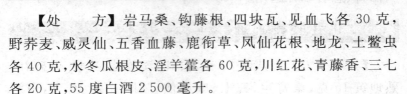

骨质增生酒

【处　　方】岩马桑、钩藤根、四块瓦、见血飞各 30 克，野荞麦、威灵仙、五香血藤、鹿衔草、凤仙花根、地龙、土鳖虫各 40 克，水冬瓜根皮、淫羊藿各 60 克，川红花、青藤香、三七各 20 克，55 度白酒 2 500 毫升。

【配　　制】将上述前 16 味药洗净，切碎，置于容器中，加入白酒，密封浸泡，7～10 日，即可取用。

【用法用量】口服，每次 15～20 毫升，日服 3 次。

【功效主治】具有舒筋活络、散瘀止痛的功效。用于治疗增生性或肥大性关节炎。

【药方来源】引自《百病中医膏散疗法》。

骨刺酒

【处　　方】川乌、草乌、桂枝、菊花、甘草各 10 克，冰糖 90 克，白酒 500 毫升。腰椎骨刺加杜仲 10 克；足跟骨刺加牛膝 10 克。

【配　　制】将上述药材与白酒同置入容器中，密封浸泡（夏天 7 日，冬天 10 日），即可服用。

【用法用量】每晚临睡前服 15 毫升，最多不要超过 25 毫升。

【功效主治】具有温经止痛的功效。用于治疗骨刺（骨质增生）及疼痛。

【药方来源】引自《肘后积余集》。

 抗骨质增生酒 ·························· ✿

【处　　方】骨碎补、淫羊藿、鸡血藤各 30 克，肉苁蓉、狗脊、女贞子、熟地黄、牛膝各 20 克，莱菔子 10 克，白酒2 000 毫升。

【配　　制】将上述药共研为粗末，装入布袋，扎紧袋口，置于容器中，加入白酒，浸泡 14 日后取出药袋，压榨取液，将榨取液与药酒混合，静置过滤即得。

【用法用量】口服，每次 10～20 毫升，日服 2 次。

【功效主治】具有补肾强筋骨、活血止痛的功效。用于治疗增生性脊椎炎、颈椎综合征、骨刺等骨质增生症。

【药方来源】引自《中成药手册》。

 消赘药酒 ·························· ✿

【处　　方】当归、川椒、红花各 10 克，续断、防风、乳香、没药、生草乌各 15 克，海桐皮、荆芥各 20 克，透骨草 30克，樟树根 50 克，白酒 2 500 毫升。

【配　　制】将上述药共研为粗粉，装入布袋，扎紧袋口，用白酒浸泡 14 日后取出药袋，压榨取液，将榨取液与药酒混合，静置过滤后，即可使用。

【用法用量】外用，每次用双层纱布浸渍药酒后湿敷患处，每日或隔日 1 次，并外加红外线照射，每次 40 分钟，10次为 1 个疗程。

【功效主治】具有祛风除湿、消赘止痛的功效。用于治疗骨刺及局部关节疼痛、转侧不利等症。

【药方来源】引自《药酒汇编》。

（六）大骨节病

大骨节病是变形性骨关节病，主要侵害生长发育期的儿童，其基本病变是关节软骨和骺板软骨的变性、坏死。轻者关节增粗、疼痛，重者身材矮小、关节畸形、终身残疾，丧失劳动能力。

中医学辨证论治认为，此病是因气滞血瘀、寒湿阻络、痰瘀互结所致。本篇选编部分为具有祛风除湿、活血通络、消炎止痛功效的药酒，供患者临证选用。

 五木皮酒

【处　　方】杨树皮、柳树皮、槐树皮、桑树皮、松树皮各150克，白酒5 000毫升。

【配　　制】将上述前5味药，去除粗皮后切丝，置于容器中，加入白酒，密封浸泡5日，过滤去渣后，即可使用。

【用法用量】口服，每次30～50毫升，日服2～3次。

【功效主治】具有散风止痛的功效。用于治疗大骨节病、关节炎。

【药方来源】引自《吉林医药资料》。

 松酒

【处　　方】松节7500克，红花5 500克，蘑菇750克，白酒 5 000 毫升。

【配　　制】将上述前 3 味药捣碎,用水 50 000 毫升煎至减半,过滤去渣后,加入白酒拌和,即可服用。

【用法用量】口服,每次 20 毫升,日服 2 次。

【功效主治】具有祛风通络的功效。用于治疗大骨节病。

【药方来源】引自《陕甘宁青中草药选》。

双乌木瓜酒

【处　　方】制川乌、制草乌各 15 克,木瓜、黄芪各 25 克,当归、金银花、乌梅、川牛膝各 15 克,红花、桂枝、甘草各 10 克,60°白酒 500 毫升。

【配　　制】将上述 11 味药加水 500 毫升,用文火煎 10～20 分钟,候凉置于容器中,再加入白酒,密封浸泡 5～7 日,过滤去渣后,即可使用。

【用法用量】口服,每次 5～10 毫升,日服 2 次;不能服酒者服散剂,每次 3～4 克,日服 2 次,40 日为 1 个疗程,7 日复查 1 次。

【功效主治】具有祛风除湿、活血通络、消炎止痛的功效。用于治疗大骨节病。

【药方来源】引自《吉林中医药》。

（七）肩 周 炎

肩周炎是肩关节周围组织炎的简称,俗称漏肩风、肩凝症、冻结肩、五十肩等,是以肩关节疼痛和活动不便为主要症状的常见病症。肩周炎是由于肩关节周围肌肉、韧带、肌腱、滑囊、关节囊等软组织损伤、退变而引起的关节囊和关节周围软组织的一种慢性无菌性炎症。

中医学认为,肩周炎的形成有内、外两个因素。内因是年老体弱,肝肾不足,气血亏虚;外因是风寒湿邪,外伤及慢性劳损。

中医治疗肩周炎通常采用祛风散寒、解痉通络,活血化瘀的原则。本篇选编部分为具有温经散寒、活血化瘀、通络止痛功效的药酒,供患者临证选用。

臂痛药酒

【处　　方】生黄芪 30 克,枸杞子 15 克,海桐皮、淮牛膝各 12 克,秦艽、当归、片姜黄、威灵仙、赤芍、桑寄生、茯神、杜仲、桂枝、北沙参各 9 克,炙甘草、独活、川芎、防风各 6 克,白酒 1 000 毫升。

【配　　制】将上述药共捣为粗末,装入布袋,与白酒同置于容器中,密封浸泡 10 日后,即可使用。

【用法用量】口服,每次 10～20 毫升,每日早、晚各服用 1 次,15～30 日为 1 个疗程。

【功效主治】具有祛风湿、通经络、补肝肾、壮筋骨的功效。用于治疗臂痛、中老年人肩痛(肩周炎)。

【药方来源】引自《秦笛桥医案精华》。

川草乌酊

【处　　方】生川乌、生草乌各 50 克,95% 乙醇 500

毫升。

【配　　制】将上述药材研成粉末,装入玻璃瓶内,倒入乙醇,浸泡 7～10 日,再加蒸馏水至 1 000 毫升浸泡 7 日,过滤后即可使用。

【用法用量】外用,涂在肩痛部位及周围穴位,配用周林频谱仪照射;治疗时可反复涂擦,30 分钟为 1 次,每日 1 次,5 日为 1 个疗程。

【功效主治】具有温经散寒、扶风除湿、通络止痛的功效。用于治疗肩周炎。

【药方来源】引自《川草乌酊离子穴位导入法治疗肩周炎 87 例小结》。

漏肩风药酒

【处　　方】当归、枸杞子、制何首乌、杜仲、山茱萸各 15 克,制草乌、土鳖虫各 9 克,全蝎、自然铜、姜黄各 6 克,蜈蚣 2 条,红花 5 克,白酒 2 000 毫升。

【配　　制】将上述前 12 味药用清水喷湿,放入锅内隔水蒸煮 10 分钟,待药冷后装入广口瓶内,加入白酒,用棉絮纸封口,每 2 日摇动 1 次,浸泡 10 日,过滤去渣后,即可使用。

【用法用量】口服,每次 10～30 毫升,不以菜佐,日服 1～2 次。

【功效主治】具有温经散寒、活血通络的功效。用于治疗肩关节周围炎。

【药方来源】引自《药酒汇编》。

两乌愈风酒

【处　　方】生川乌、生草乌各 9 克,秦艽、木瓜、熟地黄、鸡血藤、当归、威灵仙、萆薢各 30 克,骨碎补、蜈蚣、延胡索、全蝎、五加皮、桑枝各 20 克,羌活、独活各 18 克,防己 25 克,细辛 6 克,丹参 40 克,木香、白芷、桂枝、丝瓜络各 10 克,大枣 60 克,黄酒 2 250 毫升。

【配　　制】将上述药洗净,沥干后放入黄酒中,再装入玻璃容器内,密封并放锅中蒸至汁液为 600 毫升,即可使用。

【用法用量】口服,每次 10 毫升,日服 3 次。

【功效主治】具有活血祛风、通络止痛的功效。用于治疗肩关节周围组织炎。

【药方来源】引自《两乌愈风酒治疗痛痹型肩关节周围炎 49 例》。

 秦艽木瓜酒

【处　　方】秦艽、川乌、草乌各 6 克,广郁金、羌活、川芎各 10 克,木瓜 20 克,全蝎 2 克,红花 8 克,透骨草、鸡血藤各 30 克,60°白酒 1 000 毫升。

【配　　制】将上述前 11 味药捣碎或切片,置于容器中,加入白酒,密封浸泡 15 日,过滤去渣后,即可使用。

【用法用量】于每晚临卧前服用 15～30 毫升。本方内服,也可配合外用。外用时,用棉签蘸药酒涂擦患处,然后局部按摩。

【功效主治】具有祛风散寒、舒筋通络的功效。用于治疗肩关节周围炎（偏寒、偏瘀型）及风湿性关节疼痛。验之临床，确有良效。

【药方来源】引自《江苏中医》。

 ## 松叶酒（一）

【处　　方】松叶 500 克，独活、麻黄各 50 克，白酒 2 500毫升。

【配　　制】将上述前 3 味药去除杂质，共研为细末，装入布袋，扎紧袋口，置于瓷坛中，注入白酒，密封坛口浸泡，每日摇晃 1 次，30 日后启封，滤取药酒，即可使用。

【用法用量】口服，每次 10 毫升，日服 3 次。

【功效主治】具有祛风胜湿的功效。用于治疗肩周炎、腰背疼痛强直、两脚酸痛、半身不遂、风寒湿痹、头风头痛、耳聋目暗、迎风流泪等症。

【药方来源】引自《太平圣惠方》。

 ## 消炎止痛液

【处　　方】丁香、儿茶、红花、生地黄、赤芍、牡丹皮、白芷、川芎、樟脑各 10 克，木香、防风、乳香、没药各 9 克，当归 12 克，薄荷 6 克，90％乙醇适量。

【配　　制】将上述前 16 味药（除樟脑外）捣碎，加入90％乙醇（适量）浸泡 24 小时（乙醇与药材之比为 1：2），然后置水锅中，用蒸馏法收集蒸馏液 200 毫升，抽尽药渣内残留液，再把樟脑粉加入蒸馏液中搅匀，与抽取的滤液合并，添加乙醇至 350 毫升后，即可使用。

【用法用量】外用时,先在病灶部位,用特定电磁波谱治疗仪照射 10 分钟后,再取本液涂擦患处,每隔 5 分钟涂擦 1 次,每次照射 30 分钟,每日治疗 2 次。

【功效主治】具有温经散寒、通络止痛的功效。用于治疗肩周炎。

【药方来源】引自《临床奇效新方》。

细辛生姜白酒方

【处　　方】细辛 80 克,老生姜 300 克,60°高粱白酒 100 毫升。

【配　　制】将细辛取净品研末,生姜洗净,与细辛混合,杵成泥,在铁锅内炒热,加入白酒调匀,再微炒,将药铺于纱布上,即可使用。

【用法用量】将制好的药纱布趁温敷于患处,每晚 1 次,一般 5～14 日即可痊愈。

【功效主治】具有通痹祛邪、消肿止痛的功效。用于治疗肩周炎、跌打损伤。

【药方来源】引自《细辛生姜白酒方外敷治疗肩周炎》。

（八）颈　椎　病

颈椎病是指颈椎间盘退行性病变、颈椎骨质增生及颈部损伤等引起颈段脊柱内外平衡失调,刺激或压迫颈部神经、血管而产生一系列症状。临床表现为颈肩痛、头晕头痛、上肢麻木、肌肉萎缩、严重者双下肢痉挛、行走困难,甚至四肢麻痹,大小便障碍,出现偏瘫。

中医学认为,颈椎病系因颈项长期劳累,气血失和,加上外感风寒、阻滞经络所致,治疗宜散风祛湿、活血化瘀、舒筋止痛。本篇选编部分具有散风祛湿、活血化瘀、舒筋止痛功效的药酒,供患者临证选用。

白花蛇酒(二) ✻

【处　　方】白花蛇 1 条,羌活、独活、威灵仙、鸡血藤各20 克,当归、川芎、白芍、桂枝各 10 克,白酒 2 500 毫升。

【配　　制】将上述药置于容器中,加入白酒,密封浸泡3～5 日,即可使用。

【用法用量】口服,每次 30～60 毫升,日服 2～3 次。

【功效主治】具有祛内化湿、活血化瘀的功效。用于治疗颈椎病。

【药方来源】引自《山东中医杂志》。

风伤酒 ✻

【处　　方】上骨片 5 克,蛤蚧(去头足)10 克,蕲蛇(去头)30 克,白酒 600 毫升。

【配　　制】将上述药投入到白酒中,密封浸泡 7 日,过滤去渣后,贮瓶后即可使用。

【用法用量】口服,每次 10～20 毫升,日服 3 次,15 日为 1 个疗程。间隔 7～10 日,继服第二个疗程,一般连服2～3 个疗程即获痊愈。

【功效主治】具有益肾、祛风、通络的功效。用于治疗神经根型颈椎病。

【药方来源】引自《浙江中医杂志》。

 龟甲酒 ·······················

【处　　方】龟甲、黄芪各 30 克，肉桂 10 克，当归 40 克，生地黄、茯神、熟地黄、党参、白术、麦冬、五味子、山茱萸、枸杞子、川芎、防风各 15 克，羌活 12 克，45°～60°白酒适量。

【配　　制】将上述药材共研为粗末，放入布袋中，扎紧袋口，置于容器中，加入白酒，以浸过药袋 5 厘米为宜，封闭半日，即可使用。服完可以再添酒浸泡即可。

【用法用量】口服，每次 20 毫升，每日早、晚各服 1 次，1个月为 1 个疗程。

【功效主治】具有益气健脾、补肾活血的功效。用于治疗颈椎病。

【药方来源】引自《内蒙古中医药》。

 颈椎病药酒 ·······················

【处　　方】续断 25 克，骨碎补、鸡血藤、威灵仙各 20克，川牛膝、鹿角霜、泽兰叶各 15 克，当归、葛根各 10 克，白酒 1 000 毫升。

【配　　制】将上述药共研为粗末，装入布袋，扎紧袋口，白酒浸泡 14 日后取出药袋，压榨取液，将榨取液与药酒混合，静置过滤装瓶备用。

【用法用量】口服，每次 20 毫升，日服 2 次。

【功效主治】具有补肝肾、强筋骨、舒筋活血的功效。用于治疗颈椎病。

【药方来源】引自《药酒汇编》。

茄皮鹿角酒

【处　　方】茄皮 120 克,鹿角霜 60 克,烧酒 500 毫升。

【配　　制】将上述药材加入烧酒中浸泡 10 日,过滤去渣后,加入赤砂糖适量,待溶化后,即可使用。

【用法用量】适量服用,日服 2～3 次。

【功效主治】具有温经通络的功效。用于治疗颈椎病。

【药方来源】引自《中国食疗学》。

羌活防风酒

【处　　方】羌活、防风各 30 克,当归 5 克,赤芍、姜黄、黄芪各 20 克,炙甘草 10 克,白酒 1 000 毫升。

【配　　制】将上述药共研为粗末,装入布袋,扎紧袋口,置于白酒中浸泡 14 日后取出药袋,压榨取液,将榨取液与药酒混合,静置过滤,即可使用。

【用法用量】口服,每次 20 毫升,日服 2～3 次。

【功效主治】具有祛风胜湿、益气活血的功效。用于治疗颈椎病,也用于颈项、肩臂疼痛,肢麻不适或头昏眩等。

（九）腰椎间盘突出症

腰椎间盘突出症是指椎间盘纤维环破裂后,其髓核连同残存的纤维环和覆盖其上的后纵韧带向椎管内突出,压迫邻近的脊神经根或脊髓所产生的症状。多发于壮年体力劳动者,男多于女,20～50岁占90%以上,约70%的病人有腰部受伤史。

在中医属闪腰岔气和闪挫腰痛的范畴,外伤及风寒湿邪是导致腰椎间盘突出症的外因,肾虚是腰椎间盘突出症的内因。中医治疗此病初期宜服活血化瘀、舒筋通络药;恢复期可服补肾壮筋药。本篇选编部分具有祛风散寒、温经通脉、活血止痛功效的药酒,供患者临证选用。

痹灵药酒

【处　　方】杜仲、乳香、没药、三七、土鳖虫、丹参各30克,血竭、红花各20克,蜈蚣2条、白花蛇各2条,全蝎12克,白酒2 500毫升。

【配　　制】将上述药切片或切段,加入白酒中,密封浸泡15日,即可使用。

【用法用量】口服,每次25毫升,日服2次,坚持服用1个月。

【功效主治】具有通络活血、壮腰消肿、疏筋止痛的功效。用于治疗腰椎间盘突出症等。

【药方来源】引自《湖北中医学院学报》。

杜仲乌头酒

【处　　方】杜仲(炙)24克,当归、生地黄各10克,乌头、川芎各6克,白酒750毫升。

【配　　制】上述药切碎后,放入酒瓶内,封口浸泡7日,过滤去渣,取药液装瓶备用。

【用法用量】口服,每次 10 毫升,每日 3 次。

【功效主治】具有强腰壮骨、补血活血的功效。主治肾虚腰痛、筋挛急痛、腰椎间盘突出症等。

【药方来源】引自《千金翼方》。

桂心酒方 ❋

【处　　方】肉桂心 15 克,白酒 500 毫升。

【配　　制】将肉桂心研成细末,用纱布袋装,扎紧袋口,浸于白酒之中,密封瓶口,每日摇晃 1 次,7 日即可使用。

【用法用量】每次 5～10 毫升,每日 2 次,饭前空腹用米粥送服。

【功效主治】具有温阳散寒的功效。主治肾气虚冷、腰脚疼痛不可忍(腰椎间盘突出症属寒证者用之)。

【药方来源】引自《普济方》。

炮附子酒 ❋

【处　　方】牛膝、附子(炮)、杜仲、桂心、桑寄生、狗脊、羌活各 30 克,白酒 2 500 毫升。

【配　　制】将上药加工为末,装入纱布袋中,放入酒坛内入白酒,密封坛口,浸泡 10 日,滤出药液,装瓶备用。

【用法用量】口服,每次 15 毫升,每日 3 次。

【功效主治】具有祛风湿、强筋骨的功效。主治腰椎间盘突出症(多种腰痛、痛连膝脚、筋脉拘急,步履艰难等)。

【药方来源】引自《太平圣惠方》。

强肾活血酒

【处　　方】杜仲 24 克,独活、干地黄、当归、丹参、川芎各 12 克,白酒 1 000 毫升。

【配　　制】将上述药去除杂质,以纱布袋装,放入酒瓶中,封口浸泡 30 日,滤汁备用。

【用法用量】口服,每次 20 毫升,每日 3 次。

【功效主治】具有强肾活血的功效。主治腰椎间盘突出症、腰膝疼痛、筋脉拘紧、活动不利。

【药方来源】引自《外台秘要》。

菟丝子牛膝酒

【处　　方】菟丝子、牛膝各 50 克,白酒 750 毫升。

【配　　制】上药去除杂质,用凉开水快速淘洗,沥去水液,晒干为粗末,与白酒同浸于坛内,密封浸泡 30 日,去除药渣,滤取药液,瓶装备用。

【用法用量】口服,每次 15 毫升,每日 2 次温服。

【功效主治】具有补益肝肾的功效。主治腰膝冷痛、腰椎间盘突出症初期证属风寒阻络者。

【药方来源】引自《肘后备急方》。

桃花酒(一)

【处　　方】桃花 1 000 克,糯米 6 000 克,酒曲 500 克。

【配　　制】先将糯米用井华水浸泡 12 小时,捞出放笼里蒸熟;桃花用井华水煎煮 10 分钟,然后从火上取下。等二者温度降至 33℃时,将糯米饭、桃花及其煎液、酒曲(粉碎)掺和在一起,用米泔水调和均匀,放瓷瓮中密封酿酒,21 日后酒熟去糟,滤取酒液备用。

【用法用量】口服,每次 100 毫升,每日 2 次温服。

【功效主治】具有活血利水的功效。主治腰椎间盘突出症,腰脊苦痛不遂等。

【药方来源】引自《千金要方》。

紫荆活血酒

【处　　方】紫荆皮、四块瓦、九节风、血三七、生川乌、生草乌、樟脑、冰片各 100 克,50°以上白酒 10 000 毫升。

【配　　制】将上述药材置于容器中,加入高度白酒(以酒浸过药面 3～5 厘米为宜),密封浸泡 1 个月后,即可使用。

【用法用量】外用,用药酒做推拿。患者俯卧,胸上部垫枕,两上枝放于枕侧,全身伤风肌肉放松。术者立于患者床边,手握拳蘸上药酒,沿腰到受累一侧肢体的坐骨神经,由轻渐重,自上而下用药酒反复推拿 15～20 分钟,疼痛明显处稍加按压,重点推拿,每日 1 次,1 个月为 1 个疗程。

【功效主治】具有祛风散寒、温经通脉、活血止痛的功效。用于治疗腰椎间盘突出症等。

【药方来源】引自《湖南中医药导报》。

羊肾酒(二)

【处　　方】生羊肾 2 个,菟丝子 30 克,鹿茸(炙)、大茴香各 15 克,白酒 3 000 毫升。

【配　　制】将上述 3 味药研为末,羊肾洗净,切碎,用酒浸泡 30 日后,滤取酒液,瓶装备用。

【用法用量】口服,每次 15 毫升,每日 3 次。

【功效主治】具有温补肾阳的功效。主治肾虚腰痛、腰椎间盘突出症,证属肾虚、风寒型。

【药方来源】引自《本草纲目》。

（十）腰肌劳损

腰肌劳损是一种常见的腰部疾病,是指腰部一侧或两侧或正中等处发生疼痛之症,既是多种疾病的一个症状,又可作为独立的疾病。

中医学认为,腰肌劳损系因感受寒湿、湿热、气滞血瘀、肾亏体虚或跌仆外伤所致。其病理变化常表现出以肾虚为本,感受外邪,跌仆闪挫为标的特点。临证首先宜分辨表里寒热虚实,分别施治。本篇选编部分为具有祛风除湿、通经活络功效的药酒,供患者临证选用。

半枫荷酒

【处　　方】半枫荷、五加皮、广陈皮、何首乌、千斤拔、当归各 150 克,橘红、制川乌、牛膝各 100 克,50°～60°糖波酒(榨蔗糖的糖液蒸出的酒)5 000 毫升。

【配　　制】将上述前 9 味药置于瓷缸内,加入糖波酒,密封浸泡 2～3 周,过滤去渣后,即可使用。

【用法用量】口服,每次 15 毫升,日服 2 次。

【功效主治】具有祛风湿、强筋骨、止疼痛的功效。用于治疗类风湿脊椎炎、腰肌劳损、关节扭伤。

【药方来源】引自《广西卫生》。

蕲蛇风湿酒

【酉己方】蕲蛇(去头)100 克,桑枝、熟地黄、淫羊藿、鲜侧柏叶、称钩风、马尾松根(鲜、去粗皮)各 80 克,白芍、当归、麻口皮子药各 50 克,大血藤、石楠藤、桂枝各 32 克,杜仲(盐水炒)、木瓜、川牛膝、甘草、狗脊(去毛)各 16 克,川续断 32克,蔗糖 425 克,白酒 8 000 毫升。

【配　　制】先将蕲蛇加白酒 1 000 毫升,浸泡 6 个月以上过滤;桂枝提取挥发油;将剩余桑枝等 17 味药材捣碎,置于容器中,分 2 次加入白酒浸泡。第一次密封浸泡 30 日,第二次密封浸泡 15 日,合并浸液,过滤去渣后,加入上述滤液及挥发油,混合调匀,加蔗糖制成糖浆,待温加入混合液中搅匀,静置过滤去渣后,即可使用。

【用法用量】口服,每次 15～30 毫升,日服 2 次。

【功效主治】具有祛风除湿、通经活络的功效。用于治疗风湿痹痛、骨节疼痛、四肢麻木、屈伸不利、腰膝酸软、风湿性关节炎、腰肌劳损、跌打损伤后期等症。本药酒适用范围广,疗效显著,坚持服用,中病即止。

【药方来源】引自《药酒汇编》。

劳工酒方

【处　　方】猪牙皂(炮)、肉桂、附子、生牡蛎、砂仁、山茱萸、紫菀、款冬花、胡椒、苏木、川续断、茯苓、制草乌、红花、细辛、龟甲（炙）、桑寄生各 6 克，党参、厚朴、干姜、广木香、龙骨、公丁香、远志（炒）、藁本、炒杜仲、生半夏、生地黄、当归、白术、黄芪、樟脑、薄荷各 12 克，生姜、大枣、白芍、桂枝各 30 克，石菖蒲 9 克，川芎、枸杞子各 15 克，炙甘草 18 克，制川乌 3 克，白酒 5 000 毫升。

【配　　制】将上述前 42 味药材加工使碎，置于容器中，加入白酒，密封，隔日振摇 1 次，浸泡 1 个月，过滤去渣后，即可使用。

【用法用量】口服，成人每晚 15～30 毫升，分数口缓缓服下。

【功效主治】具有补气血、祛风湿、温经散寒、通络止痛的功效。用于治疗凡因体力劳动过度，而致腰肌劳损、腰脊酸痛；或劳动后四肢酸痛；或劳动时冒雨受寒湿，头痛如裹，肢体骨节酸痛；也可治疗风寒咳嗽和风寒湿之邪所引起的慢性关节疼痛等症。

【药方来源】引自《百病中医膏散疗法》。

（十一）骨质疏松症

骨质疏松系多种原因引起的一组骨病。骨组织有正常的钙化，钙盐与基质呈正常比例，骨质疏松是以单位体积内骨组织量减少为特点的代谢性骨病变。中医把骨质疏松症归属"骨痿、骨枯、骨痹"范畴，认为其发病机制为肾虚及脾虚，故针对病机宜采用补肾壮骨、益气健脾的治疗法则。本篇选编部分为具有滋阴养血，调补肝肾功效的药酒，供患者临证选用。

当归枸杞子酒 ····················· ❋

【处　　方】当归、鸡血藤、枸杞子各 90 克,熟地黄 70 克,白术 60 克,川芎 45 克,白酒 1 000 毫升。

【配　　制】将上述前 6 味药洗净,切碎,装入布袋,扎紧袋口,置于白酒中,密封浸泡 30 日后,过滤去渣,即可使用。

【用法用量】口服,每次服用 10～30 毫升。

【功效主治】具有滋阴养血、调补肝肾的功效。用于治疗老年人阴血不足、肝肾两虚、皮肤干燥、毛发脆折、指甲乏华、肢体麻木、腰腿酸软、肌肉萎缩、步履困难、头晕眼花、记忆力减退、骨质疏松等症。

【药方来源】引自《上海针灸杂志》。

（十二）风湿性与类风湿关节炎

风湿性关节炎是一种常见的急性或慢性结缔组织炎症,可反复发作并累及心脏。临床以关节和肌肉游走性酸楚、疼痛为特征。

类风湿关节炎是一种以关节滑膜炎为特征的慢性全身性自身免疫性疾病。滑膜炎持久反复发作,可导致关节内软骨和骨的破坏,关节功能障碍,甚至残废。血管炎病变累及全身各个器官,故本病又称为类风湿病。寒冷、潮湿、疲劳、营养不良、创伤、精神因素等,常为本病的诱发因素。

中医学认为,此病因外感风寒湿邪,合而为病入络,流注关节,阻遏气血,风邪水湿乘虚而入,侵犯于筋脉,使其经络闭塞,闭者不通,不通则痛,病久者必痛,痛久必结,结久者必肿,肿久者必热,这就是阴阳失调,脏腑相互不能滋生而致肿胀疼痛的机制。根源为气血不活、毛细血管及微循环不畅所致。中医的疗法是以调理微循环为主,只要微循环畅通了,经络筋脉就会散结,症状也会随着微循环的畅通而逐渐消失。

中医辨证论治风湿与类风湿通常采用虚者补之、实者泻之、寒者热之、热者寒之等法则。本篇选编部分为具有祛风除湿、活血化瘀、通络止痛功效的药酒,供患者根据临证选用。

痹类灵酒 ✳

【处　　方】桃仁、苍术、秦艽、鸡血藤、桑寄生、桂枝、当归、山楂各 8 克,威灵仙 18 克,红花、生地黄、白术各 10 克,制马钱子 3 克,穿山龙、党参、老鹳草各 13 克,白酒 500 毫升,白糖 100 克。

【配　　制】将上述前 16 味药切碎,置于容器中,加入白酒、糖,密封浸泡 7 日后,过滤去渣,即可使用。

【用法用量】口服,每次 15 毫升,每日 2～3 次。连服 7 日后,停药 3 日再服。

【功效主治】具有祛风散寒、舒筋活络、消肿止痛的功效。主治顽痹,包括类风湿关节炎、关节痛、神经痛。

【药方来源】引自《中国当代中医名人志》。

长宁风湿酒

【处　　方】当归 120 克,土茯苓、威灵仙各 90 克,生地黄、防己、红花各 60 克,木瓜 30 克,高粱酒 1 500 毫升,蝮蛇、眼镜蛇、赤练蛇各 500 克。

【配　　制】将上述前 7 味药装入布袋,置于容器中,加入高粱酒,密封浸泡 21 日,过滤去渣;蝮蛇、眼镜蛇、赤练蛇分别置于容器中,用 1 000 毫升高粱酒浸泡,21 日后沥出,等量混合为三蛇酒,与药汁等量混合后,即可使用。

【用法用量】口服,每次 10～15 毫升,每日 3 次。

【功效主治】具有散风活血、祛湿止痛的功效。主治类风湿关节炎及其他关节炎。

【药方来源】引自《中药制剂汇编》。

二乌大活血酒

【处　　方】大活血 120 克,制川乌、制草乌、红花、乌梅各 36 克,金银花、甘草各 60 克,白酒 2 000 毫升。

【配　　制】将金银花、红花与捣成粗末的其他中药一起全部放入酒坛中,加白酒搅拌均匀,加盖后于阴凉处浸泡 7～10 天,滤去药渣,澄清装瓶即可饮用。

【用法用量】口服,每次 10～15 毫升,每日 2～3 次。孕妇忌服。

【功效主治】具有祛风湿、舒筋活络之功效,用于治疗风湿性关节炎。

【药方来源】引自《中药制剂汇编》。

风湿骨痛酒（一）

【处　　方】老鹳草 60 克，丁公藤 30 克，桑枝、豨莶草各 15 克，白酒 1 000 毫升。

【配　　制】将 4 药粉碎成粗末，置于净瓷坛内，加白酒 1 000 毫升，待药末浸透加盖密封放阴凉干燥处，浸泡 7～10 天，经常摇动促进有效成分溶出，启封过滤去药渣，静置澄清，装瓶备用。

【用法用量】口服，每次 20～30 毫升，每天早、中、晚各 1 次。

【功效主治】具有祛风湿、舒筋活络、通经之功效。用于治疗风湿骨痛、腰膝酸痛、四肢麻木、关节炎等症。

【药方来源】引自《江苏省药品标准》。

风湿骨痛酒（二）

【处　　方】鸡血藤、络石藤、海风藤、桑寄生各 90 克，五加皮 60 克，白酒 2 000 毫升。

【配　　制】将上述前 5 味药切成薄片，置于容器中，加入白酒，密封浸泡 30 日，过滤去渣后，即可使用。

【用法用量】口服，每次 15～30 毫升，日服 2 次。

【功效主治】具有祛风除湿、舒筋通络的功效。用于治疗风湿性关节炎及关节疼痛。

【药方来源】引自《中药制剂汇编》。

骨痛药酒

【处　　方】制草乌、接骨木、牛膝、五加皮、川续断、桑寄生、七叶莲各 50 克,威灵仙、制何首乌、丹参、木瓜、络石藤各 25 克,虎杖、油松节、红藤各 37.5 克,苍术(麸炒)、仲筋草、川芎、麻黄、红花各 12.5 克,干姜 6.25 克,白酒 4 300 毫升,赤砂糖 430 克。

【配　　制】将上述前 22 味药研为粗末,用赤砂糖和白酒制成酒糖液作溶剂,浸渍 48 小时后以每分钟 1~3 毫升的速度缓慢渗滤,收集渗滤液和榨出液,合并混匀,添加白酒至 4 300 毫升,静置并过滤后,即可使用。

【用法用量】口服,每次 15~30 毫升,日服 2 次。

【功效主治】具有祛风除湿、舒筋活络的功效。用于治疗慢性风湿性关节炎(关节不利、筋骨酸痛)、四肢酸麻等症。

【药方来源】引自《药酒汇编》。

古圣酒

【处　　方】漏芦(去芦头、麸炒)、地龙(去土炒)各 18 克,生姜 75 克,蜂蜜 75 毫升,白酒 1 500 毫升。

【配　　制】将前 2 味药捣碎为末;再用生姜切细绞取汁液,再加蜂蜜,同煎三五沸,待温再入酒,瓷器收贮,7 天后去药渣,取药液备用。

【用法用量】口服,每次 15 毫升,每日 3 次。

【功效主治】具有祛风活血的功效。主治类风湿关节炎。

【药方来源】引自《圣济总录》。

海风藤酒

【处　　方】海风藤、追地风各 50 克,白酒 1 000 毫升。

【配　　制】将上药捣碎,浸入白酒中,封口置阴凉处,经常摇动数下,14 天后去渣即成。

【用法用量】口服,每次 10 毫升,每日早、晚各 1 次。

【功效主治】具有祛风利湿、通络止痛的功效。主治风湿性关节炎、重着麻痹、筋骨疼痛,亦用于支气管哮喘,支气管炎等症。

【药方来源】引自《中药制剂汇编》。

凤仙花酒

【处　　方】凤仙花 200 克,黄酒 600 毫升。

【配　　制】将凤仙花焙干研末,浸于酒中即可。

【用法用量】口服,每次 15 毫升,每日 2 次,饮前摇匀服。

【功效主治】具有通经活络、活血消肿的功效。主治慢性风湿性关节炎、腰痛。

【药方来源】引自《家庭保健膳食精选》。

风湿关节酒

【处　　方】牛膝、制草乌(甘草、金银花制)、桂枝、松节、羌活各 9 克,防风、鸡血藤、人参、甘草各 12 克,木瓜、威灵仙各 6 克,萆薢、川芎、当归、苍术、白芍、乌梢蛇(酒制)、佛手各 15 克,穿山龙、老鹳草、红曲、五加皮、独活各 24 克,红糖 300 克,蜂蜜 500 克,白酒 2 000 毫升。

【配　　制】将诸药粉碎成粗末,放入净酒坛内,加白酒 2 000 毫升,搅拌均匀,加盖密封,放阴凉干燥处,浸泡 15～20 天,经常摇动搅拌促进中药中的有效成分溶出,启封后滤去药渣加入红糖、蜂蜜搅拌溶解,用细纱布过滤,装瓶备用。

【用法用量】口服,每次 20～30 毫升,每日早、晚各 1 次。

【功效主治】具有祛风湿散寒、活血通络止痛之功效。用于治疗风湿性关节炎、关节疼痛、肩背沉酸、四肢麻木等症。

【药方来源】引自《北京市中成药规范》。

风湿药酒(一)

【处　　方】全蝎、当归头、川牛膝各 40 克,川芎 32 克,红花 36 克,白芥子 24 克,麝香(代)0.8 克,白酒 2 000 毫升。

【配　　制】将前 6 味中药捣成粗末,放入酒坛中,加盖浸泡 2～3 周,滤去药渣,在药酒加入麝香研成的细粉末,继续浸泡 2～3 周开坛饮用。

【用法用量】每晚 1 次,临睡前服 30 毫升。孕妇忌用。

【功效主治】具有活血祛风、搜风通络之功效,用于治疗类风湿关节炎等关节疼痛,以关节游走性疼痛为主者。

【药方来源】引自《国医论坛》。

风湿药酒（二） ·········

【处　　方】制川乌、制草乌、威灵仙、防己、杜仲各 30
克,乌梅、忍冬藤各 40 克,茜草 50 克,白酒 2 000 毫升。

【配　　制】将诸药捣成粗末,置于酒坛中加白酒搅拌
润湿,加盖放阴凉处浸泡 7～10 天,开盖滤去药渣,澄清装瓶
即可服用。

【用法用量】口服,每日早、晚各 1 次,每次 20～30 毫
升,切勿过量。

【功效主治】具有祛风除湿、温经活络、止痛之功效。主
治类风湿关节炎。

【药方来源】引自《辽宁中医杂志》。

风湿药酒（三） ·········

【处　　方】四块瓦、大血藤、见血飞、岩石桑根、威灵仙
各 30 克,八爪金龙、水冬瓜根、五香血藤各 40 克,白筋条、牛
膝、杜仲各 20 克,三七 28 克,红花 10 克,蜈蚣 10 条,55°白
酒 2 500 毫升。

【配　　制】将上述前 14 味药捣碎或切片,置于容器
中,加入白酒密封浸泡 7～10 日后,过滤去渣,即可使用。

【用法用量】口服,每次 15～20 毫升,日服 3 次。

【功效主治】具有祛风除湿、活血止痛的功效。用于治
疗风湿性关节炎、手足麻木、风湿骨痛。

【药方来源】引自《中国当代中医名人志》。

风湿酒(二)

【处　　方】伸筋草、舒筋草、木通、血竭、制川乌、制草乌、广木香、丁香、肉桂尖、海蛆各 10 克,土鳖虫、穿山甲、血通、防风、杜仲、川芎、当归各 15 克,三七 5 克,红花、海马各 3 克,白酒 1 000～1 500 毫升。

【配　　制】将上述前 20 味药切碎,置于容器中,加入白酒,密封浸泡 7～10 日,即可服用。酒尽,再加白酒浸泡 7 日,过滤去渣后,即可使用。

【用法用量】口服,每次 10～15 毫升,日服 3 次。

【功效主治】具有祛风散寒除湿、活血通络止痛的功效。用于治疗风湿性关节炎。

【药方来源】引自《中国当代中医名人志》。

风湿药酊

【处　　方】泽兰、莪术、三棱、当归尾、桑寄生、乌药、生草乌、生川乌、川续断、络石藤、两面针、红花、防风、白花薜荔、五加皮、威灵仙、土牛膝各 15 克,樟脑 30 克,75％乙醇 2 000毫升,或高粱酒 1 500 毫升。

【配　　制】将上述药材与酒一同置入容器中,密封浸泡 1 个月后,即可使用。

【用法用量】将药水涂擦患处,日涂擦 2～3 次。

【功效主治】具有活血化瘀、祛风除湿的功效。用于治疗风湿性关节炎或跌打损伤后期,关节酸痛等症(气血寒凝,风湿侵袭所致者)。

【药方来源】引自《林如高骨伤验方歌诀方解》。

 风湿止痛药酒 ··························· ✿

【处　　方】豨莶草150克,制川乌、制附子、牛膝、炙甘草各15克,露蜂房、穿山龙、乌梢蛇、全蝎、土鳖虫、桂枝、桑寄生各45克,红花、青风藤各30克,络石藤、石楠藤各60克,蜈蚣9克,蔗糖1 900克,白酒7 000毫升。

【配　　制】将上述前17味药捣为粗末,装入布袋,置于容器中,加入白酒,密封并每天搅拌1次,浸泡30～40日后,取出布袋压榨,合并过滤,滤液加蔗糖(或白糖),搅拌至溶解,静置15日后,过滤去渣,即可使用。

【用法用量】口服,每次10～15毫升,日服2～次。

【功效主治】具有祛风散寒、除湿通络的功效。用于治疗风湿性关节炎,症见风寒湿痹、关节疼痛。

【药方来源】引自《药酒汇编》。

 复方三蛇酒 ··························· ✿

【处　　方】白花蛇1条,蕲蛇、乌梢蛇各30克,蜈蚣5条,防己、防风各30克,全蝎、蜣螂各10克,露蜂房15克,生地黄、羌活、忍冬藤、海风藤、金银花根、桑枝、黄芪、甘草各30克,高粱酒2 500毫升。

【配　　制】将上述前17味药捣碎,置于容器中,加入高粱酒,密封浸泡2周后,即可使用。

【用法用量】口服,每次10～15毫升,水酒调服,日服2次。

【功效主治】具有祛风除湿、透骨通络、蠲痹止痛的功效。用于治疗类风湿关节炎,剧痛或久痹痛发顽固者。

【药方来源】引自《当代名医临证精华——痹证专辑》。

复方雷公藤酒

【处　　方】雷公藤 250 克,生川乌、生草乌各 60 克,当归、红花、桂皮、牛膝、木瓜、羌活、杜仲、地骨皮各 20 克,白糖 250 克,白酒 3 000 毫升。

【配　　制】将诸药(红花除外)粉碎成粗末同红花一起放入净瓷坛内,加白酒将药末浸透,加盖密封,浸泡并经常摇动促进中药成分溶出,2～3 周后启封,滤去药渣,澄清装瓶备用。

【用法用量】口服,每日早、中、晚各 1 次,每次温饮30～50 毫升,切勿过量。孕妇、体弱者忌服。

【功效主治】具有祛风湿、通经络、舒筋活血、消肿止痛之功效。用于治疗类风湿关节炎、风湿痹痛、关节疼痛等症。

【药方来源】引自《洪湖科技》。

国公酒

【处　　方】当归、羌活、乌药、五加皮、苍术、防风、青皮、枳壳、独活、白术、佛手、牡丹皮、川芎、白芷,藿香、木瓜、白芍、槟榔、厚朴、红花、广陈皮、天南星、枸杞子、牛膝、紫草、栀子、麦冬、补骨脂各 468.8 克,玉竹1 563克,红曲2 344克,冰糖70 000克,白酒550 000毫升。

【配　　制】将上述前 30 味药(除红花、红曲外)均磨成粗粉,再与红花、红曲和匀,置于容器中,加入白酒,密封浸泡 70 日,药渣压榨,将压榨液与浸液合并,加入冰糖,搅拌至溶解,过滤,静置 3 日后再滤过,即可使用。

【用法用量】口服,每次 10～15 毫升,日服 2～3 次。

【功效主治】具有祛风除湿、活血通络、行气止痛、强筋壮骨的功效。用于治疗风湿性关节炎(骨节疼痛、四肢麻木、步行无力等)及一切风寒湿痹。

【药方来源】引自《药酒汇编》。

 关节炎酒 •••••••••••••••••••••••••••••

【处　　方】川乌、草乌、党参、红花、当归各 6 克,枸杞子、杜仲、木瓜、乌梢蛇、牛膝各 9 克,60°白酒 500 毫升。

【配　　制】将上述前 10 味药切碎,置于容器中,加入白酒,密封浸泡 1 周后,过滤去渣,即可使用。

【用法用量】口服,每次 10 毫升,日服 2～3 次。

【功效主治】具有活血祛风、强筋壮骨的功效。用于治疗风湿性关节炎。

【药方来源】引自《中药制剂汇编》。

 猴骨酒 •••••••••••••••••••••••••••••

【处　　方】猕猴骨 500 克,羌活、独活、秦艽、巴戟天、桂枝、白芍、威灵仙、牛膝各 15 克,白酒 2 500 毫升。

【配　　制】将猴骨炙酥后研碎,与其他药物、白酒一起置入容器中,密封浸泡 1 个月以上,即可取用。

【用法用量】口服,每次 20～30 毫升,每日早、晚各服用

1次。

【功效主治】具有祛风湿、通经络的功效。用于治疗风湿性关节炎。

【药方来源】引自《中国动物学》。

 蕲蛇药酒 ·····················

【处　　方】蕲蛇50克，羌活、天麻、五加皮、当归、秦艽各24克，红花36克，防风12克，白糖180克，白酒2 000毫升。

【配　　制】将诸药（红花除外）粉碎成粗末，同红花一起放入净瓷坛内，加白酒2 000毫升，搅拌均匀，加盖密封，放阴凉干燥处浸泡7～10天，并经常摇动，促进有效成分溶于酒内，启封过滤，除去药渣，加白糖溶解，澄清装瓶备用。

【用法用量】口服，每次20～30毫升，每日早、晚各1次。

【功效主治】具有祛风湿、定惊止痉、活血化瘀、通络止痛之功效。用于治疗风湿性关节炎、类风湿关节炎及关节疼痛等症。

【药方来源】引自《中药制剂汇编》。

 抗风湿酒（一） ·····················

【处　　方】五加皮、麻黄、制川乌、制草乌、甘草、木瓜、红花、乌梅各20克，白酒1 000毫升。

【配　　制】除红花外，其他中药粉碎成粗末，同红花一起放入酒坛内，加白酒1 000毫升，浸透药末后加盖密封浸泡,并经常摇动,促进有效成分溶出,10～15天启封,滤去药渣,澄清装瓶备用。

【用法用量】 口服,每次15～25毫升,每日早、中、晚各1次。孕妇忌用。

【功效主治】 具有祛风除湿、温经散寒、舒筋活络之功效。用于治疗风湿性关节炎。

【药方来源】 引自《中药制剂汇编》。

抗风湿酒(二)

【处　　方】 雷公藤250克,青风藤150克,当归、防己各40克,川乌、桂枝、川牛膝、海风藤、秦艽各60克,黄芪80克,红花30克,甘草20克,白酒1 000毫升。

【配　　制】 将上述药材加水5 000毫升,煎至1 000毫升,过滤去渣后,加入冰糖250克,溶解后待冷,加入白酒密封,即可使用(用时摇匀)。

【用法用量】 每次饭后服用20～30毫升,日服3次。

【功效主治】 具有益气活血、祛风除湿、通络止痛的功效。用于治疗类风湿关节炎(偏寒型者)。

【药方来源】 引自《河北中医》。

抗风湿热药酒

【处　　方】 雷公藤20克,青风藤120克,生地黄80克,黄精、秦艽、丹参各64克,海风藤、忍冬藤、怀牛膝各48克,白木耳、石斛各32克,冰糖200克,白酒2 000毫升。

【配　　制】 将诸药捣成粗末,放入酒坛中,加白酒和冰糖搅拌溶解,加盖放阴凉处浸泡 7～10 天,开盖后滤去药渣,澄清装瓶即可服用。

【用法用量】每次饭后服 20～30 毫升,每日 1 次。

【功效主治】具有养阴清热、祛风除湿、活血通络之功效。用于治疗类风湿关节炎偏热者。

【药方来源】引自《河北中医》。

雷公藤酒 ••••••••••••••••••••••••••• ❄

【处　方】雷公藤 250 克,生川乌、生草乌各 60 克,当归、红花、桂枝、川牛膝、木瓜、羌活、杜仲、地骨皮、车前子、薏苡仁各 20 克,50°白酒 1 000 毫升,冰糖(或白糖)250 克。

【配　制】将上述前 13 味药材加水,用文火煎至 1 000 毫升,过滤去渣后,加入冰糖并使溶化,冷却后与诸药同置于容器中,加入 50°白酒混匀,密封浸泡 5～7 日,过滤去渣后,即可使用。

【用法用量】每次饭后服 15～20 毫升,日服 3 次。儿童及年老体弱者酌减。

【功效主治】具有祛风湿、通经络、舒筋和血、消肿止痛的功效。用于治疗类风湿关节炎。

【药方来源】引自《陕西中医学院学报》。

络石藤浸酒 ••••••••••••••••••••••••• ❄

【处　方】络石藤(茎叶)90 克,黄酒 500 毫升。

【配　制】将络石藤茎叶洗净,晒干,研为粗末,放入干净的大口玻璃瓶中,倒入黄酒,密封浸泡 5～7 日,过滤去渣即成。

【用法用量】口服,每次 30 毫升,每日 2 次。

【功效主治】具有祛风通络、凉血消肿的功效。主治类风湿性关节炎。

【药方来源】引自《本草纲目》。

鹿筋壮骨酒

【处　　方】鹿筋 30 克,鹿骨、玉竹各 200 克,当归、肉桂、秦艽各 50 克,木瓜、制川乌、制草乌各 40 克,党参、黄芪、桂枝、枸杞子各 75 克,七叶一枝花、红花、川续断各 100 克,白酒16 000毫升,蔗糖 600 克,虎杖 96 克。

【配　　制】将上述前 16 味药和虎杖切碎,装入布袋,置于容器中,加入白酒,密封浸泡 30～40 日后(每日搅拌 1 次),取出布袋,榨出液澄清后与浸液合并,加入蔗糖,搅拌使之溶解,密封静置 15 日以上,过滤去渣,即可使用。

【用法用量】口服,每次 10 毫升,日服 2 次。

【功效主治】祛风除湿,舒筋活血。用于治疗风湿性关节炎、四肢麻木等。

【药方来源】引自《药酒汇编》。

喇嘛酒

【处　　方】核桃仁、龙眼肉各 20 克,怀牛膝、杜仲各 3 克,豨莶草、白术、川芎、茯苓、牡丹皮各 2.5 克,枸杞子、熟地黄、何首乌各 5 克,砂仁、乌药各 1.5 克,白酒 1 500 毫升。

【配　　制】将上述前 14 味药切碎,装入布袋,置于容器中,加入白酒 750 毫升,隔水煮 2 小时,待冷后加入白酒,密封浸泡 7 日后,过滤去渣,即可使用。

【用法用量】口服,每次 20 毫升,日服 2 次。

【功效主治】具有养肝肾、补气血、强筋骨的功效。用于治疗精血亏损,半身不遂及风湿性关节炎、筋骨痛、四肢麻木。

【药方来源】引自《药酒汇编》。

木瓜牛膝酒 ❋

【处　　方】木瓜、牛膝各 25 克,白酒 500 毫升。

【配　　制】将前 2 味药捣碎,置容器中,加入白酒,密封浸泡 15 日后,过滤去渣即成。

【用法用量】口服,每次服 10 毫升,每日 2 次。

【功效主治】具有舒筋活络、祛风除湿的功效。主治关节僵硬、活动不利、筋骨酸痛等症。

【药方来源】引自《民间百病良方》。

牛膝酒(三) ❋

【处　　方】牛膝、松节各 30 克,狗胫骨(原方为虎胫骨)100 克,羚羊角粉(代)、枳壳各 10 克,白酒 1 500 毫升。

【配　　制】先将狗胫骨用沙子炒至黄酥,研成细末。其余药物去除杂质,共为粗末,混合掺匀,装入纱布袋中,扎紧袋口,与白酒一起同放瓷坛内浸泡,密封坛口,每日摇晃 1 次,35 日后启封,滤取药液,瓶装备用。

【用法用量】口服,每次 10 毫升,每日 3 次。

【功效主治】具有祛风胜湿的功效。主治类风湿关节炎。

【药方来源】引自《太平圣惠方》。

泡酒方（一）

【处　　方】儿茶、乳香、没药、海龙、白花蛇各 7.5 克，石燕 1/2 个，血竭 4.5 克，自然铜（醋淬）15 克，杜仲 9 克，制草乌、制川乌各 3 克，北五味子（炒）30 克，何首乌 24 克，蜈蚣（研细末）5 条，大曲酒 1 000 毫升，白酒 1 500 毫升。

【配　　制】将上述前 14 味药材切碎，置于容器中，加入大曲酒，密封浸泡 2 日后，加入白酒静置 1 夜，过滤去渣，即可使用。

【用法用量】口服，每次 15～30 毫升，或随量服，日服 3 次。

【功效主治】具有祛风除湿、活血化瘀、通络止痛的功效。用于治疗风湿性关节炎、风湿痛。

【药方来源】引自《王渭川临床经验选》。

泡酒方（二）

【处　　方】枸杞子、黄精、贡白术，制川乌、熟附片各 30 克，羌活、独活、威灵仙、当归、姜黄各 15 克，蜈蚣（研细末）20 克，乌梢蛇 90 克，千年健 60 克，大曲酒 1 000 毫升。

【制法】将上述前 13 味药切碎，置于容器中，加入大曲酒，密封浸泡 2 日后，过滤去渣，即可使用。

【用法用量】口服，每次 10～15 毫升，每日早、晚各

1次。

【功效主治】具有温经散寒、祛除风湿、通络止痛的功效。用于治疗风湿性关节炎、四肢麻木、风寒湿痛。

【药方来源】引自《王渭川临床经验选》。

 驱风蛇酒 •••••••••••••••••••••••••••••••• ✳

【处　　方】蛇肉（蕲蛇肉佳）1 500 克，当归、炙黄芪、川芎、白芍、白芷、川续断、菊花、酸枣仁（炒）各 10 克，宽筋藤，大秦艽、走马胎、熟地黄、五加皮、牛膝各 13 克，党参（炙）、菟丝子、杜仲各 19 克，远志、干姜各 12 克，枸杞子、威灵仙各 25 克，独活 6.5 克，龙眼肉 200 克，陈皮 5 克，大枣 400 克，50°白酒 3 000 毫升，40°白酒 1 640 毫升。

【配　　制】先将蛇肉用白酒适量润透，蒸熟，冷却后置于容器中，加入 50°白酒，密封浸泡 90 日；将其余 25 味药材捣碎，置于容器中，加入 40°白酒，密封浸泡 45～50 日，合并滤液和榨出液，加入香精适量，搅匀并滤过，即可使用。

【用法用量】口服，每次 30～60 毫升，日服 3 次。亦可外用，将此酒烫热，涂擦患处，日涂擦 3～4 次。

【功效主治】具有驱风祛湿、活络强筋、通络止痛的功效。用于治疗风湿性关节炎、手足麻木不舒等症。

【药方来源】引自《药酒汇编》。

 青囊药酒 •••••••••••••••••••••••••••••••• ✳

【处　　方】苍术、乌药、杜仲、牛膝各 60 克，陈皮、厚朴、当归、枳壳、独活、槟榔、木瓜、川芎、桔梗、白芷、茯苓、半夏、麻黄、肉桂、防己、甘草、白芍各 30 克,白酒 5 000 毫升。

【配　　制】将上述前 21 味药共研为粗末,装入布袋,置于容器中,加入白酒,密封隔水加热约 2 小时,取出待冷,埋地 3 日后,过滤去渣,即可使用。

【用法用量】口服,每次 20～30 毫升,日服 2 次,或不拘时,酌情随量服之。

【功效主治】具有散寒燥湿、活血消肿的功效。用于治疗风湿性关节炎、关节疼痛。

【药方来源】引自《万病回春》。

全龙酒

【处　　方】全蝎、蜈蚣各 27 克,乌梢蛇 90 克,白酒 1 000 毫升。

【配　　制】将 3 药捣成粗末,放入酒坛中,加白酒搅拌润湿,加盖放阴凉处浸泡 2～4 周,开盖滤去药渣,澄清装瓶即可服用。

【用法用量】每日晚上适量饮用,参考量为 20～30 毫升,不得过量。

【功效主治】具有祛风湿、止痉挛、搜风通络之功效。用于治疗类风湿关节炎。

【药方来源】引自《食物疗法》。

茵芋薏仁酒

【处　　方】茵芋、白及、薏苡仁、赤芍、肉桂心、牛膝、酸枣仁(炒)、炮姜各 30 克,制附子 60 克,甘草 30 克,白酒

2 000毫升。

【配　　制】将 10 味中药捣成粗末,放入净瓷坛内,加白酒 2 000 毫升,搅拌均匀,加盖密封浸泡 7～10 天,经常摇动,促进药性成分溶于酒中,启封过滤,除去药渣,装瓶备用。

【用法用量】不拘时,随量饮用,以勿醉为度。

【功效主治】具有祛风寒、除湿痹之功效。用于治疗筋脉拘挛、不可屈伸等症。

【药方来源】引自《太平圣惠方》。

石斛酒(一)

【处　　方】石斛 120 克,丹参、川芎、杜仲、防风、白术、人参、肉桂心、五味子、白茯苓、陈皮、黄芪、怀山药、当归、干姜(炮)各 60 克,炙甘草 30 克,牛膝 90 克,白酒 8 000 毫升。

【配　　制】将前 17 味药细锉,入布袋,置容器中,加入白酒,密封浸泡 7 日后,过滤去渣即成。

【用法用量】口服,每次 5～15 毫升,每日 2 次。

【功效主治】具有健脾补肾、活血通络、益气暖胃的功效。主治风虚劳、脚气痹弱、筋骨疼痛、腹内冷、不思食之症。

【药方来源】引自《太平圣惠方》。

祛风酒(二)

【处　　方】独活、羌活、桑寄生各 30 克,木瓜、牛膝、川续断、五加皮、补骨脂各 45 克,党参 75 克,白药、秦艽各 30 克,冰糖 250 克,白酒 2 500 毫升。

【配　　制】将诸药粉碎成粗末,放入净容器中,加白酒

2 500 毫升,加盖密封,经常摇动,浸泡 10～15 天,启封过滤除去药渣,加冰糖溶解,澄清装瓶备用。

【用法用量】口服,每次 20～30 毫升,每天早、中、晚各 1 次。

【功效主治】具有祛风湿、温经散寒、扶正固本、通络止痛之功效,用于治疗风湿性关节炎、痛风、骨节酸痛、筋脉拘挛、屈伸不利等症。

【药方来源】引自《百病中医膏散疗法》。

 ## 薏仁姜附酒

【处　　方】薏苡仁、白茯、白芍、酸枣仁、干姜、甘草(炙)各 60 克,制附子 12 克,白酒 2 500 毫升。

【配　　制】将以上 7 味中药捣成粗末,置于净瓷坛中,加白酒搅拌浸透,加盖密封,于阴凉处浸泡,经常摇动起搅拌作用,7～10 天后启封,滤去药渣,澄清装瓶即可服用。

【用法用量】每次服 30～40 毫升,饭前温饮,每日 3 次;不善饮酒者可加水冲稀,或随量饮用,常令有酒气相续为佳。

【功效主治】具有祛风除痹、温肾止痛、通利筋脉之功效。用于治疗风寒湿邪侵入躯体搏于筋脉所致的关节不利、不可屈伸等症。

【药方来源】引自《圣济总录》。

寻骨风酒

【处　　方】寻骨风 15 克,白酒 500 毫升。

【配　　制】将上药粗碎,浸入白酒中,封口密闭,置阴凉处,每日摇动 1 次,7 天后去渣备用。

【用法用量】每次空腹温饮 10～15 毫升,每日 3 次。

【功效主治】具有祛风通络的功效。主治风湿痹痛、肢体麻木、筋脉拘挛等症。凡筋骨不健者,皆可服之。

【药方来源】引自《南京民间草药》。

威灵仙酒

【处　　方】威灵仙 200 克,黄酒 600 毫升。

【配　　制】将威灵仙捣碎,置于酒中浸泡,加盖密封,置阴凉处,经常摇动,25～30 天后开封过滤即成。

【用法用量】口服,每次 15 毫升,每日 2 次。

【功效主治】具有祛风湿、通经络、止痛消炎的功效。主治慢性风湿性关节炎。

【药方来源】引自《家庭保健膳食精选》。

蕲蛇酒

【处　　方】蕲蛇 30 克,蜈蚣、细辛各 20 克,当归、白芍、甘草各 60 克,白酒 2 000 毫升。

【配　　制】将诸药捣成粗末,放入酒坛中加白酒搅拌浸湿,加盖放阴凉处浸泡 7～10 天,滤去药渣、澄清装瓶即可服用。

【用法用量】口服,每次 30～40 毫升,每日早、晚各 1 次。

【功效主治】具有祛风止痉、温经通络、活血祛瘀之功效。用于治疗风湿性关节炎、类风湿关节炎。

【药方来源】引自《福建中医》。

五加皮酒(一)

【处　　方】五加皮、红花各 15 克,当归、玫瑰花、栀子、白豆蔻各 12 克,佛手、黄柏、甘草、白芷、菊花、知母、木瓜、肉桂、陈皮、丁香各 6 克,玉竹 300 克,木香 5 克,米酒 1 500 毫升。

【配　　制】将玫瑰花、菊花同捣碎成粗末的其他中药一起放入酒坛中,加白酒密封,浸泡 7～10 天,启封过滤去渣,澄清装瓶备用。

【用法用量】口服,每日 2～3 次,每次服 20～30 毫升或随量饮用,不得过量,勿醉。

【功效主治】具有清热养阴、活血通络、散寒止痛、调和肝肾之功效。用于治疗慢性风湿、筋骨无力及肝肾不和所致的食少脘痞、两胁胀痛及小便不利等症。

【药方来源】引自《清太医院配方》。

五加皮酒(二)

【处　　方】檀香、当归、青风藤、海风藤、川芎、威灵仙、木瓜各 120 克,白术(麸炒)、白芷各 180 克,怀牛膝、菊花、红花各 240 克,五加皮、陈皮各 500 克,党参、姜黄各 720 克,独活、川芎(炙)、草乌(炙)、公丁香、砂仁、木香、肉桂各 60 克,玉竹 1 920 克,肉豆蔻、草豆蔻仁各 90 克,栀子 1 440 克,白酒192 000毫升,冰糖 192 000 克。

【配　　制】先将当归至玉竹等 17 味药(除陈皮、公丁香、砂仁、肉桂、木香外),酌予切碎,放入铜锅内,加入清水至高出药物表面为度,加热煎煮,当水量减少时可适量添水,每隔 2～4 小时取药汁 1 次;药料再加清水煎煮,如此反复 3～4 次,压榨去渣,合并煎汁,过滤后静置,入锅内加热浓缩(当锅面起有泡沫时,随时捞除),随着药汁的增浓,适当降低火力,并用铜勺或木棒入锅底轻轻搅动,防止焦化;待成稠膏时,取少许滴于能吸潮的纸上检验,以不渗纸为度,即成清膏。将白酒置瓷坛(或铜罐)内,同时将清膏、冰糖和檀香等 11 味药材(先研成粗末)共置于罐内,移至沸水锅中加热至罐内酒沸,煮沸 6～8 分钟,立即将罐取出倒入缸中密封浸泡,3～5 个月后即成;至时开封,取出清液,将残渣压榨过滤去渣后,合并静置,即可使用。

【用法用量】口服,每次 15～30 毫升,日服 3 次。

【功效主治】具有祛风除湿、舒筋活血的功效。用于治疗风湿性关节炎及肾囊潮湿、妇人阴冷等症。

【药方来源】引自《中药制剂手册》。

万年春酒

【处　　方】红参、锁阳、淫羊藿、丹参、制狗脊、白术(麸炒)、枸杞子各 30 克,地枫皮、川牛膝各 15 克,玉竹 100 克,红花 40 克,蔗糖 2 400 克,52°白酒 6 000 毫升。

【配　　制】将上述前 11 味药材切碎,混匀,加入白酒4 800毫升,浸泡 1 日,循环提取 4 日,过滤,药渣压榨,榨出液过滤,与浸液合并。另取蔗糖和水 1 200 毫升,加热溶解并过滤,将糖液和白酒 1 200 毫升加入上述提取液中,混匀并冷藏 12 小时后,过滤即可使用。

【用法用量】口服,每次 25～50 毫升,或随量服用,日服 2 次。

【功效主治】具有补气健脾、益精滋肾、祛风活血、强壮筋骨的功效。用于治疗气虚脾弱、腰膝酸软及风湿性关节炎。

【药方来源】引自《药酒汇编》。

石藤通络酒

【处　　方】络石藤 30 克,秦艽、伸筋草、路路通各 20 克,高粱酒 300 毫升。

【配　　制】将上述前 4 味药材洗净,切碎,置于容器中,加入白酒,密封浸泡 3～7 日,过滤去渣后,即可使用。

【用法用量】口服,每次 10～20 毫升,每日早、晚各服 1 次。

【功效主治】具有祛风、活血、通络的功效。用于治疗风寒湿痹、关节肿胀疼痛、游走不定、恶风、舌质淡红、苔薄白、脉浮紧。适用于风湿性关节炎早期。

【药方来源】引自《药酒汇编》。

桑枝酒(一)

【处　　方】桑枝、垂柳枝、槐枝各 50 克,黑豆 30 克,牛胶、羌活各 15 克,附子、肉桂心各 6 克,白酒 2 500 毫升。

【配　　制】先将黑豆炒至有香味为度,附子炮制去皮脐,然后将上述药共研成粗末,用 2 个纱布袋盛,置于小口瓷坛内,注入白酒,拌匀密封坛口,每日摇晃 1 次,7 日后滤取药液,装瓶备用。

【用法用量】口服,每次 20 毫升,每日 3 次。

【功效主治】具有祛风胜湿、补肾、活血通络、止痛的功效。主治类风湿关节炎,关节疼痛、屈伸不利、腰膝疼痛等。

【药方来源】引自《太平圣惠方》。

蛇虫酒

【处　　方】金钱白花蛇 1 条,蕲蛇、羌活、生地黄、熟地黄、忍冬藤、乌梢蛇各 30 克,蜈蚣 3 条,当归、牛膝、全蝎、蜣螂、僵蚕、枸杞子各 12 克,木防己 15 克,陈皮 6 克,甘草 3克,大枣 4 枚,白酒 2 000～2 500 毫升。

【配　　制】将上述前 16 味药材切碎,置于容器中,加入白酒,密封浸泡 15 日后,过滤去渣,即可使用。

【用法用量】口服,每次 15～30 毫升,日服 2～3 次。

【功效主治】具有祛风除湿、祛风通络、散寒止痛的功效。用于治疗类风湿关节炎(寒湿型)。

【药方来源】引自《中国食疗学》。

松节地黄酒

【处　　方】松节、牛蒡子、火麻仁各 100 克,生地黄、秦艽、牛膝各 50 克,丹参、草薢、苍耳子、独活各 30 克,肉桂、防风各 20 克,白酒 2 000 毫升。

【配　　制】将火麻仁炒香,同其他中药一起捣成粗末,加入酒坛,用白酒浸泡 7～10 天,滤去药渣,澄清装瓶备用。

【用法用量】口服,每日服 3 次,饭前随量温饮,不得过量,勿醉。

【功效主治】具有祛风湿、除痹痛之功效。用于治疗筋骨拘急、四肢挛痛、脚气脚软、关节不利等症。

【药方来源】引自《太平圣惠方》。

生石斛酒

【处　　方】生石斛 90 克,牛膝 30 克,杜仲、丹参各 24 克,生地黄 150 克,黄酒 3 000 毫升。

【配　　制】将上药切碎,用纱布袋盛,放酒坛内,封口泡 7 日后,去药渣,取药液装瓶备用。

【用法用量】口服,每次 30 毫升,每日 3 次温服。

【功效主治】具有补肾强筋骨、活血祛瘀、利关节、止痛的功效。主治类风湿关节炎。

【药方来源】引自《外台秘要》。

舒筋通络酒

【处　　方】黄芪、秦艽、木瓜、牛膝、白芍、丹参、当归、枸杞子、鸡血藤、生川乌、生草乌、乌梢蛇、海桐皮、伸筋草、海风藤各 15～25 克,白酒 5 000 毫升。

【配　　制】将上述前 15 味药材切片,置于容器中,加入白酒,密封浸泡 30 日,过滤去渣后,即可使用。

【用法用量】口服,每次 15～30 毫升,日服 2～3 次。

【功效主治】具有祛风湿、补肝肾、强筋骨、养血舒筋、活血通络的功效。用于治疗风寒湿之邪入络、气血阻滞引起的肩、腰、膝等部关节疼痛。适用于急、慢性风寒湿性关节炎、类风湿关节炎、坐骨神经痛、腰肌劳损。

【药方来源】引自《药酒汇编》。

三乌酒

【处　　方】制川乌、制草乌、制何首乌、千年健、地枫皮各 25 克,白酒 1 000 毫升。

【配　　制】将诸药粉碎成粗末,放入泡酒坛中,加白酒1 000 毫升,待药粉浸透,加盖密封浸泡 10～15 天,经常摇动,促进有效成分溶出,启封过滤,除去药渣,澄清装瓶备用。

【用法用量】每次 10～15 毫升,温开水送服,每日早、中、晚各 1 次。孕妇忌服。

【功效主治】具有祛风湿、利关节、通络止痛之功效。用于治疗急慢性关节炎,以及由风湿邪深入筋络而发的剧烈疼痛。

【药方来源】引自《中国当代中医名人志》。

天麻酒(一)

【处　　方】天麻 15 克,蕲蛇 12 克,羌活、五加皮、秦艽、当归各 6 克,红花 9 克,防风 3 克,白酒 1 000 毫升,白糖90 克。

【配　　制】将上述前 8 味药材捣碎,置于容器中,加入白酒,密封浸泡 7 日后过滤,加入白糖至溶化,过滤去渣,即可使用。

【用法用量】口服，每次 30～60 毫升，日服 2 次。

【功效主治】具有祛风湿、活血通络的功效。用于治疗风湿性、类风湿关节炎及关节疼痛等症。

【药方来源】引自《药酒汇编》。

追黄酒

【处　　方】①追风酒：当归、川芎、白芍、羌活、桂枝、香附、川牛膝、杜仲、枸杞子、熟地黄、独活、木瓜、地龙、土茯苓、大枣、萆薢各 15 克，红花、三七、蝉蜕各 9 克，蜈蚣 8 条，46°～60°白酒 4 000 毫升。②黄藤酒：黄藤全根（即雷公藤全根）500 克，50°～60°白酒 4 000 毫升。

【配　　制】①将上述前 20 味药捣碎，置于容器中，加入白酒，密封浸泡 20 日，过滤去渣，即成追风酒。②将上药切成 2～3 毫米薄片，浸泡于白酒中，密封 14～30 日，过滤去渣，即成黄藤酒。两酒按 1：1 混合，即成追黄酒。

【用法用量】口服，每次 15～30 毫升，日服 3 次。

【功效主治】具有养血行瘀、祛风散寒、理气通络、止痛的功效。用于治疗类风湿性关节炎，急性、亚急性活动期及慢迁延期均可使用。

【药方来源】引自《湖北中医杂志》。

追风酒

【处　　方】当归、川芎、白芍、熟地黄、杜仲、川牛膝、香附、羌活、独活、寻骨风、木瓜、桂枝，萆薢、地龙、云茯苓、大枣各 15 克，水蛭、土鳖虫、三七、红花、生川乌、生草乌、全蝎、蝉蜕各 9 克,枸杞子 5 克,马钱子(制)4.5 克,乌梢蛇 30 克,蜈蚣 16 克,白酒 1 000 毫升。

【配　制】将上述前 28 味药材共为粗末,装入布袋,置于容器中,加入白酒,密封浸泡 20 日后,过滤去渣,即可使用。

【用法用量】口服,每次 15～30 毫升,日服 3 次。

【功效主治】具有追风活络、活血止痛的功效。用于治疗类风湿关节炎。

【药方来源】引自《药酒汇编》。

（十三）关节疼痛

关节疼痛在中医病症中属于肢节痛、肢节肿痛、痹证、痛风等病范畴,在生活中,很多人受到关节疼痛的困扰。造成关节疼痛的原因很多,根据年龄、性别、发作部位、症状特征,一般可以归纳为软组织性、软骨性、骨性和炎症性等原因。任何原因导致的关节炎,如能及时就医,对症治疗,一般都能治愈或缓解。

中医学认为,关节疼痛是因风湿、痰浊、瘀血流注经络,或血虚不能养筋所致。人体体质虚弱,气血不足,或劳累过度,肌肤毛孔疏松,营卫不固,外邪乘虚而入,流注经络、肌肉、关节、致使气血凝滞、阻塞不通,不通则痛而出现关节疼痛、酸困木麻,治疗此病宜搜风散寒、舒筋活络、活血止痛。本篇选编部分为具有治疗关节疼痛功效的药酒,供患者临证选用。

防风松叶酒

【处　　方】十月松叶 160 克,麻黄、防风、制附子、独活、牛膝、生地黄各 30 克,秦艽、肉桂各 20 克,白酒 2 000 毫升。

【配　　制】将诸药粉碎成粗末,置于泡酒坛内,加白酒搅拌均匀,加盖密封,浸泡 7～10 天,每天摇动 1 次,以促进有效成分溶出,启封后过滤除去药渣,装瓶备用。

【用法用量】口服,每次 20～30 毫升,每日早、中、晚空腹温饮为佳。

【功效主治】具有祛风除湿、通经活络之功效。用于治疗因风湿侵袭所致的关节疼痛、四肢麻木、步履艰难等症。

【药方来源】引自《圣济总录》。

 附子白术酒

【处　　方】制附子、防风、独活、当归、白术各 30 克,五加皮、川芎、肉桂、炮姜各 25 克,白酒 1 500 毫升。

【配　　制】将诸药捣成粗末,放入纱布袋内扎紧口,置于干净酒坛中,加白酒浸泡 7～10 天,提出药袋,挤出所含酒液,澄清装瓶备用。

【用法用量】口服不拘时,每次 20～30 毫升,每日服次数可增可减,以愈为度。

【功效主治】具有祛风除湿、温中助阳、散寒止痛之功效,用于治疗四肢厥逆、皮肤麻木、阳痿腰痛、心力衰竭、腹部冷痛、呕吐冷泻、关节疼痛等症。

【药方来源】引自《圣济总录》。

 冯了性药酒 ·······················

【处　　方】丁公藤 240 克,麻黄 40 克,桂枝、威灵仙、白芷、青蒿子各 20 克,小茴香、防己、羌活、独活、五加皮各 15 克,当归尾、川芎、栀子各 12.5 克,白酒 2 375 毫升。

【配　　制】将药物蒸透,与白酒共置入容器中,密封浸泡 45 天以上即成。浸泡期间,隔天振摇 1 次,或密封后置锅中隔水蒸 2～3 小时,再静置 1 周后可服用。

【用法用量】口服,每次 15 毫升,每日 2～3 次。

【功效主治】具有祛风湿、止痹痛的功效。适用于风湿痹痛属风邪偏重,症见筋骨、肌肉、关节疼痛,游走不定,痛处肿胀,关节屈伸不利及肢体麻木等。

【药方来源】引自《上海市国药业固有成方》。

 复方穿山龙酒 ·······················

【处　　方】穿山龙、豨莶草、老鹳草各 75 克,威灵仙 60 克,苍术 15 克,白酒 1 500 毫升。

【配　　制】将 5 味中药捣成粗末,放入净酒坛内,加白酒 1 500 毫升,搅拌均匀,加盖密封,浸泡 10～15 天,每天摇动 1 次,加快有效成分溶出,启封后过滤,除去药渣,澄清装瓶备用。

【用法用量】每次 20～40 毫升,每日早、中、晚各 1 次,空腹温服为宜。

【功效主治】具有舒筋活络、祛风湿、止痹痛之功效。用于治疗风湿痛、关节疼痛。

【药方来源】引自《中药制剂汇编》。

牛膝酒（四）

【处　　方】牛膝、秦艽、天冬各 15 克，独活 18 克，五加皮 12 克，细辛、石楠叶、薏苡仁、制附子、巴戟天、杜仲各 6克，肉桂 12 克，白酒 2 000 毫升。

【配　　制】将前 12 味共研为粗末，入布袋，置容器中，加入白酒，密封浸泡 14 日后，过滤去渣即成。

【用法用量】口服，每次 10～15 毫升，每日 3 次。

【功效主治】具有祛风湿、壮腰膝的功效。主治关节疼痛、步履无力等症。

【药方来源】引自《药酒汇编》。

伸筋草酒（一）

【处　　方】伸筋草 15 克，白酒 500 毫升。

【配　　制】将上药切碎，浸泡于白酒中，封口置阴凉处，每日摇晃 1～2 次，7 天后过滤即成。

【用法用量】口服，每次 15～20 毫升，每日 2 次。

【功效主治】具有散寒除湿、舒筋通络的功效。主治风寒湿痹、关节疼痛、肌肤麻木等症。常饮之有舒通经络、健体强身的作用。

【药方来源】引自《临床实用中药学》。

松节酒（一）

【处　　方】松节 30 克，白酒 500 毫升。

【配　　制】将松节加工使碎，浸泡入白酒中，封紧口，置阴凉处，每日振摇 1～2 次，经 7 天后过滤即可饮用。

【用法用量】口服，每次 15～20 毫升，每日 2 次。

【功效主治】具有祛风、燥湿、散寒、活络的功效。主治风寒湿痹、关节疼痛等症。

【药方来源】引自《外台秘要》。

桑枝酒（二）

【处　　方】桑枝、黑大豆、薏苡仁、十大功劳、金银花、五加皮、木瓜、黄柏、蚕沙、松仁各 30 克，白酒 3 000 毫升。

【配　　制】将上药捣碎，装入细纱布袋里扎紧口，放入小坛中，倒入白酒，密封浸泡 10 天以上，弃去药袋即可服用。

【用法用量】口服，每次 30～50 毫升，每日 3 次。

【功效主治】具有祛风除湿、清热通络的功效。主治湿热痹痛，症见肢体关节疼痛，痛处掀红灼热，肿胀疼痛剧烈，筋脉拘急，兼有口渴，心烦，舌红苔黄，脉滑数等症。

【药方来源】引自《实用中医内科学》。

西藏雪莲药酒

【处　　方】雪莲花 250 克，木瓜、桑寄生、党参、芡实各 25 克，杜仲、当归、黄芪各 20 克，独活 18 克，秦艽、巴戟天、补骨脂各 12 克，黄柏、香附各 10 克，五味子、鹿茸各 8 克，冰糖 750 克,白酒 7 500 毫升。

【配　　制】将上述药共研为粗末,与白酒一起置入容器中,密封浸泡 25～30 日,过滤去渣后,加入冰糖,搅拌至溶解后,过滤去渣,即可使用。

【用法用量】口服,每次 15～20 毫升,每日早、晚各服用 1 次。

【功效主治】具有祛风除湿、养血生精、补肾强身的功效。用于治疗风湿性关节疼痛,伴见腰膝酸软、目眩耳鸣、月经不调。

【药方来源】引自《古今名方》。

追风活络酒(一)

【处　　方】红曲、紫草、独活、红花、天麻、补骨脂(盐制)、全蝎、川芎、乳香、没药、秦艽各 20 克,当归、麻黄、防风各 30 克,木瓜、杜仲(盐制)、牛膝、北刘寄奴、制草乌、土鳖虫、白芷各 10 克,白糖 800 克,白酒 1 500 毫升。

【配　　制】将上述药材除红曲、紫草外,血竭、乳香、没药共研成细末,过筛混匀,余下 16 味药材碎断,与白酒、白糖同置于罐内,于水浴中加热煮沸后,再置于缸中,密封浸泡 30 日,滤取酒液,残渣压榨后,回收残液中的酒液,合并过滤去渣后,即可使用。

【用法用量】口服,每次 10～15 毫升,每日 2 次。

【功效主治】具有追风散寒、舒筋活络的功效。用于治疗受风受寒、四肢麻木、关节疼痛、风湿麻痹、伤筋动骨等症。

【药方来源】引自《药酒汇编》。

（十四）鹤 膝 风

鹤膝风是指结核性关节炎,以膝部肿大,上下股胫部位纤细,形如鹤膝而命名。鹤膝风多见于 30 岁以下青年,尤以 10 岁以下儿童为最多。其特点为:发病缓慢,初期症状不明显,疼痛不显著,有时仅有轻微的关节疼痛或稍有肿胀,变化也甚慢。晚期膝部肿痛,关节明显变化,状如鹤膝,并出现脓肿。

中医学认为,本病多因先天不足,肾亏络空,复被风寒乘袭,气血失和,痰浊凝聚,蚀伤骨骼而导致禀赋体虚,调摄失宜,足三阴亏损,风邪外袭,阴寒凝滞而成。或妇女因胎产经行失调,或郁怒亏损引起。小儿多因先天所禀,肾气虚弱,阴寒凝居于腰膝引起,非风寒所痹,现于外而知其内也。或因痢后脚痛痠弱,不能行履,膝肿大而胫枯。总之,鹤膝风的形成以足三阴亏损为内因,风寒之邪侵袭为外因。

中医治疗鹤膝风通常采用补肾养血、温经散寒、托里透脓的原则。本篇选编部分具有补肾养血、温经散寒及托里透脓等功效的药酒,供患者根据个人病因、病情及临床表现的不同临证选用。

消肥酒 ✳

【处　方】芒硝 30 克,皂荚(去子)1 个,五味子、砂糖各 30 克,生姜汁 100 毫升,酒糟 120 克,白酒适量。

【配　制】将上述前 3 味药研为细末,与砂糖、姜汁、酒糟研匀,即可使用。

【用法用量】取此药酒每日涂之，日涂擦数次。

【功效主治】具有温经、散结、通络的功效。用于治疗鹤膝风。

【药方来源】引自《本草纲目》。

松节酒(二)

【处　　方】松节400克，糯米5 000克，甜酒曲500克。

【配　　制】将松节加水煎煮2小时，去渣取汁；糯米水浸12小时，捞出上笼蒸熟；甜酒曲研末。然后将松节药液、糯米饭、糯米泔水、甜酒曲混合调匀，同放瓷坛中密封酿酒，大约经过21个昼夜酒熟，压去糟粕，滤取药汁，瓶装密封备用。

【用法用量】口服，每次30毫升，每日3次，饭前空腹温服。根据个人酒量可适当增减用量，不醉为度。

【功效主治】具有祛风胜湿、止痛的功效。主治鹤膝风、痛风。

【药方来源】引自《太平圣惠方》。

芪斛酒

【处　　方】生黄芪240克，金钗石斛60克，牛膝15克，薏苡仁60克，肉桂16克，白酒300毫升。

【配　　制】将上述药材加水500毫升煎至200毫升，倒入白酒，煎数沸后，候温过滤去渣后，即可使用。

【用法用量】将上述所得药酒分3次服用，1日内服完。药后盖被，任其汗出，切不可坐起透风，等汗出到足底涌泉穴,可以去被。

【功效主治】具有益气养阴、散寒通络的功效。用于治疗鹤膝风。

【药方来源】引自《药酒汇编》。

紫荆皮酒 ✿

【处　　方】紫荆皮9克,白酒40毫升。

【配　　制】将上述药材用白酒煎至减半,过滤去渣后,即可使用。

【用法用量】将上述药酒分2次服用,1日内服完。

【功效主治】具有祛风通络的功效。用于治疗鹤膝风。

【药方来源】引自《本草纲目》。

（十五）筋骨疼痛

筋骨疼痛是骨伤科临床常见的以疼痛为主要表现的疾患总称,包括筋、骨慢性损伤所致的一系列疾病。

全身肌肉关节受风、寒、暑、湿、燥、火"六淫"侵袭、或外伤、慢性劳损,透皮入骨致病而形成"六毒",就是平常所说的"骨毒"。"骨毒"长期存在于骨与骨膜之上形成"宿毒"。宿毒使得骨及关节周围软组织反复充血、水肿、粘连、挛缩,从而导致局部血液循环障碍,产生大量酸性物质刺激血管,损害肌肉组织,表现为肌肉、筋骨、关节酸痛,麻木、肿胀,甚至红肿变形,重者会造成关节骨质的破坏,关节变形,生活不能自理。筋骨疼痛是风湿骨病临床重要的表现形式,要着重处理。本篇选编部分具有祛风除湿、活血通络、清肿止痛功效的药酒,供患者临证选用。

百药长寿酒 ························ ✿

【处　　方】当归、白芍、白术、茯苓、牛膝、杜仲、补骨脂、小茴香、五味子、陈皮、半夏、苍术、厚朴、枳壳、香附、官桂、羌活、独活、白芷、防风、乌药、秦艽、川萆薢、晚蚕沙、干姜各 30 克,川芎 15 克,怀熟地黄、枸杞子、干茄根各 120 克,天冬、麦冬、何首乌各 60 克,砂仁 1.5 克,大枣 500 克,烧酒 3 000 毫升。

【配　　制】将上述前 34 味药捣为粗末,装入布袋,悬于酒坛中,加入白烧酒,密封浸泡 15 日,即可使用。浸酒后的药渣,可晒干研成末,制成药丸服用。

【用法用量】口服,每次 15～30 毫升,日服 3 次。

【功效主治】具有补肝肾、和脾胃、祛风湿、活血通络的功效。用于治疗肝肾不足、脾胃不和、风湿痹阻经络等所引起的身体虚弱、腰膝无力、食少腹满、胸闷恶心、筋骨疼痛等症。

【药方来源】引自《摄生秘剖》。

定风酒(二) ························ ✿

【处　　方】当归、天冬各 60 克,五加皮、麦冬、怀牛膝、川芎、熟地黄、生地黄、秦艽各 30 克,桂枝 20 克,蜂蜜、白糖各 100 克,米醋 50 毫升,白酒 2 500 毫升。

【配　　制】将诸药粉碎成粗末,放入净容器中加白酒2 500 毫升,待药末浸透加入蜂蜜、白糖、米醋,加盖密封,放阴凉处浸泡 2～3 周,经常摇动促进中药成分溶出,启封后过滤除去药渣,澄清装瓶备用。

【用法用量】口服,每次空腹饮服20～30毫升,每天早晚各 1 次。

【功效主治】具有滋补肝肾、益精血、壮筋骨、祛风湿的功效,用于治疗肝肾亏虚所致的腰腿无力、肢体麻木、筋骨疼痛等症。

【药方来源】引自《随息居饮食谱》。

杜仲酒(三) ✵

【处　　方】杜仲、丹参各 30 克,川芎 15 克,白酒 1 000 毫升。

【配　　制】将上述前 3 味药切碎,装入布袋,置于容器中,加入白酒,密封浸泡 14 日,每日振摇 1 次,开封去袋,即可使用。

【用法用量】口服,每次 15～30毫升,日服 2 次。

【功效主治】具有补肝肾、强筋骨、活血通络的功效。用于治疗筋骨疼痛、腰痛、足膝痿弱、小便余沥等症。

【药方来源】引自《药酒汇编》。

丹参石斛酒 ✵

【处　　方】丹参、川芎、杜仲、白茯苓、防风、白术、党参、肉桂心、五味子、陈皮、黄芪、没药、当归各 30 克,石斛 60克,干姜、牛膝各 45 克,甘草(炙)15 克,白酒 2 000 毫升。

【配　　制】将上述前 17 味药材捣为粗末,装入布袋,置于容器中,加入白酒,密封浸泡 7 日后,过滤去渣,即可使用。

【用法用量】每次饭前温服 20 毫升,日服 2 次。

【功效主治】具有补虚祛邪、活血通络、止痛的功效。用于治疗脚气痹弱、筋骨疼痛等。

【药方来源】引自《药酒汇编》。

 复方鸡血藤酒 ················· ✳

【处　方】鸡血藤 120 克,川牛膝、桑寄生各 60 克,白酒 1 500 毫升。

【配　制】将上述药共研为粗末,装入布袋,扎紧袋口,加入白酒浸泡,14 日后取出药袋,压榨取液,并将药液与药酒混合,静置过滤去渣后,即可使用。

【用法用量】口服,每次 20 毫升,日服 2 次。

【功效主治】具有养血活血、舒筋通络的功效。用于治疗筋骨不舒疼痛、腰膝冷痛、跌打损伤、风寒湿痹、手足麻木、坐骨神经痛。

【药方来源】引自《民间百病良方》。

 筋骨疼痛酒(一) ··········· ✳

【处　方】玉竹 40 克,续断、红花、七叶一枝花各 20 克,虎杖 19.2 克,黄芪、党参、桂枝、枸杞子各 15 克,秦艽、肉桂各 10 克,木香、制川乌、制草乌各 8 克,白糖 52 克,白酒 2 000 毫升。

【配　制】将诸药(红花除外)粉碎成粗末同红花一起

放入净瓷坛内,加白酒密封,浸泡 7～10 天,启封过滤去药渣,加白糖溶解,澄清装瓶备用。

【用法用量】口服,每次饮服15～20 毫升,每日早、中、晚各 1 次。

【功效主治】具有祛风胜湿、舒筋活络之功效。用于治疗筋骨酸痛、四肢麻木、风湿性关节炎等症。

【药方来源】引自《新编中成药》。

筋骨疼痛酒(二)

【处　方】当归、肉桂、秦艽各 50 克,木香、制川乌、制草乌各 40 克,玉竹 200 克,黄芪、党参、桂枝、枸杞子各 75 克,七叶一枝花、川续断、红花各 100 克,虎杖 96 克,砂糖 260 克,白酒 17 120 毫升。

【配　制】将上述前 15 味药材研为粗末,加入白酒,浸渍 48 小时后,按渗滤法进行渗滤,收集滤液和压榨液,合并后加入砂糖,搅拌使之溶化,静置 14 日,过滤去渣,即可使用。

【用法用量】口服,每次 10～15 毫升,日服 2 次。

【功效主治】具有祛风除湿、舒筋活血的功效。用于治疗筋骨酸痛、四肢麻木、风湿性关节炎等。

【药方来源】引自《临床验方集》。

人参酒方

【处　方】人参、防风、茯苓、细辛、秦椒、黄芪、当归、牛膝、桔梗各 45 克,生地黄、丹参、山药、钟乳石、矾石各 90

克,山茱萸、川芎各 60 克,白术、麻黄各 75 克,大枣 30 枚,五加皮 1 000 克,生姜(炒)2 000 克,乌麻(碎)2 000 克,白酒18 000毫升。

【配　　制】将上述前 22 味药细锉(钟乳石另外盛装),置于容器中,加入白酒,密封浸泡 5～7 日,过滤去渣后,即可使用。

【用法用量】口服,每次温服 30 毫升,日服 2 次,随意增进。

【功效主治】具有补肝肾、益精血、舒筋脉、通经络的功效。用于治疗筋虚极,则不能转,十指爪皆痛,或交替过度,数转筋,或病未平复交接,伤气内筋绝,舌卷唇青,腹中绞痛,或便欲绝,不能饮食等症悉皆主之。

【药方来源】引自《备急千金要方》。

三花药酒

【处　　方】当归 25 克,人参、桑寄生、白芍、木瓜、茯苓、钩藤、大枣、龙眼肉各 30 克,防风、川芎、桂尖、甘草(炙)、秦艽各 15 克,川牛膝、白术、苍术各 18 克,熟地黄 60 克,白酒1 500毫升。

【配　　制】将上述前 18 味药捣碎,置于容器中,加入白酒,密封浸泡 30 日,过滤去渣后,即可使用。

【用法用量】口服,每次 30～60 毫升,每日早、晚各服用1 次。

【功效主治】具有调和气血、祛风除湿、舒筋通络的功效。用于治疗风湿筋骨痛及半身不遂。

【药方来源】引自《药酒汇编》。

参茸追风酒

【处　　方】制川乌、制草乌、红花、薄荷、当归、陈皮、淡竹叶、炮姜、甘草各 100 克，生晒参 20 克，鹿茸 5 克，蔗糖 2 000 克，食醋 1 200 毫升，白酒 10 000 毫升。

【配　　制】将上述前 11 味药研为粗粉，将食醋和白酒中加水，混合成溶液。先用少量的混合液湿润药物，6 小时后加入剩余混合液，放置 48 小时以后，按渗滤法以每分钟 3 毫升的速度渗滤，收集滤液，残渣压榨并合并，加入蔗糖，搅拌后静置，过滤去渣，即可使用。

【用法用量】口服，每次 15 毫升，日服 1～2 次。

【功效主治】具有搜风散寒、舒筋活络、止痛的功效。用于治疗筋骨疼痛、风寒湿痹、四肢麻木、屈伸困难。

【药方来源】引自《药酒汇编》。

（十六）腰腿疼痛

腰腿疼痛不是一种病，而是一组症候群，可由多种原因引起。中医学认为，腰腿疼痛起因于劳伤，导致肾气虚损，外邪乘虚袭人，有风、寒、湿、瘀、痰之邪，而风寒之邪首当其冲，邪阻经络，气血不畅，发为风寒痹证。本病近似于现代医学的关节炎。

中医辨证治疗，初期宜活血祛瘀、消肿止痛；中期及慢性损伤者宜养血活血、舒筋活络；后期宜温经通络、补肾壮筋。本篇选编部分具有疏风通络、和营活血功效的药酒，供患者临证选用。

巴戟酒

【处　　方】巴戟天、牛膝、石斛各18克，羌活、当归、生姜各27克，川椒2克，白酒1 000毫升。

【配　　制】将上述7味药捣碎，置于容器中，加入白酒密封浸泡30分钟，煮1小时，候冷过滤去渣，即可使用。

【用法用量】口服不拘时，每次15～20毫升。

【功效主治】具有补肾壮阳、活血通经、舒利关节的功效。用于治疗腹部瘀结冷痛、跌伤闪挫、腰膝痹痛、足痿无力、肢节不利、四肢拘挛、肾虚阳痿。

【药方来源】引自《圣济总录》。

巴戟羌活酒

【处　　方】巴戟天、牛膝、石斛各18克，羌活、当归、生姜各27克，川椒2克，白酒1 000毫升。

【配　　制】将诸药粉碎成粗末，放入坛中，加白酒1 000毫升，待药末浸透后加盖密封浸泡，经常摇动搅拌，加速中药成分溶出，2～3周后启封，静置澄清1天，取清液装瓶备用。

【用法用量】口服，根据酒力随时饮用，每次15～20毫升。

【功效主治】具有补肝肾、祛风湿、活血通络、舒筋利关节之功效，用于治疗腹部瘀结冷痛、折伤闪挫、腰膝痹痛等症。

【药方来源】引自《太平圣惠方》。

 萆薢附子酒 ･･････････････････････････ ❀

【处　　方】萆薢、制附子、牛膝各50克,桑寄生40克,狗脊、杜仲、羌活、肉桂各30克,白酒2 000毫升。

【配　　制】将诸药粉碎,研成粗末,放入净酒坛中,加白酒2 000毫升,药末浸透以后加盖密封,浸泡7～10天,经常摇动搅拌,促进中药内有效成分溶出,启封过滤去药渣,静置澄清1天,装瓶备用。

【用法用量】口服,每次饭前服15～20毫升,每日早、午、晚各1次。

【功效主治】具有祛风湿、补益肝肾、壮腰膝的功效。用于治疗腰痛、筋脉拘急酸痛。

【药方来源】引自《太平圣惠方》。

 萆薢杜仲酒 ･･････････････････････････ ❀

【处　　方】杜仲、萆薢、炮姜、制附子、川椒、肉桂、川芎、羌活、防风、秦艽、甘草(炙)各15克,桔梗10克,细辛、五加皮、石斛、续断、地骨皮各5克,白酒1 000毫升。

【配　　制】将上述前17味药捣碎,装入布袋,置于容器中,加入白酒,密封浸泡30日,过滤去渣后,即可使用。

【用法用量】温饮,每次10毫升,每日早、晚各1次。

【功效主治】具有温肝补肾、祛风除湿的功效。主治肾脏虚冷、感受寒湿、腰脚冷痛等症。

【药方来源】引自《圣济总录》。

补肾酒

【处　　方】黑豆120克,熟地黄60克,杜仲、枸杞子各40克,石斛、羌活、防风、肉桂、川芎各20克,牛膝、淫羊藿、当归、制附子、茵芋、茯苓、川椒、白术、五加皮、酸枣仁各30克,白酒2 000毫升。

【配　　制】将上述前19味药捣碎,装入布袋,置于容器中,加入白酒,密封浸泡,过滤去渣后,即可使用。

【用法用量】空腹温饮,每次服用15毫升,日服3次。

【功效主治】具有补肾壮阳、祛风除湿的功效。用于治疗肾虚腰痛、腿脚肿痛、身体虚弱。

【药方来源】引自《太平圣惠方》。

车前草酒(二)

【处　　方】车前草(连根)7棵,葱白7棵,大枣7枚,白酒500毫升。

【配　　制】将上述前3味药洗净,切碎,晾干,置于容器中,加入白酒,密封隔水煮至250毫升,过滤去渣后,即可使用。

【用法用量】口服,每次25～50毫升,每日3次。

【功效主治】具有利水清热、通阳解毒的功效。主治湿气腰痛。

【药方来源】引自《本草纲目》。

川乌杜仲酒

【处　　方】杜仲、羌活、制附子、萆薢、五加皮、川续断、防风各 40 克,制川乌、地骨皮、肉桂、川芎、秦艽、石斛、桔梗各 30 克,炮姜、甘草(炙)、天花粉各 20 克,川椒 15 克,细辛 25 克,白酒 2 000 毫升。

【配　　制】将上述前 19 味药捣碎,置于容器中,加入白酒,密封浸泡 5～7 日,过滤去渣后,即可使用。

【用法用量】空腹温饮,每次 10～15 毫升,每日 3 次。

【功效主治】具有补肾壮阳、强腰止痛、祛风除湿的功效。主治肾虚腰痛、风寒腰痛、久坐湿地所致的腰痛、坠伤腰痛等症。

【药方来源】引自《药酒汇编》。

葱子酒

【处　　方】淫羊藿 15 克,肉桂心、葱子、杜仲(炙)、石斛、制附子各 20 克,乌梢蛇(炙)30 克,川芎、川椒各 15 克,白术、五加皮、炒酸枣仁各 20 克,白酒 1 000 毫升。

【配　　制】将上述前 12 味药捣碎,置于容器中,加入白酒,密封浸泡 7 日后,过滤去渣,即可使用。

【用法用量】口服,每次饭前温服 10～15 毫升,每日 3 次。

【功效主治】具有健脾补肾、温经止痛的功效。主治肾虚腰膝疼痛,延及腿足,腰脊拘急,俯仰不利。

【药方来源】引自《百病中医药酒疗法》。

杜仲酒（四）

【处　　方】杜仲 240 克，丹参 240 克，川芎 150 克，白酒 3 000 毫升。

【配　　制】将上述前 3 味药切碎，置于容器中，加入白酒，密封浸泡 5～7 日，过滤去渣后，即可使用。

【用法用量】口服，每次温服 10～30 毫升，日服 3 次。

【功效主治】具有活血化瘀、补肾壮腰的功效。用于治疗血瘀为主，兼有肾虚腰痛，其特点是腰痛而酸，疼痛部位固定，夜间加重，或有外伤史，舌有瘀点等。

【药方来源】引自《经心录》。

独活杜仲酒

【处　　方】独活、川芎、熟地黄各 9 克，炒杜仲、当归各 18 克，丹参 20 克，米酒 2 000 毫升。

【配　　制】将上药粗碎，装入绢袋里，放入瓷瓶或坛内，加盖密封，浸渍 5～7 日（急用可隔水煮半小时，保温 1 小时）开封，取去药袋，过滤即得。

【用法用量】温服，每饮 20 毫升，不拘时，常令如醉，不能饮酒者，尽自己的酒量而饮之。

【功效主治】具有祛风、散寒、利湿的功效。主治腰脚冷痹、不仁疼痛等症。

【药方来源】引自《圣济总录》。

独活酒(二)

【处　方】独活、石斛、生姜、白茯苓、白术各 90 克,牛膝、丹参、附子(炮裂去皮脐)、萆薢各 60 克,薏苡仁、防风、桂心、当归、山茱萸、人参、天雄(炮裂去皮脐)、秦艽、甘菊花、川芎各 45 克,生地黄 120 克,白酒 22 000 毫升。

【配　　制】将上述前 20 味药锉细,装入布袋,置于瓷瓶中,加入白酒,密封浸泡 5～7 日,过滤去渣后,即可使用。

【用法用量】口服,每次 15～30 毫升,每日 3 次。

【功效主治】具有补肾健脾、祛风除湿、舒筋壮胆、温血和络的功效。主治腰脚软弱、头眩气满。

【药方来源】引自《奇效良方》。

独活石斛酒

【处　方】独活、薏苡仁、生地黄各 40 克,炮姜、防风、肉桂、白术、川芎、当归、人参、菊花各 20 克,石斛、牛膝、丹参、萆薢、制附子、赤茯苓、山茱萸、秦艽各 30 克,白酒 3 500 毫升。

【配　　制】将菊花与捣成粗末的其他中药一起放入酒坛中,加白酒搅拌均匀,密封在阴凉处浸泡 7～10 天,启封过滤,澄清装瓶备用。

【用法用量】口服,每日 3 次,早、中、晚饭前随量饮用,但不得过量。

【功效主治】具有祛风湿、补虚损、活血化瘀之功效。用于治疗风湿骨痛、腰脚酸痛、行走艰难、头晕目眩等症。

【药方来源】引自《太平圣惠方》。

独活参附酒 ····························· ✽

【处　　方】独活 35 克,党参 20 克,制附子 35 克,白酒
1 000 毫升。

【配　　制】将 3 味中药粉碎成粗末,放入净酒坛内,加
白酒 1 000 毫升,待药末浸透加盖密封,放阴凉处浸泡 7～10
天,并经常摇动搅拌,促进有效成分溶出,启封后过滤,除去
药渣,静置澄清 1 次,取清酒装瓶备用。

【用法用量】口服,每次 20～30 毫升,每日早、中、晚各
1 次、或不定时随意饮用,勿醉。

【功效主治】具有补心脾、祛风湿、散寒止痛之功效。用
于治疗腰腿肿痛、四肢厥冷、小腹冷痛、身体虚弱等症。

【药方来源】引自《药酒验方选》。

独活当归酒 ····························· ✽

【处　　方】独活、杜仲、当归、川芎、熟地黄、丹参各 30
克,白酒 1 000 毫升。

【配　　制】将诸药粉碎成粗末,放入净瓷坛中,加白酒
1 000 毫升,浸透药粉,加盖密封浸泡,经常摇动搅拌,促进有
效成分溶出,2～3 周后启封,滤去药渣,澄清 1 天,装瓶
备用。

【用法用量】口服,每日饮服 2～3 次,每次 20～30 毫升
或随酒量饮用。

【功效主治】具有祛风湿、活血祛瘀、舒关节、壮筋骨之

功效,用于治疗风湿性腰痛。

【药方来源】引自《圣济总录》。

独活寄生酒(一)

【处　　方】独活、川牛膝、秦艽、白芍、党参各 12 克,桑寄生、防风、川芎各 8 克,当归、杜仲、生地黄各 20 克,茯苓16 克,甘草、肉桂、细辛各 6 克,白酒 600 毫升。

【配　　制】将上述前 15 味药捣碎,置于容器中,加入白酒,密封浸泡 14 日后,过滤去渣,即可使用。

【用法用量】口服不拘时,随量服之。

【功效主治】具有益肝肾、补气血、祛风湿、止痹痛的功效。主治腰膝酸痛、肢体麻木等症。

【药方来源】引自《药酒汇编》。

杜仲丹参酒

【处　　方】杜仲、丹参各 120 克,川芎 60 克,黄酒2 000毫升。

【配　　制】将 3 药共研为末,放入净瓷坛中,加黄酒搅拌均匀,加盖密封,浸泡 7～14 天,经常摇动以促进有效成分溶出,启封过滤除尽药渣,澄清装瓶备用。

【用法用量】口服,每次20～30 毫升,每日早、晚 2 次服用,也可随量饮用。

【功效主治】具有补肝肾、活血通络、行气止痛之功效,用于治疗腰脊酸困、筋骨无力、足膝痿弱、小便余沥等症。

【药方来源】引自《外台秘要》。

杜仲石斛酒 ••••••••••••••••••••••••••••• ✳

【处　　方】杜仲 120 克,石斛 85 克,牛膝 15 克,熟地黄 150 克,丹参 90 克,肉桂 60 克,白酒 4 000 毫升。

【配　　制】将上述前 6 味药捣碎,装入布袋,置于容器中,加入白酒,密封浸泡 14 日,过滤去渣后,即可使用。

【用法用量】口服,每次 15～25 毫升,每日 3 次。

【功效主治】具有补肾阳、壮筋骨的功效。主治腰脚酸困、行走无力、筋骨痿软等症。

【药方来源】引自《药酒汇编》。

杜仲加皮酒 ••••••••••••••••••••••••••••• ✳

【处　　方】杜仲、五加皮各 50 克,白酒 1 000 毫升。

【配　　制】将上述前 2 味药切碎,置于容器中,加入白酒,密封浸泡 10 日,过滤去渣后,即可使用。

【用法用量】口服,每次 10～15 毫升,每日 2 次。

【功效主治】具有祛风湿、强筋骨的功效。主治风湿腰痛、风寒湿痹、腰腿酸痛等症。

【药方来源】引自《民间百病良方》。

地胡酒 ••••••••••••••••••••••••••••••••• ✳

【处　　方】熟地黄 250 克,胡麻仁 100 克,薏苡仁 30 克,白酒 1 500 毫升。

【配　　制】将胡麻仁蒸熟捣烂,薏苡仁捣碎,大熟地黄切碎,共入布袋,置容器中,加入白酒,密封放在阴凉处,浸泡 15 日后,开封去掉药袋,沥干,再用细纱布过滤一遍,贮瓶备用。

【用法用量】口服,每次 10～30 毫升,每日早、晚各服1 次。

【功效主治】具有养阴血、补肝肾、通血脉、祛风湿、强筋骨的功效。主治精血亏损、肝肾不足之腰膝软弱、筋脉拘挛、屈伸不利等症。

【药方来源】引自《食医心鉴》。

海蛇药酒

【处　　方】海蛇(蜜炙)57.5 克,过岗龙、鸡血藤、桂圆肉、枸杞子、黑老虎根、汉桃叶、菊花、两面针、当归、党参各15 克,何首乌、丁公藤、川牛膝、熟地黄、防风、巴戟天、桂枝、木瓜各 10 克,半枫荷 25 克,豆豉姜、川芎、陈皮各 5 克,红花7.5 克,羌活、独活各 2.5 克,杜仲 7 克,蔗糖 50 克,白酒5 000 毫升。

【配　　制】将上述前 27 味药捣碎,置于容器中,加入白酒,密封浸泡 60 日,每 14 日搅拌 1 次,过滤后加入蔗糖,搅拌至完全溶解,静置,过滤去渣,即可使用。

【用法用量】口服,每次 10～25 毫升,日服 2～3 次。

【功效主治】具有祛风除湿、舒筋活络、强身壮骨的功效。用于治疗腰膝酸痛、肢体麻木、风寒湿痹。

【药方来源】引自《临床验方集》。

黑豆补肾酒 ·······················

【处　　方】黑豆 120 克,杜仲、熟地黄、枸杞子各 40 克,牛膝、淫羊藿、当归、制附子、茵芋、茯苓、川椒、白术、五加皮、酸枣仁各 30 克,肉桂、石斛、羌活、防风、川芎各 20 克,白酒 2 000 毫升。

【配　　制】先将黑豆炒熟、杜仲、淫羊藿微炒一下,然后与诸药一起研为粗末,放入酒坛,加入白酒,密封浸泡 10 日后,即可启封过滤去渣,装瓶备用。

【用法用量】口服,每次 10～20 毫升,每日 2～3 次。

【功效主治】具有补肾壮阳、祛风除湿、健腰蠲痹的功效。主治肾虚亏损、风湿痹着、腰痛沉重、延至腿脚肿痛、身体虚弱等症。

【药方来源】引自《太平圣惠方》。

核桃全蝎酒 ·······················

【处　　方】核桃仁 9 克,全蝎 2 只,黄酒 150 毫升。

【配　　制】将上述药焙黄并研末,加入黄酒煎沸 10 分钟,过滤去渣,待温即可使用。

【用法用量】口服,每次 75 毫升,每日 2 次。

【功效主治】具有补肾壮阳、通利水道的功效。主治腰部疼痛、小便淋沥不禁等症。

【药方来源】引自《民间百病良方》。

海桐皮酒（二）

【处　　方】海桐皮、牛膝、枳壳、杜仲、防风、独活、五加皮各30克，生地黄30克，白术20克，薏苡仁15克，白酒1 500毫升。

【配　　制】将诸药粉碎成粗末，放入净瓷坛内，加白酒1 500毫升，药粉浸透后加盖密封，浸泡2～3周，并经常摇动搅拌，促进药性溶入酒内，启封滤去药渣，澄清1天，取清酒装瓶备用。

【用法用量】口服，每次温热饮服10～15毫升，每日早、中、晚各1次。

【功效主治】具有祛风湿、补肝肾、强筋骨之功效。用于治疗风湿痹痛、肢节疼痛无力、腰膝酸软等症。

【药方来源】引自《风科集验方》。

附子石斛酒

【处　　方】制附子、独活各40克，石斛、紫苏、当归、白术、威灵仙、秦艽各20克，淫羊藿、防风、茯苓、黄芩、防己、肉桂、丹参、花椒、川芎、薏苡仁各10克，细辛15克，炒黑豆300克，白酒3 000毫升。

【配　　制】将诸药捣成粗末，置于酒坛中，加白酒密封浸泡7～10天，启封过滤，澄清装瓶。

【用法用量】每日服3次，早、中、晚饭前随量饮用，不得过量致醉。

【功效主治】具有祛风湿、活血化瘀、温中散寒之功效。

用于治疗腿脚软弱无力、四肢不遂、脐中冷痛等症。

【药方来源】引自《太平圣惠方》。

 狗脊丹参酒 ·······························

【处　　方】狗脊、丹参、黄芪、萆薢、牛膝、川芎、独活、制附子各18克，白酒1 000毫升。

【配　　制】将上述前8味药捣碎，装入布袋，置于容器中，加入白酒，密封隔水以文火煎煮至沸，待冷，浸泡7日后，过滤去渣，即可使用。

【用法用量】口服，不拘时，每次温服15毫升。

【功效主治】具有活血通络、补肝益肾、祛风利湿、强筋壮骨的功效。用于治疗腰脊强痛、腿软无力、小便不禁、白带增多、关节不利、肢体麻木等症。

【药方来源】引自《药酒汇编》。

 枸杞子巴戟酒 ·······························

【处　　方】枸杞子、巴戟天各30克，白酒500毫升。

【配　　制】将上述药材共研为粗末，装入布袋，扎紧袋口，置于容器中，用白酒浸泡，7日后取出药袋，压榨取液，将榨取液与药酒混合，静置过滤后，即可使用。

【用法用量】口服，每次10～15毫升，每日2次。

【功效主治】具有补益肝肾、养血明目的功效。主治肾虚腰痛、头目眩晕、视物昏花、阳痿、遗精、身体虚弱等症。

【药方来源】引自《民间百病良方》。

蛤蚧参茸酒

【处　　方】蛤蚧(去头足)1 对,人参 30 克,鹿茸 6 克,巴戟天、桑螵蛸各 20 克,肉苁蓉 30 克,白酒 2 000 毫升。

【配　　制】将上述前 6 味药切碎,装入布袋,置于容器中,加入白酒密封,隔日振摇 1 次,浸泡 14 日后,过滤去渣,即可使用。

【用法用量】每次空腹温服 10 毫升,每日 2 次。

【功效主治】具有补元气、壮肾阳、益精血、强腰膝的功效。主治肾虚腰痛、腰腿痛、神疲食少、气短喘促、失眠健忘、心悸怔忡、梦遗滑精、下肢乏力、宫寒腹痛等症。

【药方来源】引自《临床验方集》。

加味养生酒

【处　　方】枸杞子、牛膝、山茱萸、生地黄、杜仲、菊花、白芍各 60 克,五加皮、桑寄生各 120 克,龙眼肉 240 克,木瓜、当归各 30 克,桂枝 9 克,白酒 10 000 毫升。

【配　　制】将前 13 味药共制为粗末,入布袋,置容器中,加入白酒,密封浸泡 10 日后,过滤去渣即成。

【用法用量】口服,每次 10~20 毫升,每日 2 次。

【功效主治】具有补肾养肝、益精血、强筋骨、祛风湿的功效。主治腰膝疼痛、四肢麻木、头目眩晕、风湿痹痛等症。

【药方来源】引自《药酒汇编》。

健步酒 ·····················

【处　　方】生羊肠 1 具、龙眼肉、沙苑子、生薏苡仁、淫羊藿、仙茅各 120 克，白酒 10 000 毫升。

【配　　制】先将羊肠洗净，阴干，切成小段，其余 5 味药材加工使碎，装入布装，置于容器中，加入白酒，密封浸泡后，过滤去渣，即可使用。

【用法用量】口服，每次 10～15 毫升，每日 2 次。

【功效主治】具有补肾壮阳、理虚健脾、散寒除湿的功效。主治脾肾虚损，偏于肾阳不振的腰膝无力，肚腹不温，性欲减退及风湿痹痛，关节拘挛，不思饮食，健忘失眠等症。

【药方来源】引自《药酒汇编》。

九制豨莶草药酒 ·····················

【处　　方】豨莶草（九制）712 克，海风藤、千年健、威灵仙、油松节、川牛膝、川续断、桑寄生、白术、狗脊、苍术、陈皮、杜仲、当归、伸筋草、玉竹、秦艽各 130 克，地枫皮、没药（去油）、红花、独活、川芎、乳香（去油）各 80 克，肉桂 60 克，防己 110 克，麻黄 20 克，红糖 5 000 克，白酒 50 升。

【配　　制】将前 26 味药捣碎，混匀，置容器中，加入白酒密封，每日搅拌 1 次，1 周后每周搅拌 1 次，浸泡 30 日以上，过滤去渣；另取红糖，用少量白酒加热溶化，加入滤液内混匀，制成 50 升药酒，静置 10 日，取上清液，过滤贮瓶备用。

【用法用量】口服，每次温服 30～60 毫升，每日 2 次。

【功效主治】具有活血补肾、祛风除湿的功效。主治肝肾不足、骨痛膝弱、四肢麻痹、腰酸腿痛、手足无力、口眼㖞斜、语言謇涩等症。

【药方来源】引自《临床验方集》。

巨胜酒

【处　　方】黑芝麻、薏苡仁各 300 克,生地黄 480 克,白酒 1 500 毫升。

【配　　制】将黑芝麻炒香,薏苡仁炒至略黄,将此 2 味药并捣烂,与切碎的生地黄共入布袋,置容器中,加入白酒,密封浸泡 10 日后,过滤去渣即成。

【用法用量】口服,每次 20 毫升,每日 2 次。

【功效主治】具有补肝肾、润五脏、填精髓、祛湿气的功效。主治风虚痹弱、腰膝疼痛、神经衰弱、健忘、须发早白等症。

【药方来源】引自《药酒汇编》。

千金杜仲酒

【处　　方】杜仲 144 克,羌活 72 克,石楠叶 36 克,制附子 12 克,白酒 2 000 毫升。

【配　　制】将 4 味药粉碎成粗末,放入净酒坛内,加入白酒 2 000 毫升搅拌均匀,加盖密封,放阴凉处浸泡 7～10天,经常摇动,促进有效成分溶出,启封后过滤除去药渣,澄清装瓶备用。

【用法用量】口服,每次 20～30 毫升,每日早晚各 1 次。

【功效主治】具有补肾强腰、祛风湿、解毒散寒之功效。用于治疗腰膝酸痛、步履无力。

【药方来源】引自《备急千金要方》。

千年健酒

【处　　方】千年健 100 克,白酒 1 000 毫升。

【配　　制】将千年健加工成粗末,放入酒坛中,加白酒搅拌均匀润湿,加盖密封,于阴凉处浸泡 7～10 天,可开盖搅拌数次,滤去药渣,澄清装瓶备用。

【用法用量】口服,每日 2 次,早、晚各服 15～20 毫升。

【功效主治】具有祛风除湿、强筋壮骨、止痹痛之功效。用于治疗风湿痹痛、腰膝冷痛、筋骨无力、下肢拘挛麻木等症,适宜老年人饮用。

【药方来源】引自《临床实用中药学》。

秦巴杜仲酒

【处　　方】杜仲、枸杞子、杜仲叶各 20 克,牛膝、菟丝子、制何首乌、当归、茯苓、补骨脂(制)各 15 克,白酒 1 500 毫升。

【配　　制】将上述药材共研为粗末,装入布袋,扎紧袋口,置于容器中,用白酒浸泡,7 日后取出药袋,压榨取液,将榨得的药液与药酒混合,静置过滤后,即可使用。

【用法用量】口服,每次 10 毫升,每日 2～3 次。

【功效主治】具有补益肝肾、强健筋骨的功效。主治肝肾不足、腰膝酸软无力、肾虚腰痛等症。

【药方来源】引自《民间百病良方》。

 杞蓉药酒 ·················· ✳

【处　　方】枸杞子 90 克,制何首乌 45 克,肉苁蓉、牛膝、茯苓、当归、补骨脂各 16 克,红花 10 克,麦冬、栀子各 3 克,红曲 2 克,白酒 2 000 毫升。

【配　　制】将红花与捣碎成末的其他中药一起放入酒坛中,加白酒搅拌均匀,密封浸泡 7～10 天后启封,滤去药渣,澄清装瓶备用。

【用法用量】口服,每次 10～20 毫升,每日早、晚各 1 次。

【功效主治】具有补益肝肾、固精养血之功效。用于治疗肝肾两虚所致的头晕目花、腰膝酸痛等症。

【药方来源】引自《新编中成药》。

 络石藤酒 ·················· ✳

【处　　方】络石藤、骨碎补各 60 克,狗脊、生地黄、当归、薏苡仁各 30 克,仙茅、萆薢、白术、黄芪、玉竹、枸杞子、山茱萸、白芍、木瓜、红花、牛膝、续断、杜仲各 15 克,黄酒 3 000 毫升。

【配　　制】将红花与捣成粗末的其他中药混合,一起放入瓷坛内,加黄酒搅拌均匀,密封浸泡 7～10 天,滤去药渣,澄清装瓶备用。

【用法用量】口服,每次服 15～20 毫升,早、晚服用各 1 次。

【功效主治】具有补肝肾、益精血、祛风湿、舒筋通络之功效。用于治疗肝肾不足、脾虚血弱兼风湿痹阻之肢体麻木、腰膝酸软、体倦乏力等症。

【药方来源】引自《治疗与保健药酒》。

牛膝酒（五）

【处　　方】牛膝、川芎、羌活、地骨皮、五加皮各 55 克，薏苡仁、海桐皮各 50 克，生地黄 25 克，甘草 20 克，白酒 3 000 毫升。

【配　　制】将诸药加工成粗末，放入净酒坛中，加白酒 3 000 毫升，待药粉浸透后加盖密封，浸泡并经常摇动，启封，过滤去药渣装瓶备用。

【用法用量】口服，每次 30～50 毫升，每日早、中、晚各 1 次。

【功效主治】具有活血通络、祛风湿、补肝肾、壮筋骨、行气止痛之功效。用于治疗腰膝脊背痛等症。

【药方来源】引自《普济方》。

牛膝人参酒

【配　　方】牛膝、山茱萸、川芎、制附子、巴戟天，五味子、黄芪、人参、磁石（醋煅碎）各 20 克，五加皮、肉苁蓉、生姜、防风各 25 克，肉桂、生地黄、蜀椒各 15 克，海风藤 10 克，白酒 1 500 毫升。

【配　　制】将上述前 17 味药捣碎，置于容器中，加入白酒，密封浸泡 3～7 日，过滤去渣后，即可使用。

【用法用量】口服,每次 5～20 毫升,不拘时,频频温服之,常令有酒气相续。

【功效主治】具有补肝肾、壮元气、祛风湿、通经络的功效。用于治疗腰腿疼痛、下元虚冷、阳痿滑泄、便溏腹痛、气虚乏力等症。

【药方来源】引自《圣济总录》。

牛膝薏仁酒

【处　　方】牛膝、薏苡仁、酸枣仁、赤芍、制附子、炮姜、石斛、柏子仁各 30 克,炙甘草 20 克,白酒 1 500 毫升。

【配　　制】将诸药捣成粗末,置于泡酒坛中,加白酒搅拌均匀,加盖密封,放阴暗处浸泡 7～10 天,并经常摇动,促进有效成分溶出,启封滤去药渣,澄清装瓶备用。

【用法用量】口服,不拘时,每次温饮 15～20 毫升,保持常有酒气相续,勿醉。

【功效主治】具有祛风除湿散寒、助肾阳、利关节、养心安神之功效。用于治疗手臂麻木不仁、腰膝冷痛、筋脉拘挛、关节不利及大便溏泄、精神委靡等症。

【药方来源】引自《圣济总录》。

牛膝附子酒

【处　　方】牛膝、薏苡仁、五加皮、杜仲、天冬、秦艽各 6 克,独活、炙细辛、制附子、巴戟天、肉桂、石楠叶各 4 克,白酒 800 毫升。

【配　　制】将上述前 12 味药材捣碎,置于容器中,加入白酒,密封浸泡 10 日,过滤去渣后,即可使用。

【用法用量】口服,每次 15～30 毫升,每日 3 次。

【功效主治】具有散寒祛风、温肾壮阳、舒筋活络、温中止痛的功效。用于治疗四肢麻木、腰膝酸痛、屈伸挛急、阳痿、便溏等症。

【药方来源】引自《药酒汇编》。

人参天麻酒

【处　　方】人参、牛膝、天麻各 15 克,炙黄芪 30 克,白酒 1 000 毫升。

【配　　制】将上药共研为粗末,纱布袋装,扎紧袋口,白酒浸泡 14 日后,取出药袋,压榨取液,将榨取液与药酒混合,静置过滤后装瓶备用。

【用法用量】口服,每次 10 毫升,每日 2～3 次。

【功效主治】具有补气健脾、舒筋活络的功效。主治气虚血少、肢体麻木、筋脉拘挛或病后体虚等症。

【药方来源】引自《临床验方集》。

人参天麻药酒

【处　　方】天麻、川牛膝各 210 克,黄芪 175 克,穿山龙 700 克,红花 28 克,人参 40 克,50°白酒 10 升,蔗糖 850 克。

【配　　制】将前 6 味药酌予碎断,置容器中,加入白酒,密封浸泡 30～40 日后取出浸液,去渣压榨,合并滤液,加蔗糖搅拌溶解,密封静置 15 日以上,滤过分装备用。

【用法用量】口服,每次 10 毫升,每日 3 次。

【功效主治】具有益气活血,舒筋止痛的功效。主治气血不足、关节痛、腰腿痛、四肢麻木等。

【药方来源】引自《药酒汇编》。

十七味药酒

【处　　方】牛膝、石斛、制附子各 45 克,白石英、磁石各 60 克,生地黄、肉桂、茯苓各 30 克,杜仲 22.5 克,萆薢、丹参、防风、山茱萸、黄芪、羌活、羚羊角(代)、酸枣仁各 15 克,白酒 2 500 毫升。

【配　　制】将诸药捣成粗末,置于净酒坛中,加白酒搅拌浸透,密封浸泡 7～10 天,过滤去渣,澄清装瓶备用。

【用法用量】口服,每日 2 次,早、晚空腹温饮 20～30 毫升。

【功效主治】具有补虚损、祛风湿之功效。用于治疗风湿痹痛、筋脉牵急、腰脚软弱无力、视听不明等症。

【药方来源】引自《柳森可用方》。

五加皮酒(三)

【处　　方】五加皮 50 克,当归 45 克,牛膝 75 克,白酒 1 000 毫升。

【配　　制】将五加皮、当归、牛膝粉碎,放入酒坛中,加白酒 1 000 毫升,加盖密封,放在阴凉处,经常摇动,浸泡 2～5 周启封,滤去药渣装瓶备用。

【用法用量】口服,每次 20～30 毫升,每日早、晚各服

1次。

【功效主治】具有祛风除湿、补肝肾、强筋骨之功效。治疗风湿痹痛、腰腿软而无寒热者。

【药方来源】引自《本草纲目》。

伸筋草酒(二)

【处　　方】伸筋草、制川乌、牛膝、鸡血藤各30克,制草乌20克,白酒1 000毫升。

【配　　制】将后4味药粉碎成粗末,同伸筋草一起放入净酒坛中,加白酒1 000毫升,药末浸透后加盖密封,经常摇动促进中药有效成分溶出,浸泡7～10天,启封过滤除去药渣,静置澄清,装瓶备用。

【用法用量】口服,每次20毫升,每日1次。

【功效主治】具有祛风湿散寒、补血活血、舒筋活络之功效。用于治疗风湿腰腿痛、腰膝酸软、四肢麻木等症。

【药方来源】引自《陕甘宁青中草药选》。

三味杜仲酒

【处　　方】杜仲、丹参各60克,川芎30克,白酒1 000毫升。

【配　　制】将上药粉碎成粗末,放入纱布袋,置于酒坛中,加白酒1 000毫升,加盖密封,置阴凉处浸泡,每日摇动1次,经10～15天开封去掉药袋,挤出药酒,澄清装瓶备用。

【用法用量】口服,每次饮用10～15毫升,每日早、晚各

1 次,也可随餐饮用,勿过量致醉。

【功效主治】具有补肝肾、强筋骨、活血行气、祛风止痛之功效。用于治疗腰脊酸困、筋骨疼痛、足膝痿弱、小便余沥等症;特别适合老年人体弱、腰膝酸困、足膝痿弱、筋骨疼痛者长期饮用。

【药方来源】引自《外台秘要》。

参茸木瓜酒

【处 方】麻黄、当归、桑寄生、川续断、老鹳草各 50克,人参、木瓜、狗脊、五加皮、独活、苍术、制川乌、羌活、威灵仙、红花、地龙、桂枝、川牛膝各 40 克,桃仁、甘草、乌梢蛇、青风藤、秦艽、赤芍、海风藤、白芷、川芎各 30 克,细辛 20 克,鹿茸 30 克,白糖 500 克,白酒 26 000 毫升。

【配 制】将上述前 29 味药各研粗末,和匀置于容器中,加入白酒,密封浸泡 30～40 日,每天振摇 1 次,过滤加入白糖溶解,密封静置 15 日后,再过滤去渣,即可使用。

【用法用量】口服,每次服用 10～15 毫升,每日 2～3 次。

【功效主治】具有祛风散寒、舒筋活络的功效。主治腰腿疼痛、肢体麻木、风湿性关节炎。

【药方来源】引自《药酒汇编》。

参茸蛇酒

【处 方】乌梢蛇 1 条,苍术、羌活、防风各 10 克,红花 8 克,西洋参 3 克,鹿茸 2 克,白酒 500 毫升。

【配　　制】将上述前 7 味药材洗净,沥干水分,装入布袋,置于容器中,加入白酒密封浸泡 1 个月,过滤去渣后,即可使用。

【用法用量】口服,每次 10～15 毫升,每日早、晚各服 1 次。

【功效主治】具有疏风祛湿、舒筋活血的功效。主治风寒湿痹、腰腿疼痛、肢体麻木等症。

【药方来源】引自《经典药酒保健方选粹》。

 腰痛酒 ∙∙

【处　　方】杜仲 15 克,补骨脂、苍术、鹿角霜各 9 克,白酒 500 毫升。

【配　　制】将上述前 4 味药研成粗粉,置于容器中,加入白酒,密封浸泡 7 日,过滤去渣后,即可使用。

【用法用量】口服,每次 30 毫升,每日早、晚各 1 次。

【功效主治】具有温肾散寒、祛风利湿的功效。主治风湿腰痛、延年腰痛。

【药方来源】引自《中药制剂汇编》。

苡仁防风酒 ∙∙

【处　　方】薏苡仁、杜仲各 45 克,防风、牛膝、肉桂心、生地黄(干)、独活各 30 克,黑豆(炒香)75 克,当归、川芎、丹参、制附子各 15 克,酸枣仁 5 克,白酒 1 800 毫升。

【配　　制】将上述前 13 味药材捣碎,装入布袋,置于容器中,加入白酒,密封浸泡 10 日,过滤去渣后,即可使用。

【用法用量】口服，每次饭前温服 10～15 毫升，每日 3 次。

【功效主治】具有补肝益肾、祛风除湿、活血通络的功效。主治腰痛或连及膝脚疼痛。

【药方来源】引自《药酒汇编》。

山萸地膝酒

【处　　方】山茱萸、怀牛膝、熟地黄各 60 克，五味子 40 克，杜仲、麦冬各 30 克，白酒 25 000 毫升。

【配　　制】将上述前 6 味药捣碎，装入布袋，置于容器中，加入白酒密封，隔日振摇数下，浸泡 14 日后，过滤去渣，即可使用。

【用法用量】口服，每次 10～20 毫升，每日 2 次。

【功效主治】具有补肝肾、壮筋骨的功效。主治腰痛膝软、筋骨无力、头晕等症。

【药方来源】引自《药酒汇编》。

首乌薏仁酒

【处　　方】制何首乌 180 克，生薏苡仁 120 克，白酒 1 500毫升。

【配　　制】将两药捣成粗末，置于净瓷坛内，加白酒搅拌均匀，加盖密封，放阴凉处浸泡 7～10 天，每天摇动 1 次，促使有效成分溶于酒液，启封后滤去药渣，澄清装瓶备用。

【用法用量】口服，每次 20～30 毫升，每日早、晚各服 1 次。

【功效主治】具有固精养血、祛风除湿之功效。用于治疗血虚所致的风湿腰痛、四肢麻木、头晕目眩等症。

【药方来源】引自《浙江中医杂志》。

石斛酒(二)

【处　　方】石斛 24 克，人参、黄芪、防风各 9 克，朱砂（水飞）、杜仲（炒）、牛膝、五味子、茯苓、山茱萸、山药、萆薢各 12 克，细辛 6 克，天冬、生姜各 18 克，薏苡仁、枸杞子各 100 克，白酒 2 000 毫升。

【配　　制】将诸药粉碎成粗末，用白酒浸泡 7～10 天，滤去药渣，澄清装瓶备用。

【用法用量】口服，不拘时，随量温饮，常令有酒气相继，不得致醉。

【功效主治】具有益气养阴、祛风湿、温经通络之功效。用于治疗腰腿疼痛、头面游风等症。

【药方来源】引自《奇效良方》。

痛灵酒

【处　　方】生川乌、生草乌各 30 克，田三七、马钱子各 15 克，白酒 500 毫升。

【配　　制】将生川乌、生草乌洗净，切片晒干，以蜂蜜 250 克煎煮；马钱子去毛，用植物油炸；田三七捣细，与前 3 味药材混合，加清水煎 2 次。第一次加水 1 000 毫升,浓缩到 300 毫升;第二次加水,浓缩到 200 毫升。将两次药汁混合共取药液 500 毫升,再加入白酒,拌匀后即可使用。

【用法用量】口服,每次 10 毫升,每日 3 次。

【功效主治】具有散风活血、舒筋活络的功效。主治慢性腰腿痛。

【药方来源】引自《中药制剂汇编》。

徐长卿酒

【处　　方】徐长卿、金果榄各 30 克,杜仲 5 克,黄酒 500 毫升。

【配　　制】将上述前 3 味药切碎,置于容器中,加入黄酒,密封浸泡 15 日,过滤去渣,即可使用。

【用法用量】口服,每次 30～50 毫升,每日 3 次。

【功效主治】具有祛风湿、止痹痛的功效。主治风湿腰痛、关节痛。

【药方来源】引自《陕甘宁青中草药选》。

羊肾酒(三)

【处　　方】羊肾 1 对,仙茅、薏苡仁、沙苑子、龙眼肉、淫羊藿各 30 克,白酒 2 000 毫升。

【配　　制】将羊肾洗净,切碎,其余 5 味药捣碎,共装入布袋,置于容器中,加入白酒,盖好以文火加热 30 分钟后,离火待冷,密封浸泡 7 日,过滤去渣,即可使用。

【用法用量】口服,每次 10～25 毫升,日服 2 次。

【功效主治】具有补肾温阳、安神调胃的功效。用于治疗腰酸膝冷、小腹不温、行走乏力、精神恍惚、食欲不振等症。

【药方来源】引自《药酒汇编》。

（十七）肌肉疼痛

对因为运动而造成的肌肉疲劳，缓解的办法一般采用运动后的整理动作、吸氧或消除致疲劳物质等多种方法。这时，如能充分摄入维生素 B_1，疲劳物质的代谢会顺利。有时肌肉痛并不是因为运动造成的疼痛，而是因神经炎引起的麻木和疼痛。而神经炎就是维生素 B_1 的缺乏症之一。本篇选编部分为具有解痉止痛功效的药酒，供患者参考。

 **姜黄木瓜酒**

【处　　方】木瓜 160 克，姜黄、羌活各 80 克，白酒 1 000 毫升。

【配　　制】将上药切碎，与白酒同置入容器中，密封浸泡 10 天后即成。

【用法用量】口服，每次 10 毫升，每日 3 次。

【功效主治】具有解痉止痛的功效。主治肌肉风湿挛痛。

【药方来源】引自《药物与方剂》。

桂枝酒（三）

【处　　方】桂枝、云茯苓各 40 克，川芎、独活、炙甘草、牛膝、山药、制附子、杜仲、陆英根、炮姜、羊踯躅花各 30 克，防风、白术各 35 克，茵芋 20 克，白酒 2 500 毫升。

【配　　制】将前 15 味药捣碎，置容器中，加入白酒，密封浸泡 7 日后，过滤去渣即成。

【用法用量】口服，每日临睡前，空腹随量饮服。

【功效主治】具有补脾肾、祛风湿、温经通络、利窍的功效。主治四肢抽搐、肌肉疼痛、体虚乏力、关节不利、口噤、口眼喎斜、言语不清等症。

【药方来源】引自《太平圣惠方》。

（十八）风寒湿痹

风寒湿痹临床表现为颈项疼痛，活动不利，椎体压痛，痛连上臂，手指麻木，筋脉拘急，遇寒则剧，得暖则舒，舌质淡，苔白，脉弦。

中医学认为，此病因风寒湿三气杂至，致气血郁滞，症见身重而痛，四肢拘挛，甚则行走疼痛，或手足麻木等，治疗此病宜采用祛风散寒利湿的原则。本篇选编部分为具有祛风通络、散寒除湿功效的药酒，供患者临证选用。

独活寄生酒（二）

【处　　方】独活、秦艽、白芍、牛膝、党参各 30 克，桑寄生、防风、川芎各 20 克，当归、生地黄、杜仲各 50 克，茯苓 40 克，甘草、肉桂各 15 克，细辛 12 克，白酒 2 500 毫升。

【配　　制】将诸药捣成粗末，置于酒坛内，加白酒搅拌均匀，密封放阴凉处浸泡 10～14 天，经常摇动，启封过滤除渣,澄清装瓶备用。

【用法用量】口服,每日服 3 次,不拘时,随量饮用,不得过量致醉。

【功效主治】具有祛风湿、止痹痛、补肝肾、益气血之功效。用于治疗风寒湿痹、关节疼痛、屈伸不利、腰膝酸痛及肢体麻木、遇阴雨加重等症。

【药方来源】引自《备急千金要方》。

防风酒

【处　　方】防风、当归、秦艽、肉桂、葛根各 20 克,麻黄 15 克,羌活、川芎各 10 克,白酒 250 毫升。

【配　　制】将上述前 8 味药切碎,装入布袋,置于容器中,加入白酒,密封浸泡 7 日,过滤去渣后,即可使用。

【用法用量】口服,每次 10～20 毫升,每日早、晚各 1 次。

【功效主治】具有祛风通络、散寒除湿的功效。用于治疗风寒湿痹、肢体关节酸痛、游走不定、关节屈伸不利,或见恶风、发热、苔薄白、脉浮。

【药方来源】引自《药酒汇编》。

黄芪酒方

【处　　方】黄芪、独活、防风、细辛、牛膝、川芎、杜仲、制附子、甘草(炙)、蜀椒各 90 克,制川乌、山茱萸、秦艽、葛根各 60 克,官桂、当归各 75 克,大黄 30 克,白术、炮姜各 105 克,白酒 2 500 毫升。

【配　　制】将上述前 19 味药捣碎,装入布袋,置于容器中,加入白酒,密封浸泡 7～10 日,过滤去渣后,即可使用。

【用法用量】口服,每次 10 毫升,逐渐加量,以知为度,日 2 夜 1 服。

【功效主治】具有补肾健脾、益气活血、祛风除湿、舒筋通络的功效。用于治疗血痹及诸痹,甚者四肢不遂;风寒湿痹,举体肿满,疼痛不已,兼治风虚痰癖,四肢偏枯;或软弱,手不能上头;或小腹缩痛,胁下挛急,心下有伏水,胁下有积饮,夜梦悲愁不乐,恍惚健忘;或久坐腰痛,耳聋卒起,目眩头重;或举体肿痛,饮食恶冷,胸中痰满,心下寒疝及妇女产后余疾,风虚积冷不除者。

【药方来源】引自《药酒汇编》。

黄芪酒(二)

【处　　方】黄芪、防风、官桂、天麻、萆薢、白芍、当归、云母粉、白术、茵芋叶、木香、淫羊藿、甘草、川续断各 30 克,白酒 1 000 毫升。

【配　　制】将上述前 14 味药捣碎,装入布袋,置于容器中,加入白酒,密封浸泡 5～10 日,过滤去渣,即可使用。

【用法用量】口服,不拘时,每次温服 10 毫升,常令酒气相续为佳。

【功效主治】具有益气活血、补肾健身、祛风除湿的功效。用于治疗风湿痹、身体顽麻、皮肤瘙痒、筋脉挛急、言语謇涩、手足不遂、时觉不仁。

【药方来源】引自《世医得效方》。

鸡血藤酒 ·······················

【处　　方】鸡血藤胶 250 克,白酒 1 000 毫升。

【配　　制】将上述药材置于干净瓶中,注入白酒,密封浸泡 7 日即可取用。

【用法用量】口服,每次空腹温服 15～30 毫升,每日早、晚各 1 次。

【功效主治】具有通络活络的功效。用于治疗风寒湿痹、筋骨疼痛不舒、腰膝冷痛、转筋虚损、手足麻木及跌打损伤、妇女经血不调。

【药方来源】引自《百病中医药酒疗法》。

 秦艽桂苓酒 ·······················

【处　　方】秦艽、牛膝、川芎、防风、肉桂、独活、茯苓各 30 克,杜仲、五加皮、丹参各 60 克,制附子、石斛、麦冬、地骨皮各 85 克,炮姜、薏苡仁各 30 克,大麻 15 克,白酒 2 000 毫升。

【配　　制】将上述前 17 味药捣碎,置于容器中,加入白酒,密封浸泡 7～10 日,过滤去渣后,即可使用。

【用法用量】口服,每次空腹服 10～20 毫升,日服 3 次。

【功效主治】具有祛风除湿、舒筋活络的功效。用于治疗久坐湿地引起的风湿痹痛、腰膝虚冷。

【药方来源】引自《百病中医药酒疗法》。

五加皮酒(四)

【处　　方】五加皮50克,青风藤、川芎、海风藤、木瓜、威灵仙各13克,当归、菊花各23克,白芷、白术(炒)各19克,红花、牛膝各25克,党参、姜黄各75克,独活、制川乌、制草乌、丁香、砂仁、木香、陈皮、肉桂各6克,玉竹200克,白豆蔻(去壳)、肉豆蔻(煨)各9克,檀香13克,蔗糖2 000克,55°白酒20 000毫升。

【配　　制】将上述前26味药研为粗粉,加入白酒浸渍,按渗滤法进行渗滤,收集渗滤液和压榨液合并,再将蔗糖制成糖浆,加入滤液中,混匀后静置,过滤去渣,即可使用。

【用法用量】口服,每次15～30毫升,日服3次。

【功效主治】具有舒筋活络、祛风除湿的功效。用于治疗风湿痹痛、手足痉挛、四肢麻木、腰膝酸痛等症。

【药方来源】引自《药酒汇编》。

风痛药酒

【处　　方】丁公藤192 000克,白芷、青蒿子、桂枝、威灵仙各1 600克,五加皮、小茴香、防己、羌活各1 200克,麻黄3 200克,当归、川芎、栀子各1 000克,50°白酒192 000毫升。

【配　　制】将上述前13味药捣碎并合匀,置于容器中,加入白酒,密封浸泡(夏秋季45日、春冬季60日),滤取上清液,将药渣压榨,榨出液与浸液合并后静置4日,过滤去渣,即可使用。

【用法用量】口服,每次 15 毫升,日服 3 次。

【功效主治】具有祛风通络、散寒止痛的功效。用于治疗风寒湿痹、四肢麻木、筋骨疼痛、腰膝乏力、老伤复发、风湿性关节炎、宿伤等。

【药方来源】引自《上海市药品标准》。

祛风调荣酒

【处　方】人参、细辛、茜草各 30 克,川椒、茵芋叶、金牙石、生地黄、防风、制附子、地肤子、藿藿香、升麻各 60 克,羌活 250 克,牛膝 25 克,白酒 1 500 毫升。

【配　制】将上述前 14 味药捣为粗末,装入布袋,置于容器中,加入白酒,密封浸泡 14 日,过滤去渣后,即可使用。

【用法用量】口服,每次温服 30 毫升,日服 3 次。

【功效主治】具有调血养荣、散寒祛湿、舒筋活络的功效。用于治疗风寒湿痹,筋骨、关节酸痛,四肢挛急,口不能言等症。

【药方来源】引自《药酒汇编》。

牛膝酒(六)

【处　方】牛膝、秦艽、川芎、白茯苓、防己、官桂、独活各 60 克,五加皮 120 克,人参、薏苡仁、火麻仁(炒)、麦冬、石斛、杜仲(炒)各 30 克,制附子、地骨皮、炮姜各 15 克,白酒 1 500毫升。

【配　　制】将上述前 17 味药捣碎,装入布袋,置于容器中,加入白酒,密封浸泡 5～10 日,过滤去渣后,即可使用。

【用法用量】口服,每次空腹服用 5～10 毫升,日服 2 次。

【功效主治】具有祛风除湿、温肾养阴、散寒止痛的功效。用于治疗肾痹虚冷,复感寒湿为痹。

【药方来源】引自《医门法律》。

三乌追健酒

【处　　方】制川乌、制何首乌各 15 克,制草乌 6 克,追地风、千年健各 9 克,白酒 1 000 毫升。

【配　　制】将上述前 5 味药切碎,置于容器中,加入白酒,密封浸泡 3～7 日后,过滤去渣,即可使用。

【用法用量】口服,每次 10 毫升,日服 2～3 次。

【功效主治】具有祛风散寒、活血止痛的功效。用于治疗风湿痹痛、风湿性关节炎、类风湿关节炎及腰腿痛。

【药方来源】引自《全国中草药汇编》。

三蛇药酒

【处　　方】乌梢蛇 1 000 克,银环蛇、眼镜蛇各 500 克,大血藤 75 克,杜仲、南沙参、寻骨风、独活、香陈皮、当归、石楠藤、桂枝、石菖蒲各 100 克,山木通、制草乌、制川乌、陈皮、川木香、牛膝、乌药、白芷、川芎、桑寄生各 50 克,威灵仙(制)、黄精(制)、南蛇藤、大枣各 200 克,伸筋草 140 克,锁阳 150 克,甘草 80 克,蔗糖、蜂蜜各 3 500 克,红糖 2 000 克,白酒 50 000 毫升。

【配　　制】将鲜蛇,去头、内脏及皮后洗净,共置于容器中,加入白酒 10 000 毫升,密封浸泡 6 个月以上,每月搅拌 1 次;其余大血藤等 27 味药材研碎,置于另一容器中,加入白酒 10 000 毫升,密封浸泡 30 日以上。上述两浸液分别过滤去渣后,合并滤液,将蔗糖、蜂蜜和红糖制成糖浆,待温,加入到滤液中,搅匀静置后,过滤去渣,再加白酒制成约 50 000毫升后,即可使用。

【用法用量】口服,每晚睡前服用 25～100 毫升。

【功效主治】具有祛风除湿、通经活络的功效。用于治疗风寒湿痹、手足麻木、筋骨疼痛、腰膝无力等症。

【药方来源】引自《药酒汇编》。

天麻酒(二)

【处　　方】天麻、牛膝、制附子、杜仲各 10 克,白酒 1 500毫升。

【配　　制】将上述前 4 味药切碎,装入布袋,置于容器中,加入白酒,密封浸泡后,过滤去渣,即可使用。

【用法用量】口服,每次温服 5～10 毫升,日服 2～3 次。

【功效主治】具有祛风通络、温肾壮腰的功效。用于治疗妇女风寒湿痹、半身不遂。

【药方来源】引自《普济方》。

豨莶草酒

【处　　方】豨莶草 40 克,当归、白芍、熟地黄各 15 克,川芎、羌活、防风各 10 克,川乌 9 克,白酒 1 000 毫升。

【配　　制】将诸药加工成粗末,装入白纱布袋,置于瓷酒坛内,加白酒(米酒、黄酒均可)搅拌均匀,加盖密封,经常摇动,浸泡 7～10 天启封,过滤去药渣,澄清装瓶备用。

【用法用量】口服,每次 30～50 毫升,每日早、晚各1 次。

【功效主治】具有祛风湿、舒筋活络之功效。用于治疗外受风邪、血脉失调引起的风寒湿痹、四肢麻木、肩背酸痛、腰膝关节不利、步履艰难等症。

【药方来源】引自《景岳全书》。

追风活络酒(二)

【处　　方】当归、防风、麻黄各 30 克,秦艽、补骨脂(盐制)、独活、续断、红花、天麻、羌活、川芎、血竭、乳香、没药、红曲各 20 克,牛膝、木瓜、刘寄奴、杜仲(盐制)、土鳖虫、草乌、白芷各 10 克,紫草 8 克,白糖 800 克,白酒 3 000毫升。

【配　　制】将红花与捣碎成粗末的其他中药一起放入酒坛内,加白酒搅拌均匀,浸透加盖密封,放阴凉处浸泡10～15 天,经常摇动,启封后过滤,除去药渣,澄清装瓶备用。

【用法用量】口服,空腹温饮,每次10～20 毫升,每日早、晚各 1 次。

【功效主治】具有祛风除湿、散寒活血祛瘀、舒筋活络之功效。用于治疗感受风寒所致的四肢麻木及风寒湿痹、关节疼痛等症。

【药方来源】引自《中药成药学》。

追风药酒 ·······

【处　　方】制川乌、防风、炮姜、陈皮、甘草、当归、制草乌各 375 克,白酒 38 000 毫升,蔗糖 7 500 克。

【配　　制】将上述前 7 味药研成粗粉,装入布袋,置于容器中,加入白酒,密封浸泡 30～40 日,每日搅拌 1 次,取出布袋并压榨,将榨出液澄清后与浸液合并,加入蔗糖,搅拌使之溶解,密封静置 15 日以上,过滤去渣,即可使用。

【用法用量】口服,每次 10～15 毫升,日服 2 次。

【功效主治】具有活血疏风、散寒和脾的功效。用于治疗风寒湿痹引起的筋骨疼痛、四肢麻木、腰膝疼痛、风湿性关节炎。

【药方来源】引自《临床验方集》。

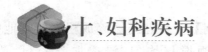十、妇科疾病

（一）月经不调

凡是月经的经期、周期、经量及色、质异常,或月经期、月经期前后伴随各种明显症状者,都称月经失调,属月经病的范畴。但不少月经病的症状往往是相互参见的,如月

经先期与月经过多互见，月经先后无定期常伴经行乳胀等。月经病多由外感六淫之邪，或内伤七情、饮食、房事不节等因素，导致脏腑气血经络功能失调所致。本篇选编部分为具有益气养血、活血调经功效的药酒，供患者临证选用。

当归红花酒

【处　　方】当归 90 克，红花 60 克，丹参、月季花各 45 克，米酒 1 500 毫升。

【配　　制】将当归、丹参捣成粗末，与月季花、红花一起放入净酒坛中，加米酒搅拌均匀，加盖放阴凉处浸泡 7～10 天，经常开盖搅拌，促进有效成分溶出，开盖滤去药渣，澄清装瓶即可服用。

【用法用量】口服，每次 20～30 毫升，早、晚饭前空腹温饮。

【功效主治】具有补血、活血、祛瘀、调经的功效。用于治疗月经不调、痛经等症。

【药方来源】引自《本草纲目》。

枸杞子杜仲酒

【处　　方】枸杞子 200 克，杜仲 100 克，米酒 1 000 毫升。

【配　　制】将两药捣成粗末，放入酒坛，加米酒搅拌润湿，加盖密封，放阴凉处浸泡 7～10 天，启封滤去药渣，澄清装瓶即可服用。

【用法用量】口服,每日两次,早、晚各服15～30毫升。

【功效主治】具有补肝肾、益精血、壮腰膝之功效。用于治疗经期来潮不定、量少色淡、头晕目眩、耳鸣、腰膝酸软、小腹空痛、夜尿多等症。

【药方来源】引自《百病饮食自疗》。

 调经八珍酒 ·····················

【处　　方】当归5克,五加皮12克,白术4克,甘草1.4克,川芎2克,核桃仁、大枣各6克,糯米酒1 000毫升。

【配　　制】将当归切片,与其他各味同入布袋,置容器中,加入糯米酒,密封隔水蒸煮半小时,取出待冷,埋入地下5天后,取出静置21天后,过滤去渣即成。

【用法用量】口服,每次温服15毫升,日服3次。

【功效主治】具有补益气血、活血化瘀的功效。适用于月经不调、量少色淡,伴食少乏力、面黄肌瘦、劳累倦怠、头眩气短、腰膝酸软等症。

【药方来源】引自《药酒汇编》。

 月季花酒 ·····················

【处　　方】月季花20克,当归、丹参各50克,冰糖85克,黄酒1 000毫升。

【配　　制】将月季花与捣成粗末的当归、丹参混合在一起,放入净酒坛中,加黄酒、冰糖搅拌均匀,可放在文火上加热至微沸片刻,取下加盖,放阴凉处浸泡3～5天,滤去药渣,澄清装瓶即可服用。

【用法用量】口服，每次服 20～30 毫升，每日 2～3 次。

【功效主治】具有补血、活血、调经之功效。用于治疗月经不调、经行腹痛难忍、月经量少有块和闭经等。

【药方来源】引自《中药临床应用》。

仙传种子药酒方

【处　　方】茯苓 100 克，大枣肉（蒸）50 克，胡桃仁（泡去皮）40 克，白蜜 600 克，蜜炙黄芪、人参、白术、当归、川芎、白芍（炒）、生地黄、熟地黄、小茴香、枸杞子、覆盆子、陈皮、沉香、官桂、砂仁、甘草各 5 克，乳香、没药、五味子各 3 克。烧酒 2 000 毫升，糯米酒 1 000 毫升。

【配　　制】用白蜜入锅内熬滚，入乳香、没药搅匀，微火熬沸后倾入瓷器；将烧酒、糯米酒及剩余各药研为末，共入瓷器中，用竹叶封口外固，把瓷器放入锅中，大柴火煮 40 分钟取出，埋土中 3 天（去火毒），即可贮用。

【用法用量】口服，每日 3 次，早、午、晚夫妇各饮 15～30 毫升，勿醉。

【功效主治】具有补元调经、填髓补精、壮筋骨、明耳目、悦颜色的功效。主治气血不足、头晕耳鸣、视物昏花、腰膝酸软、面色无华、精少不育、妇女月经不调、不孕等症。

【药方来源】引自《济家新编》。

（二）痛　经

妇女正值经期或行经前后，出现周期性小腹疼痛，或痛引腰骶，甚则剧痛昏厥者，称为"痛经"，亦称"经行腹痛"。

痛经是妇科常见病之一,尤以青年妇女为多见。如行经仅感小腹或腰部轻微胀痛,这是常有的现象,不作痛经论。本病的主要特征是,伴随月经周期出现小腹疼痛,一般多发生在行经第一日,或经前几日,经行后逐渐减轻直至消失。偶见有延续至经净后始发生疼痛者。

当归酒(三)

【处　　方】当归 250 克,黄酒 1 000 毫升。

【配　　制】将当归捣成粗末,置于酒坛中,加黄酒搅拌润湿后,加盖放文火上加热微沸片刻,取下加盖密封,放阴凉处浸泡 3～5 天,开盖滤去药渣,澄清装瓶即可饮用。

【用法用量】口服,每次 20～30 毫升,每日早、中、晚各1 次。

【功效主治】具有补血活血、调经止痛之功效。用于治疗痛经、腰痛、便秘、产后瘀血阻滞、小腹疼痛等症。

【药方来源】引自《本草纲目》。

归芪酒

【处　　方】当归、黄芪各 150 克,白酒 500 毫升。

【配　　制】将前 2 味药切碎,置容器中,加入白酒,密封浸泡 1 天后即可取用。

【用法用量】口服,在行经前 5 天开始服用,每次 10 毫升,日服 2 次,7 日为 1 个疗程。

【功效主治】具有补中益气、补血和血、调经止痛的功效。适用于痛经、月经不调、崩漏。

【药方来源】引自《药酒汇编》。

红花山楂酒

【处　　方】红花 60 克,山楂 120 克,低度米酒 1 000 毫升。

【配　　制】将山楂捣成粗末,与红花一起放入酒坛,加入低度米酒,搅拌润湿,加盖放阴凉处浸泡 7～10 天,在此期间可开盖搅拌,滤去药渣,澄清装瓶即可服用。

【用法用量】口服,每日早、晚各服 20～30 毫升,也可随酒量增减,但不得过量,不醉为度。

【功效主治】具有活血化瘀、通经止痛之功效。用于治疗月经量少、紫黑有块或少腹胀痛、拒按、血块排出后疼痛减轻等症。

【药方来源】引自《百病饮食自疗》。

红藤酒

【处　　方】红藤、白头翁各 12 克,黄酒 200 毫升。

【配　　制】将上述前 2 味药切碎,置于容器中,加入黄酒,煎至减半,过滤去渣后,待温备用。

【用法用量】口服,每日 1 剂,分 2～3 次服用。

【功效主治】具有清利湿热、活血通络的功效。用于治疗经前乳胀、小腹两侧牵痛、兼有带下等症。

【药方来源】引自《药酒汇编》。

调经消胀酒

【处　　方】制香附、红花、小茴香各 12 克,当归、炒茜草、鸡血藤各 18 克,月月红、益母草各 36 克,米酒 1 500 毫升。

【配　　制】将上述前 8 味药捣为粗末,置于容器中,加入米酒,密封浸泡 10 日,过滤去渣后,即可使用。

【用法用量】口服,每次服用 30 毫升,每日 3 次。

【功效主治】具有活血调经、理气消胀的功效。用于治疗气滞血瘀所致的经前乳胀、月经不调、痛经等症。

【药方来源】引自《药酒汇编》。

（三）闭　经

闭经中医习惯上称“经闭”,古医书上也有“不月”的叫法。一般在少女 18 岁仍未来月经者,称为原发性闭经;在月经初潮至正常绝经之前的任何时间段中(妊娠及哺乳期除外),月经停止达 3 个月以上者,称为继发性闭经。有的妇女,身体并无其他疾病,但月经每 2 个月或 3 个月,甚至 1 年才来潮 1 次,而行经周期较准,这属于正常生理现象。每 2 月行经 1 次,称“并月”;每 3 个月行经 1 次,称“季经”,而每一年才行经 1 次,称“避年”。以上情况不属于闭经范畴。引起闭经的主要原因有瘀血阻滞、气血亏虚和精血不足等。应用药酒治疗时,须分清虚实,加以选用。

蚕沙酒（二）

【处　　方】蚕沙 120 克，黄酒 600 毫升。

【配　　制】将蚕沙炒至半黄，与黄酒共置入坛中，密封，置锅内隔水慢火煮 1 小时即成。

【用法用量】口服，每次 30～60 毫升，每日 1 次。

【功效主治】具有活血通经、祛风除湿的功效。适用于妇女月经久闭，或风湿关节痛及肢体麻木。

【药方来源】引自《内经拾遗方论》。

牛膝参归酒

【处　　方】牛膝 120 克，党参 60 克，当归 60 克，香附 60 克，红花 36 克，肉桂 36 克，白酒 2 000 毫升。

【配　　制】将上述药切成小块，放入酒坛，倒入白酒，密封坛口，浸 10 日后，过滤出药液，装瓶备用。

【用法用量】口服，每次 20 毫升，每日 3 次。

【功效主治】具有疏肝理气、温经活血的功效。主治闭经、小腹胀痛、冷痛、腰酸痛。

【药方来源】引自《和剂局方》。

木耳胡桃酒

【处　　方】黑木耳 6 克，核桃仁（去皮）6 克，黄酒不拘量。

【配　　制】将木耳用水泡发，去蒂，炒干研末，胡桃仁捣烂如泥，两味药加黄酒同煎，数沸后备用。

【用法用量】口服,每日1剂,分2次温服。

【功效主治】具有益气补肾的功效。主治闭经。

【药方来源】引自《仙拈集》。

益母当归酒

【处　方】益母草200克,当归100克,黄酒1 000毫升。

【配　制】将两药捣成粗末,放入酒坛内,加黄酒搅拌均匀,加盖密封,放阴凉处浸泡7～10天,启封滤去药渣,澄清装瓶,即可服用。

【用法用量】口服,每次20～30毫升,每晚服1次。

【功效主治】具有养血活血、调经之功效。用于治疗血虚闭经。

【药方来源】引自《中国中医独特疗法大全》。

庵吕子酒

【处　方】庵吕子50克,桃仁30克,白酒500毫升。

【配　制】桃仁用温水浸泡,去皮尖,晒干,炒至微黄;庵吕子去除杂质,用凉开水快速冲洗,晒干,共捣为末,置玻璃瓶或瓷瓶中用酒浸泡,密封瓶口,每日摇晃1次,30日后启封,滤取药液,瓶装备用。

【用法用量】口服,每次10～15毫升,每日3次,空腹温服。

【功效主治】具有活血、通经、祛风的功效。主治闭经、癥瘕积聚,以及痹症、跌打损伤等。

【药方来源】引自《普济方》。

（四）月经过多

月经过多以月经量的明显增多,而行经周期、行经期仍为一定规律为临床特征。因生殖系统的炎症、肿瘤、子宫内膜异位症、功能失调性子宫出血而导致,还可以见于其他全身性疾病。中医学认为,月经过多主要是由气虚及血热所致。月经过多患者,首先要注意防止贫血的产生。平时应注意饮食的调理,忌食生冷辛辣之品,多进食富含铁剂、蛋白质的食物,同时应注意避免精神刺激,注意休息。

 地榆酒 ·················

【处　　方】地榆 62 克,甜酒适量。

【配　　制】将地榆研成细末,用甜酒煎服。

【用法用量】口服,每次饮服 10～30 毫升,每日 2 次。

【功效主治】具有清热凉血的功效。适用于月经先期、月经量多,或过期不止、经色深红、质稠有块、腰腹胀痛、心烦口渴。

【药方来源】引自《祖国医学采风录》。

地榆黄酒 ·················

【处　　方】地榆 60 克,黄酒 700 毫升。

【制备方法】将地榆研成细末,用黄酒煎煮 10 分钟,取药液即可。

【用法用量】口服,每次 20 毫升,每日 2 次。

【功效主治】具有清热凉血的功效。主治月经过多或过期不止。

【药方来源】引自《太平圣惠方》。

当归肉桂酒

【处　　方】当归 150 克,肉桂 30 克,米酒 1 000 毫升。

【制备方法】将当归、肉桂捣成粗末,放入酒坛内,加甜酒搅拌均匀,加盖放阴凉处浸泡 7～10 天,滤去药渣,澄清装瓶备用。

【用法用量】口服,每次 20～30 毫升,每日 1～3 次。

【功效主治】具有补血活血、温经通脉之功效。用于治疗月经后期患者。

【药方来源】引自《陕甘宁青中草药选》。

丹参去痛酒

【处　　方】丹参、延胡索各 60 克,牛膝、红花、郁金各 30 克,黄酒或低度米酒 1 000 毫升。

【配　　制】将红花与捣成粗末的其他中药一起放入酒坛中,加黄酒或低度米酒搅拌均匀,加盖于阴凉处浸泡 7～10 天,滤去药渣,澄清装瓶即可服用。

【用法用量】口服,从行经前 2 天开始服用,每次 10～15 毫升,每日 3 次,直至经血干净为止,4 个月经周期为 1 个疗程。

【功效主治】具有活血散瘀、行气调经、益肾除痹、解郁止痛之功效。用于治疗血瘀气阻、经水不畅之症，5 天以上经血仍不净者效果尤佳。

【药方来源】引自《常见慢性病食物疗养法》。

槐花酒（一）

【处　　方】槐花 15 克，白酒 40 毫升。

【配　　制】将槐花烙焦，研为细末备用。

【用法用量】口服，每日 1 剂，分 2 次服完，用白酒送服。

【功效主治】具有清热凉血、止血调经的功效。主治月经过多。

【药方来源】引自《冯氏锦囊秘录》。

（五）崩　漏

崩漏系指经血非时而下，暴下如注或漏下淋漓，前者称崩中或经崩，后者称漏下或经漏。崩与漏常交替出现，发病机制亦同，故常统称崩漏。此外，尚有血崩、暴崩、漏下不止、月水不断等名称。症状以月经不循正常周期、血量多、流势猛或淋漓日久不止为主要表现。

白背三七酒

【处　　方】白背三七 30 克，白酒 500 毫升。

【配　　制】将白背三七洗净，切碎，经九蒸十晒后，置于容器中，加入白酒，密封浸泡 15～20 日，过滤去渣后，即可使用。

【用法用量】口服，每次温服 10 毫升，日服 2 次。

【功效主治】具有补血止血的功效。用于治疗外伤出血、骨折、肺结核、崩漏等。

【药方来源】引自《民间百病良方》。

 川芎红花酒 ••••••••••••••••••••••••••••••••••••

【处　　方】川芎24克，红花6克，白酒150毫升。

【配　　制】前2味切碎，置容器中，加酒，密封浸泡7日或煎至100毫升，去渣留液。

【用法用量】口服，每次30～50毫升，每日3次。

【功效主治】具有活血、化瘀、止崩的功效。用于治疗崩漏（血瘀型）。

【药方来源】引自《民间百病良方》。

 丹参酒（三） ••••••••••••••••••••••••••••••••••••

【处　　方】丹参、生地黄、忍冬藤、地榆、艾叶各80克，黄酒2 000毫升。

【配　　制】将艾叶剪成碎片，其余捣成粗末，全部放入酒坛中，加黄酒搅拌润湿，水浴加热1小时，取出加盖，放阴凉处浸泡5～7天，滤去药渣，澄清装瓶即可服用。

【用法用量】口服，每次服20～30毫升，早、晚各1次。

【功效主治】具有活血凉血、清热止血之功效。用于治疗妇女崩中出血、产后诸病。

【药方来源】引自《千金翼方》。

参茸补血酒(二)

【处　方】丹参 30 克，川芎、何首乌、甘草、茯神各 12 克，枸杞子、白豆蔻、五味子各 9 克，鹿茸 6 克，白术、莲子肉、远志、当归、生地黄、石菖蒲各 15 克，白糖 250 克，白酒 2 500 毫升。

【配　制】将上述前 15 味药捣碎，装入布袋，置于容器中，加酒、糖密封，隔水蒸煮 3 小时，待冷过滤去渣后，即可使用。

【用法用量】口服，每次 15～30 毫升，每日 3 次。

【功效主治】具有补血益精、活血通络的功效。主治肾阳虚损、精血不足、瘀血停滞、经闭、崩漏、月经不调、带下、腰腿酸痛、不孕不育等症。

【药方来源】引自《全国中成药处方集》。

白鹤藤根酒

【处　方】白鹤藤根 60 克，白酒 500 毫升。

【配　制】白鹤藤根切碎，入布袋，置容器中，加酒密封浸泡 10 日，去渣留液。

【用法用量】口服，每次 10 毫升，每日 2 次。

【功效主治】具有调经止血的功效。主治崩漏、白带过多。

【药方来源】引自《药酒汇编》。

（六）妊娠腰痛

妊娠期间出现以腰痛为主症者，称为"妊娠腰痛"，常是胎动不安的症状之一，也可诱发成先兆流产。

妊娠腰痛主要是由于肾虚、风寒、瘀阻所致，治疗宜采用补肾强腰，佐以安胎、补肾强筋、祛风散寒、和血止痛的原则。本篇选编部分为具有补肾壮腰、通络止痛功效的药酒，供患者临证选用。

补骨胡桃酒

【处　　方】补骨脂 60 克，核桃 5 个，黄酒适量。

【配　　制】将上述前 2 味药材共研成细末备用。

【用法用量】空腹温服，每日早、晚各 1 次，每次取药末 6 克，加入黄酒 50 毫升，煮沸 1 分钟后服用。

【功效主治】具有温肾通气的功效。用于治疗妊娠腰痛不可忍。

【药方来源】引自《药酒汇编》。

益肾安胎酒

【处　　方】人参、白术、杜仲、川续断、桑寄生、益智仁、阿胶、菟丝子、补骨脂各 9 克，艾叶 6 克，黄酒 250 毫升。

【配　　制】将上述药（10 味）加水煎 2 次，取浓汁 250 毫升，兑入黄酒，调匀备用。

【用法用量】口服，上述药酒为 1 剂，每日 1 剂，分 3 次温服。

【功效主治】具有助阳、益肾、安胎的功效。用于治疗妊娠腰酸腿软、小腹冷痛、白带下注、四肢不温、头眩健忘、面色晦暗等症。

【药方来源】引自《药酒汇编》。

 破故纸酒 ·······················

【处　　方】补骨脂(破故纸)(炒香)60克,核桃(去油)5个,黄酒适量。

【配　　制】将上述前2味药材共研为细末备用。

【用法用量】口服,每次取药末6克,加入黄酒50毫升,煎煮沸1分钟后,候温空腹服之,日服2次。

【功效主治】具有温肾通气的功效。用于治疗妊娠腰痛不可忍。

【药方来源】引自《药酒汇编》。

 紫酒(一) ·······················

【处　　方】大黑豆30克,川续断20克,黄酒100毫升。

【配　　制】将黑豆炒至香熟,川续断切碎,入砂锅内,加入黄酒煎至70毫升,过滤去渣后,待温后即可使用。

【用法用量】口服,空腹1次顿服,如不愈,如上法再制再服。

【功效主治】具有补肾壮腰、通络止痛的功效。用于治疗妊娠腰痛。

【药方来源】引自《本草纲目》。

（七）带下过多

妇女阴道内，平时常有少许无色透明的分泌物，称为白带，有滋润阴道，防止外邪入侵的作用。在青春期、月经前期、妊娠期分泌量可比平时增加，不属病态。若阴道分泌物过多，色黄，或夹赤，或清稀如水，或黏稠腥秽恶臭，以及伴有阴部瘙痒，少腹胀痛，腰酸下坠等，则是病理现象。可见于西医学中的阴道炎、宫颈炎、子宫肌瘤、盆腔炎、子宫颈癌及阴道异物等疾病。

中医学认为，本病多为肝郁脾虚、湿热下注，或肾气不足、下元亏损所致，当采取疏肝健脾、清热利湿、温肾固元、收涩止带的治疗方法。

地骨皮萆薢酒

【处　　方】地骨皮 90 克，萆薢（炙）50 克，杜仲（炙）50克，米酒 1 000 毫升。

【配　　制】将 3 药捣成粗末，置于净酒坛中，加米酒搅拌均匀，加盖密封，放阴凉处，浸泡 7～10 天，每天需摇动数下，以促进有效成分溶出，启封后过滤，除去药渣，澄清装瓶即可饮用。

【用法用量】口服，不拘时随量饮用，常令有酒气相续，勿醉。

【功效主治】具有利湿祛风、补肝益肾之功效。用于治疗妇女带下、风湿腰痛、小便频数、小便浑浊等症。

【药方来源】引自《圣济总录》。

地绵浸酒

【处　　方】地绵（根、茎）400 克，米甜酒、高粱酒各 1 000 毫升。

【配　　制】取地绵的根、茎洗净，切细，置酒坛中，入酒密封浸泡，隔水煮沸 6 小时后，取出放置阴凉干燥处 5～7 日，去除药渣，过滤即成。

【用法用量】口服，每次 30 毫升，每日 2 次。

【功效主治】具有活血、祛风、解毒、止痛的功效。主治赤白带下、产后血瘀、腹中有块疼痛。

【药方来源】引自《本草纲目》。

龟胶酒

【处　　方】龟甲胶 10 克，黄酒 50 毫升。

【配　　制】用酒将龟甲胶煮化即成。

【用法用量】口服，每日清晨空腹服 1 剂，每日 1 次，连服 5～7 天为 1 个疗程。

【功效主治】具有滋阴补血、止血止带的功效。主治妇女赤白带下，淋漓不止。

【药方来源】引自《本草汇言》。

鸡冠花酒

【处　　方】白鸡冠花 180 克，米酒 1 000 毫升。

【配　　制】将上药晒干研粗末，入酒中浸泡，经 5～7 天，去渣即成。

【用法用量】口服，每天早晨空腹饮服 30～50 毫升。

【功效主治】具有止泻止带的功效。主治妇女白带。

【药方来源】引自《中药大辞典》。

水陆二仙酒

【处　　方】金樱子（去子、洗净、捣碎）、芡实肉（研）各 120 克，米酒 1 000 毫升。

【配　　制】上 2 味药，若用鲜品，洗净研末，干者锉细，与米酒共入净瓶内，浸泡 5～7 天，时加振摇，日满，加食盐末少许（碾细末食盐 0.1 克）搅匀，隔水（重汤）蒸煮，取出收贮备用。

【用法用量】口服，每次饭前饮服 50 毫升，每日 2 次。

【功效主治】具有益气补元的功效。主治妇女白浊带下。

【药方来源】引自《本草图经》。

松罗酒

【处　　方】松罗 120 克，米酒 50～100 毫升。

【配　　制】将松罗烧灰，研末置茶杯中，另取米酒煮沸，冲入茶杯中，调匀即成。

【用法用量】口服，趁热 1 次顿服，日服 1 次。

【功效主治】具有清热、调经、止带的功效。用于治疗妇女湿热下注之带下病。

【药方来源】引自《民间百病良方》。

（八）带下过少

带下过少是指带下量明显减少，导致阴中干涩痒痛，甚至阴部萎缩。白带是女子阴道内的分泌液，有着润泽阴道的作用。带下分泌过少甚至缺乏者均属病态。有许多妇产科疾病都可以出现带下过少的症状，如卵巢功能早衰、绝经后手术切除卵巢或盆腔放疗后、席汉综合征、严重卵巢炎等。带下过少在前人文献中缺乏专论，仅散见于中医妇科闭经、不孕、阴痒、阴冷、阴痿、阴痛等病症中。本病可影响妇女的生育和生活质量，甚至影响夫妻性生活的和谐及家庭稳定。

草芍姜桂酒

【处　　方】甘草 60 克，白芍 15 克，生姜 30 克，肉桂心 15 克，白酒 1 200 毫升。

【配　　制】以上 4 味药研碎，入煎药瓷坛内，加入白酒，煮 3 沸去渣，取药液备用。

【用法用量】口服，每次 50 毫升，每日 3 次。

【功效主治】具有缓急止痛、温通血脉的功效。主治阴痛、带下少等症。

【药方来源】引自《千金要方》。

桑椹酒（二）

【处　　方】桑椹 500 克，糯米 200 克，酒曲适量。

【配　　制】将桑椹加水煎，滗出药汁，弃药渣，用药汁和糯米煮成饭、摊凉、拌入酒曲,入坛密封,酿成酒后启封即可。

【用法用量】口服,每次 30 毫升,每日 3 次。

【功效主治】具有补肝肾、养阴液的功效。主治带下过少、小便不利、头晕等。

【药方来源】引自《普济方》。

(九)产后缺乳

产后乳汁甚少或全无,称为缺乳,亦称乳汁分泌不足。中医学认为,本病多为身体虚弱,气血生化之源不足,或肝郁气滞,乳汁运行受阻所致,应当采取益气养血、通络下乳的治疗方法,选用下列中药药酒治疗方。

催乳酒

【处　方】猪蹄 2 个,通草 30 克,黄酒 1 000 毫升。

【配　制】将猪蹄炙熟,切成小块,通草切碎装入纱布袋,与猪蹄同放砂锅中,用黄酒和与黄酒等体积的水于文火上加热,微沸 30～60 分钟,滤出酒液,除去通草袋,饮酒食猪蹄。

【用法用量】口服,不拘时,慢慢温饮,勿急致醉,食猪蹄,每日 1 剂。

【功效主治】具有补气血、通乳之功效。用于治疗产后缺乳不下或乳汁稀少。

【药方来源】引自《备急千金要方》。

海虾酒

【处　　方】海虾米、菟丝子各 6 克,核桃仁、棉子仁、杜仲、巴戟天、朱砂、骨碎补、枸杞子、川续断、牛膝各 3 克,白酒 500 毫升。

【配　　制】将前 11 味药中朱砂研细末,余为粗末,入布袋,置容器中,加入白酒,密封浸泡 15 天后,过滤去渣即成。

【用法用量】口服,每次 10～15 毫升,每日 1 次。

【功效主治】具有补肾壮阳的功效。主治妇女产后缺乳,又治男性阳痿、腰酸等。

【药方来源】引自《药酒汇编》。

鲫鱼酒

【处　　方】鲫鱼 1 条(重约 500 克),猪脂 60 克,漏芦、钟乳石粉各 30 克,米酒 1 500 毫升。

【配　　制】将鲫鱼去鳞及内脏,用清水冲洗干净,与其余药物一同放进锅内,加清水适量,用文火(小火)煮沸 30 分钟即成。

【用法用量】吃鱼,拆下鱼肉、鱼骨、鱼刺焙焦研面。鱼肉及鱼骨粉均分 3 次,每日服完,每次用 100 毫升药酒送服,连服 3～5 日,每日 1 剂。

【功效主治】具有补虚助阳、利水下乳的功效。主治产后乳汁不下、阳虚水肿等。

【药方来源】引自《太平圣惠方》。

鹿角酒(二)

【处　　方】鹿角 4.5 克,黄酒适量。

【配　　制】鹿角研末。

【用法用量】口服,每次用黄酒冲服药末,每日 2 次。

【功效主治】具有通乳的功效。主治产后缺乳。

【药方来源】引自《药酒汇编》。

 涌泉酒

【处　　方】王不留行、天花粉、甘草各 20 克,麦冬 16 克,当归 14 克,穿山甲(炮黄)10 克,黄酒 1 000 毫升。

【配　　制】将诸药捣成粗末,置于砂锅中,加黄酒以文火加热,保持微沸,煎取 500 毫升,过滤去渣,澄清装瓶即可服用。

【用法用量】口服,每日 2 次,早、晚各温服 50 毫升。

【功效主治】诸药配伍具有通经下乳之功效,用于产后乳汁不通。

【药方来源】引自《卫生宝鉴》。

 王瓜酒

【处　　方】王瓜 50 克,黄酒 200 毫升。

【配　　制】王瓜加酒煮烂。

【用法用量】口服,每日 1 次,每次 1 剂,饮酒细咬王瓜。

【功效主治】具有通乳的功效。主治产后乳汁不下。

【药方来源】引自《药酒汇编》。

通草酒

【处　　方】通草 30 克,钟乳石 60 克,米酒 400 毫升。

【配　　制】前 2 味使碎,入布袋,置容器中,加酒密封,置近火处煨 3 日,去渣留液。

【用法用量】口服,每次 30 毫升,每日 2 次。

【功效主治】具有通乳的功效。主治产后乳汁不下。

【药方来源】引自《药酒汇编》。

（十）产后虚弱

产后虚弱是指分娩后脏腑阴阳气血严重受损,机体的正常功能不能恢复到产前,多因全身阴阳气血耗损太过所致,治以益气养血为主,辨证给予健脾、养胃、补肺、益肾等,常用灵芝、黄芪、黄精、当归、枸杞子、天冬、五加皮等中药。

杜仲酒(五)

【处　　方】杜仲(炙微黄)60 克,桂心、丹参、当归、川芎、牛膝、桑寄生、制附子、熟地黄各 30 克,川椒 15 克,白酒 1 500 毫升。

【配　　制】将前 11 味捣碎,入布袋,置容器中,加入白酒,密封浸泡 7 日后,过滤去渣即成。

【用法用量】口服,每次空腹温服 10 毫升,日服 2～3 次。

【功效主治】具有益肾壮腰、活血通络的功效。主治产后脏虚、腰部疼痛、肢节不利。

【药方来源】引自《普济方》。

 当归续断酒 ·······················

【处　　方】当归、续断、肉桂、川芎、干姜各 40 克,白芍 50 克,吴茱萸、生地黄各 100 克,甘草、白芷各 30 克,大枣 20 克,白酒 2 000 毫升。

【配　　制】将前 11 味共碎细,入布袋,置容器中,加酒密封,浸泡 1 日,去渣留液加水 1 000 毫升,煮取 1 500 毫升。

【用法用量】温饮,每次 20 毫升,每日 3 次。

【功效主治】具有补虚损的功效。主治产后虚损、小腹疼痛。

【药方来源】引自《千金方》。

 独活肉桂酒(一) ·····················

【处　　方】独活 120 克,肉桂 18 克,秦艽 28 克,白酒 800 毫升。

【配　　制】将前 3 味捣碎,入布袋,置容器中,加入白酒,密封浸泡 10 日后,过滤去渣即成。

【用法用量】口服,每次 15～30 毫升,每日 3 次。

【功效主治】具有祛风胜湿、通络止痛的功效。主治产后体虚,复感风湿之邪所致的自汗、关节疼痛、下肢酸重等症。

【药方来源】引自《药酒汇编》。

黑豆红枣酒

【处　　方】黑豆 500 克,大枣 10 枚,黄酒 1 500 毫升。

【配　　制】将前 2 味去除杂质,用凉开水快速淘洗,晒干。黑豆炒至焦香研成粗末,大枣去核,一同装入 5 个生绢袋(或纱布袋)内,扎紧袋口,放进瓷坛内,用黄酒浸泡,密封坛口;再将酒坛放入水中,使水淹没坛的 4/5,坛口露出水面,加热煮沸 4～6 小时,取下停放 5～7 日,每日摇晃 3～5 次,滤出药酒,瓶装备用。

【用法用量】口服,每次 30～50 毫升,每日 2 次,早晚空腹温服。

【功效主治】具有补肝肾、益气血、强筋骨的功效。主治气血虚弱引起的产后身痛、男女肾虚尿频、腰腿酸痛无力、肾虚眩晕等。

【药方来源】引自《中华养生药增大典》。

五加枸杞子酒

【处　　方】五加皮、枸杞子各 80 克,钟乳石 100 克,杜仲 200 克,生地黄、丹参各 24 克,天冬 48 克,蛇床子 40 克,干姜 36 克,低度米酒 2 000 毫升。

【配　　制】将诸药捣碎成粗末,放入酒坛中,加低度米酒,搅拌均匀,加盖密封浸泡 7～10 天,启封滤去药渣,澄清装瓶,即可服用。

【用法用量】口服,每日 2 次,早、晚各服 50 毫升,逐渐加至 100 毫升,不善饮酒者可用温开水冲稀服用。

【功效主治】具有补肾壮腰、祛风除湿、舒筋活络、温经散寒之功效。用于治疗产后诸病。

【药方来源】引自《备急千金要方》。

（十一）产后风痉

产后风痉是产后急证之一，主要症状有突然项背强直，四肢抽搐，甚则口噤不开，角弓反张。多因产后感受风邪，加之失血过多，津液亏损所致。本病分虚实两种。虚证表现为颈项强直、牙关紧闭、面色苍白或萎黄，四肢抽搐，脉虚细。实证表现为四肢强直、牙关紧闭、脉浮弦；如内热炽盛，则见身热口渴，面色潮红，昏闷，两手紧握，便闭溺赤，脉弦数。多见于产后破伤风感染。

白术黑豆酒

【处　　方】白术 45 克，黑豆 10 克，独活 30 克，黄酒 300 毫升。

【配　　制】将前 3 味药捣碎，置砂锅中，加酒煎至减半，去渣留液。

【用法用量】温饮，每日 4 次，每次 1/4 剂，得汗即愈。

【功效主治】具有健脾补虚、祛风止痉的功效。用于治疗产后风痉、遍身强直、口噤不开、不能言语。

【药方来源】引自《妇人大全良方》。

豆淋川乌酒

【处　　方】黑大豆 35 克，川乌头（炙）9 克，黄酒 1 000

毫升。

【配　　制】将炙川乌、黑大豆放锅里同炒半黑,再将黄酒倾锅内急搅,以绢滤取酒,瓶装备用。

【用法用量】口服,每次 30 毫升,每日 2 次。

【功效主治】具有活血利水、祛风解毒的功效。主治产后中风、角弓反张、口噤不语。

【药方来源】引自《本草纲目》。

地黄生姜酒

【处　　方】生地黄 200 克,生姜汁 100 毫升,清酒 2 000毫升。

【配　　制】先用清酒煮地黄 60 分钟,入姜汁再煮沸10 分钟即成。冷多加肉桂末 5 克;热多加生藕汁 100 毫升和匀。

【用法用量】口服,每次 50 毫升,每日 3 次,温服。

【功效主治】具有滋阴养血的功效。主治产后中风、腰脊反折、筋急口噤。

【药方来源】引自《圣济总录》。

独活人参酒

【处　　方】独活 90 克,白鲜皮 30 克,羌活 60 克,人参 40 克,米酒 1 000 毫升。

【配　　制】将独活、羌活、白鲜皮、人参捣成粗末,放入酒坛内,加米酒搅拌浸湿,加盖浸泡 7～10 天,滤去药渣,澄清装瓶备用。

【用法用量】口服,不拘时,每次温饮 40 毫升,不得过量致醉。

【功效主治】具有祛风解痉、清热补虚之功效。用于产后痛风、体热头痛、困乏多汗。

【药方来源】引自《太平圣惠方》。

独活酒(三) ················· ✿

【处　　方】独活 300 克,肉桂 45 克,秦艽 70 克,米酒 2 000 毫升。

【配　　制】将 3 药捣成粗末,装入纱布袋中,扎紧口,放入酒坛内,加米酒浸透,加盖放阴凉处浸泡 7～10 天,滤去药渣,澄清装瓶即可服用。

【用法用量】口服,不拘时,每日可服数次,每次 20～30 毫升。

【功效主治】具有祛风胜湿止痛之功效。用于治疗产后外感风湿之邪,症见汗出、关节疼痛、下肢困重,并可治疗风湿性关节炎。

【药方来源】引自《备急千金要方》。

独活肉桂酒(二) ················ ✿

【处　　方】独活 500 克,肉桂 90 克,秦艽 150 克,白酒 1 500 毫升。

【配　　制】将前 3 味药捣碎,入布袋,置容器中,加入白酒,密封浸泡 3～7 日后,过滤去渣即成。

【用法用量】口服,初服每次 30～50 毫升,渐加至 100

毫升,每日 2～3 次。

【功效主治】具有祛风胜湿、温经通络的功效。主治产后中风。

【药方来源】引自《备急千金要方》。

 黄芪防风酒 ·······························

【处　　方】黄芪、防风、花椒、白术、牛膝、葛根、炙甘草各 30 克,山茱萸、秦艽、生地黄、当归、制川乌、人参各 15 克,独活 10 克,肉桂、制附子各 15 克,黄酒 2 000 毫升。

【配　　制】将诸药捣成粗末,放入酒坛中,加黄酒搅拌均匀,加盖后放阴凉处浸泡 7～8 天,滤去药渣,澄清装瓶备用。

【用法用量】口服,不拘时,每次温饮 10 毫升,不能过量,勿醉。

【功效主治】具有补气健脾、祛风湿、活血通络之功效。用于治疗产后中风、半身不遂、腰腿疼痛等症。

【药方来源】引自《普济方》。

 黄芪酒(三) ·······························

【处　　方】黄芪、白术、牛膝、葛根、人参、秦艽、防风、山茱萸、独活、当归各 20 克,花椒、干姜、附子、肉桂、川芎、甘草各 10 克,细辛、乌头各 5 克,清酒 3 000 毫升。

【配　　制】上药前 18 味去除杂质,乌头、附子均加工炮制,其余诸药用凉开水快速淘洗干净,晒干为末,用 3 个生绢袋(或纱布袋)装,置小口瓷坛内,用清酒浸泡,密封坛口,再将酒坛放入水中,使水淹没酒坛的 4/5,坛口露出水面,加热煮沸 4～6 小时,取下停放,每日摇晃 3～5 次,5～7 日后启封,滤取药酒,瓶装备用。

【用法用量】口服,每次 15～20 毫升,每日 3 次,饮前空腹温服。

【功效主治】具有养血祛风的功效。主治产后中风、半身不遂、语言不利、食身疼痛、或肢软乏力等。

【药方来源】引自《圣济总录》。

黑豆酒(二)

【处　　方】黑豆 660 克,鸡矢白 50 克,米酒 3 500毫升。

【配　　制】先将黑豆放锅中炒令香熟,再入鸡矢白,微火同炒 15 分钟,趁热将米酒倾入有黑豆鸡矢白的锅内,最后以绢滤去渣即成。

【用法用量】口服,每次 80 毫升,每日 2 次,温服。

【功效主治】具有祛风解痉的功效。主治产后腰背反折、四肢不遂。

【药方来源】引自《圣济总录》。

石斛酒(三)

【处　　方】石斛 10 克,附子、牛膝、茵芋、肉桂、川芎、羌活、当归、熟地黄各 5 克,清酒 1 000 毫升。

【配　　制】前 9 味去除杂质,用凉开水快速淘洗,晒干为末,用生绢袋(或纱布袋)盛装,扎紧袋口,置小口瓷坛内,用清酒浸泡,密封坛口,再将酒坛放水中,使水淹没酒坛的4/5,坛口露出水面,煮沸 4～6 小时,取出停放 3～5 日,每日摇晃 3～5 次,即可使用

【用法用量】口服,每次 10～15 毫升,每日 3 次,饭前空腹温服。

【功效主治】具有补血祛风的功效。主治产后中风、四肢缓弱、肢体麻木不仁等症。

【药方来源】引自《太平圣惠方》。

仙人杖酒 ·····················

【处　　方】仙人杖根(鲜品)275 克,白酒 4 000 毫升。

【配　　制】将鲜仙人杖根用凉开水快速淘洗,沥去水液,晒干捣为粗末,以纱布袋盛装,扎紧袋口,置小口酒坛内,注入白酒,密封坛口,浸泡 30 日即成。

【用法用量】口服,每次 10～15 毫升,每日 3 次。

【功效主治】具有祛风、散结、利水的功效。主治妇女产后中风、脚膝痿弱、胸背疼痛等。

【药方来源】引自《圣济总录》

(十二)产后腹痛

产后腹痛又叫"儿枕痛",是指产后 3～5 天小腹疼痛不已,以哺乳时疼痛明显为特征。现代医学称之为宫缩痛,系产后子宫收缩呈阵发性痉挛状态,使子宫肌及子宫壁血管缺血,组织缺氧,神经细胞受到刺激所致。

中医学认为"不通则痛",故产生本病的原因是由于气

血通行不畅所致。因为产后多虚多瘀,以致气血运行不畅,迟滞而痛。导致不畅的原因,则有血虚、血瘀、寒凝 3 种。因此,药酒方应根据不同病因辨证选用。

翅卫茅酒

【处　　方】翅卫茅 15～30 克,白酒 500 毫升。

【配　　制】将上药切碎,置容器中,加入白酒,密封浸泡 7 日后,过滤去渣即成。

【用法用量】口服,每次 10 毫升,每日 2 次。

【功效主治】具有活血散瘀、调经镇痛的功效。主治产后腹痛、崩中下血、风湿疼痛等。

【药方来源】引自《民间百病良方》。

大补当归酒

【处　　方】当归、续断、肉桂、川芎、干姜、麦冬各 40 克,芍药 60 克,吴茱萸、生地黄(干)各 100 克,甘草、白芷各 30 克,黄芪 40 克,大枣 20 个,酒 2 000 毫升。

【配　　制】将上药共碎细,布包,用酒浸于净器中,经 1 夜,加水 1 000 毫升,煮取 1 500 毫升备用。

【用法用量】口服,每饭前温饮服 15～20 毫升,每日 3 次。

【功效主治】具有补虚损、和血脉、缓急止痛的功效。主治产后虚损、小腹疼痛。

【药方来源】引自《千金方》。

红蓝花酒

【处　　方】红花 45 克,益母草 90 克,黄酒 1 000 毫升。

【配　　制】将益母草捣碎同红花一起放入酒坛内,加黄酒于文火上加热至微沸片刻,取下加盖浸泡 3～5 天,滤去药渣,澄清装瓶即可服用。

【用法用量】口服,每日早晚各空腹温服 40～80 毫升。

【功效主治】具有活血调经、化瘀消肿之功效。用于血滞经闭、痛经、产后腹痛、恶露不净等。

【药方来源】引自《伤寒杂病论》。

芍药当归酒

【处　　方】白芍 120 克,当归 90 克,茯苓、泽泻各 30 克,川芎、甘草各 60 克,白酒 1 000 毫升。

【配　　制】前 6 味药共为粗末,入布袋,置容器中,加酒,隔水煮 45 分钟,去渣留液。

【用法用量】空腹温服,每次 30 毫升,每日 2 次。

【功效主治】具有和血止痛的功效。主治产后腹中绞痛,心下急痛。

【药方来源】引自《药酒汇编》。

益母草酒

【处　　方】益母草 60 克,黄酒 200 毫升。

【配　　制】益母草切碎,置容器中,加酒,煮成 100 毫升,去渣留液。

【用法用量】口服,每次 1/2 剂,每日 2 次。

【功效主治】具有调经和血的功效。主治产后腹痛。

【药方来源】引自《药酒汇编》

（十三）产后血崩

产妇分娩后,突然阴道大量出血者,称为"产后血崩"。本病相当于西医学的产后出血,它与产后宫缩乏力、软产道损伤、胎盘胎膜部分残留、凝血功能障碍有关,若救治不及时,可引起虚脱,甚至危及产妇的生命,故为产后危急重症之一。如系胎盘、胎膜部分残留宫内,或软产道损伤所引起的产后阴道大量出血,应及时手术止血。

 阿胶酒 ••••••••••••••••••••••••••••

【处　　方】阿胶 400 克,黄酒 1 000 毫升。

【配　　制】用酒在小火上煮阿胶,令化尽,再煮至 1 000 毫升取下候温。

【用法用量】口服,每剂分作 4 次,空腹服,细细饮之,不拘时。

【功效主治】具有补血止血的功效。主治产后下血不止（产后血崩）。

【药方来源】引自《圣济总录》

 当归地黄酒 ••••••••••••••••••••••••••••

【处　　方】生地黄、当归尾各 50 克,黄酒 500 毫升。

【配　　制】将前 2 味药捣碎,置容器中,加入黄酒同煎数百沸,去渣备用。

【用法用量】口服,每次温服 20 毫升,每日 3 次。

【功效主治】具有凉血、活血、止血的功效。主治产后血崩、腹痛。

【药方来源】引自《百病中医药酒疗法》。

地黄酒(三)

【处　　方】鲜地黄汁 100 毫升,鲜益母草汁 100 毫升,黄酒 200 毫升。

【配　　制】上述药与黄酒相合,混匀煎沸 3～5 分钟即成。

【用法用量】口服,每日 1 剂,分 3 次服完;或频频饮用,勿令醉,温服。

【功效主治】具有滋阴养血的功效。主治产后下血不止、心神烦乱。

【药方来源】引自《太平圣惠方》。

地黄煮酒

【处　　方】生地黄 6 克,益母草 10 克,黄酒 200 毫升。

【配　　制】将前 2 味药捣碎,置容器中,加入黄酒,密封隔水煮沸 20 分钟后,即可取用。

【用法用量】口服,每次 50 毫升,每日 2 次。

【功效主治】具有滋阴养血、调经化痰的功效。主治瘀血、产后出血。

【药方来源】引自《太平圣惠方》。

地榆菖蒲酒 ·······················❋

【处　　方】地榆 50 克，石菖蒲 20 克，当归 40 克，黄酒 500 毫升。

【配　　制】将前 3 味药切碎，置容器中，加入黄酒同煎数百沸，去渣备用。

【用法用量】口服，每次食前温服 50 毫升，每日服用 3 次。

【功效主治】具有凉血、活血、止血的功效。主治产后血崩。

【药方来源】引自《百病中医药酒疗法》。

二骨酒 ·······················❋

【处　　方】煅狗头骨（用炭火煅成炭，存性）1 个，煅龙骨、棉花子（炒）、百草霜各 18 克，黄酒适量。

【配　　制】将前 4 味共研细末备用。

【功效主治】具有活血、散瘀、止血的功效。主治产后出血及老年血崩。

【用法用量】口服，每次取药末 24 克，用黄酒 20～30 毫升送服。微见汗佳，日服 1～2 次，中病即止。

【药方来源】引自《医学文选·家传秘方验方集》。

（十四）产褥期产道血肿

产褥期产道血肿多发生于初产妇，发病时间多在产后 7 天左右，本病可发生于自然分娩及手术产之后。会阴切开术助产分娩及初产妇软产道裂伤是该病最主要的原因。古代时初产妇软产道裂伤是常见的,其中第二产程延长,组织过分延展,长时间受压,致血管破裂出血而阴道表面黏膜尚完整;或急产手术产后引起阴道周围组织、血管破裂,造成组织间出血。临床常分为 3 个症型,即外阴型、外阴阴道型、腹膜后型。产褥期产道血肿属中医学"产后血晕"范畴。

大佛酒

【处　　方】大佛手、大砂仁、大山楂各 70 克,黄酒或米酒 1 000 毫升。

【配　　制】将上 3 味药鲜者切碎、干者捣成粗末,放入酒坛中,加黄酒(或米酒)搅拌均匀,加盖浸泡 7~10 天,滤去药渣,澄清装瓶即可服用。

【用法用量】口服,每日早、晚各服 20~30 毫升,服用时可加冰糖适量。

【功效主治】具有理气解郁、活血散瘀、消食化积之功效。用于治疗经期延后,量少色暗有块,小腹、胸胁、乳房胀闷不舒,忧虑叹息等症。

【药方来源】引自《百病饮食自疗》。

黑桂酒

【处　　方】当归、肉桂、白芍、炮姜、生地黄、蒲黄、黑豆(炒熟去皮)各 30 克,甘草(炙)20 克,白酒 1 500 毫升。

【配　　制】将前 8 味药捣碎,入布袋,置容器中,加入白酒,密封浸泡 7 天后,即可开封饮用。

【用法用量】口服,每次 15～20 毫升,每日 3 次。

【功效主治】具有调血活络、温中利水、清热除烦的功效。主治产后气血瘀滞、身体肿胀,或泻痢寒热等症。

【药方来源】引自《圣济总录》

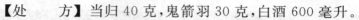 归羽酒 ‧‧‧‧‧‧‧‧‧‧‧‧‧‧‧‧‧‧‧‧‧‧‧‧‧‧‧‧‧‧‧‧‧ ✳

【处　　方】当归 40 克,鬼箭羽 30 克,白酒 600 毫升。

【配　　制】将上述药捣碎,装入细纱布袋内,扎紧口,再将白酒倒入瓷器内,放入药袋,文火煮数百沸后取下待冷,加盖密封,置阴凉处,经 3 天后开封,去掉药袋,再用细纱布过滤一遍即成。

【用法用量】口服,每次 20 毫升,早、晚各 1 次,空腹温服。

【功效主治】具有补血和血、去瘀止痛的功效。主治产后血晕、败血不散、脐腹疼痛等症。

【药方来源】引自《圣济总录》。

 刘寄奴酒(二) ‧‧‧‧‧‧‧‧‧‧‧‧‧‧‧‧‧‧‧‧‧‧‧‧‧‧ ✳

【处　　方】刘寄奴、甘草各 10 克,黄酒 100 毫升。

【配　　制】将上 2 味药共捣碎细,先以水 200 毫升煎至 100 毫升,再入黄酒 100 毫升,又煎至 100 毫升,去渣即成。

【用法用量】口服,以上药酒分 2 次,1 日内服完。

【功效主治】具有破血通经、散瘀止痛的功效。主治妇女产后血晕、瘀血阻滞。

【药方来源】引自《圣济总录》。

没药酒

【处　　方】没药19克，黄酒100毫升。

【配　　制】将没药研细粉，兑入酒内，煎沸即成。

【用法用量】口服，每次25毫升，每日2次。

【功效主治】具有活血止痛、消肿生肌的功效。主治产后血晕、腹痛。

【药方来源】引自《圣济总录》。

驱风药酒

【处　　方】当归、川芎、川续断、防风、陈皮各37克，独活、羌活各28克，虎杖99克，葡萄干19克，木香、甘草各28克，50°白酒10 000毫升。

【配　　制】将前11味药捣碎，置容器中，分2次加入白酒，密封加热浸泡，保持在70℃～75℃。合并2次提取液，加蔗糖适量，搅拌，澄清后滤过，滤波静置半个月以上，取清液即成。

【用法用量】口服，每次30～50毫升，每日1～2次。

【功效主治】具有舒筋活络、祛瘀生新的功效。主治筋骨疼痛、寒结肚痛、产后瘀血不净。

【药方来源】引自《药酒汇编》。

（十五）产后便秘

产后饮食如常，大便艰涩，或数日不解，或排便时干燥疼痛，难以解出者，称为产后大便难。中医学认为，产后便秘的发生，是由于产时失血，营血聚虚，津液亏损，不能濡润肠道，以致肠燥而便难；或阴虚火盛，内灼津液，津少液枯，不能滋润肠道，传导不利，而致大便难。故治疗产后便秘，应以养血润燥通便为基本大法。

胡桃酒

【处　　方】核桃仁 600 克，米酒 1 000 毫升。

【配　　制】将桃仁捣烂，用米酒浸 10 天即成。

【用法用量】口服，每次 30 毫升，每日 2 次。

【功效主治】具有润肠通便的功效。适用于产后血虚便秘。

【药方来源】引自《药用果品》。

双仁酒

【处　　方】火麻仁、郁李仁各 250 克，米酒 1 000 毫升。

【配　　制】将前 2 味药捣碎，置容器中，加入米酒，密封浸泡 7 天后，过滤去渣即成。

【用法用量】口服，每次温服 30 毫升，每日 2 次。

【功效主治】具有润肠通便的功效。主治产后津伤、血虚大便干结及老年性便秘。

【药方来源】引自《药酒汇编》。

桃仁酒 ···✿

【处　　方】桃仁 60 克,米酒 100 毫升。

【配　　制】将桃仁捣烂,用米酒浸 10 天即成。

【用法用量】口服,每次 30 毫升,每日 2 次。

【功效主治】具有润肠通便的功效。主治产后血虚便秘。

【药方来源】引自《药用果品》。

（十六）产后恶露不净

　　胎儿娩出后,胞宫内仍遗留少许余血浊液,叫恶露。正常恶露,一般在产后 3 周左右干净,超过此段时间仍淋漓不止者,称恶露不净,又称恶露不尽,恶露不止。中医学认为,本病多为冲任为病,气血运行失常所致,就当采取调补冲任、养血化瘀的治疗方法。患者根据个人病因、病情及临床表现的不同,临证选用不同的药酒进行治疗。

地黄姜汁酒 ·······································✿

【处　　方】生地黄汁 100 克,生姜汁 10 克,白酒 200 毫升。

【配　　制】上药先煎地黄汁三五沸,次入生姜汁,并加入白酒再煎一二沸。

【用法用量】口服,每次温服 15～20 毫升,每日 3 次。

【功效主治】具有活血调中的功效。主治产后恶露不净。

【药方来源】引自《普济方》。

地黄元胡酒 ·····························

【处　　方】生地黄 50 克,赤芍、延胡索各 10 克,黄酒 300 毫升。

【配　　制】将前 3 味药捣碎,用黄酒煎至减半,去渣备用。

【用法用量】口服,每日 1 剂,分 2 次服。

【功效主治】具有清热凉血、理气散瘀、止痛的功效。主治产后恶露不绝(血热型)。

【药方来源】引自《药酒汇编》。

归芍姜桂酒 ·····························

【处　　方】当归、赤芍各 60 克,生姜、肉桂心各 90 克,黄酒 2 000 毫升。

【配　　制】将 4 药捣成粗末,放入酒坛内,加黄酒于文火上加热至微沸片刻,取下加盖,放阴凉处密封浸泡 3～5 天,滤去药渣,澄清装瓶即可饮用。

【用法用量】口服,每次 50～100 毫升,每日 2～3 次。忌食生葱。

【功效主治】具有补血活血调经之功效。用于治疗产后恶露不止。

【药方来源】引自《外台秘要》。

山楂酒

【处　　方】山楂、龙眼肉各 250 克,红糖 30 克,大枣 30 克,米酒 1 000 毫升。

【配　　制】将前 2 味药捣碎,与红糖、大枣一同置容器中,加入米酒,密封浸泡 10～15 天后,过滤去渣即成。

【用法用量】口服,每次温服 10～15 毫升,每日 2 次。

【功效主治】具有健脾消食、活血散瘀的功效。主治肉食积滞、院腹痞胀;产后恶露不尽、小腹疼痛等症。

【药方来源】引自《药酒汇编》。

延胡索酒

【处　　方】延胡索、黄酒各适量。

【配　　制】延胡索捣碎研末。

【用法用量】温饮,每次随量取黄酒若干烫热,冲服药末 5 克,每日 2 次。

【功效主治】具有活血、散瘀、理气、止痛的功效。用于治疗产后恶露不净、腹内疼痛。

【药方来源】引自《药酒汇编》。

（十七）流　产

流产是指孕期不足 20 周,胚胎、胎儿死亡或排出母体而言。流产发生在 12 周以前的称为早期流产,流产发生在 12 周以后的称为晚期流产。临床上以阴道不规则流血,量从点滴到大量,或伴有大血块排出,腰酸、痉挛性下腹痛为主要表现。其中发生在妊娠的早期,有流产的症状,经保护处理,能够继续妊娠者称为先兆流产;若胚胎已与子宫分离,妊娠不能继续,流产已不可避免者称难免流产。此外,流产已经发生,胎儿或部分胎盘排出,整个胎盘或部分胎盘仍附着在子宫壁上者称不全流产,若排出完整者称完全流产;连续流产达3次以上者,称习惯性流产,胚胎死后滞留2个月以上仍未排出者称过期流产,若流产中续发感染则称为感染性流产。

流产在中医学中归属于"胎漏、胎动不安、滑胎、堕胎、小产、胎死不下"等范畴。

安胎当归酒

【处　　方】当归、炙阿胶、川芎、人参各30克,大枣12枚,艾叶1把,黄酒2 000毫升。

【配　　制】上药用黄酒和水2 000毫升,煮至减半,去渣,兑入阿胶,烊化即成。

【用法用量】口服,每次50毫升,每日2次。

【功效主治】具有益气血、安胎元的功效。主治妊娠5个月,因活动不慎或受惊吓、胎动不安,小腹痛引腰背、小便痛、下血。

【药方来源】引自《外台秘要》。

竹茹酒

【处　　方】青竹茹(碎断)60克,阿胶20克,好酒400毫升。

【配　　制】上药同酒煎数 10 沸,待阿胶烊化,去渣候冷备用。

【用法用量】口服,1 日内分早、午、晚 3 次饮完。

【功效主治】具有妊娠失坠、胎损腹痛、下血的功效。主治流产。

【药方来源】引自《太平圣惠方》。

急性子酒

【处　　方】急性子、黄酒各适量。

【配　　制】上药炒黄,研末。

【用法用量】口服,每次取药末 3 克,用黄酒 10 毫升冲服,每日 3 次。

【功效主治】具有安胎止血的功效。主治先兆流产、习惯性流产。

【药方来源】引自《药酒汇编》。

蛋黄酒

【处　　方】鸡蛋 5 个,黄酒 50 毫升。

【配　　制】将鸡蛋打入碗内,去蛋白用蛋黄,加水及黄酒调匀,放锅内隔水蒸 30 分钟,至蛋熟成乳膏状即成。

【用法用量】口服,上述药 1 次服完,每日 1 次,连服 7～10 日。

【功效主治】具有养血固胎的功效。主治先兆流产(胎动不安)。

【药方来源】引自《普济方》。

芍药参归酒

【处　方】白芍 150 克,人参 72 克,当归 72 克,甘草 72 克,白术 37 克,厚朴(制)72 克,薤白(切)60 克,生姜(切)150 克,水 3 300 毫升,酒 2 600 毫升。

【配　制】以上药加水、酒,煮取 2 000 毫升。

【用法用量】口服,每次 30～50 毫升,每日 3 次。

【功效主治】具有益气、补血、安胎的功效。主治胎动不安(妊娠 8 个月者)。

【药方来源】引自《妇人良方》。

紫酒(二)

【处　方】黑豆 100 克,白酒 500 毫升。

【配　制】将黑豆去除杂质,微火炒至香熟,置砂锅内加白酒用文火(小火)煮沸 1 小时,滤取药酒,再将黑豆晒干研末备用。

【用法用量】口服,以药酒冲服黑豆粉。以上药物分 6 次 2 日内服完,早、中、晚空腹服用。

【功效主治】具有补肾活络的功效。主治胎动不安、妊娠腰痛如折。

【药方来源】引自《普济方》。

（十八）子宫脱垂

子宫从正常位置沿阴道下降至宫颈外口达坐骨棘水平以下,甚至子宫全部脱出于阴道口以外,称为子宫脱垂。子宫脱垂常合并有阴道前壁和后壁膨出,中医学称为"阴挺",即妇女阴中有物下坠,甚则挺出阴门之外。症状表现有:阴道口有块物脱出,每于劳动、行走、或久站、咳嗽而脱出,睡卧时可收,严重时不能自行还纳,常感腰背酸痛,下腹、外阴、阴道有坠胀感或溃烂,黄水淋漓,带下色黄量多如脓,或夹血水,有秽臭气。

八月札酒

【处　　方】八月札 50 克,白酒 500 毫升。

【配　　制】八月札洗净,切碎稍浸,闷润至透,入布袋,置容器中,加酒,密封浸泡 20 日,去渣留液。

【用法用量】口服,每次 10 毫升,每日 2 次。

【功效主治】具有疏肝理气、健脾活胃、活血止痛、除烦利尿的功效。主治子宫下坠、脱垂、痛经、肝胃气痛、腰痛肋痛。

【药方来源】引自《民间百病良方》。

小金樱酒

【处　　方】小金樱 100 克,白酒 500 毫升。

【配　　制】小金樱捣碎,入布袋,置容器中,加酒密封浸泡 5 日,去渣留液。

【用法用量】口服,每次 10 毫升,每日 2 次。

【功效主治】具有散瘀活血的功效。主治子宫脱垂、月经不调、血虚干瘵。

【药方来源】引自《药酒汇编》。

月季花药酒 ······

【处　　方】月季花 300 克（鲜品加倍），红酒 1 000 毫升。

【配　　制】将月季花去除杂质，先加水煮拂 15 分钟，再加入红酒，继续煮沸 10 分钟，滤出药酒备用。

【用法用量】口服，每次 30 毫升，每日 2 次，早、晚空腹温服。

【功效主治】具有解毒消肿、活血温经的功效。主治妇人子宫脱垂。

【药方来源】引自《中华养生药膳大典》。

（十九）乳 腺 炎

乳腺炎是指乳房乳腺的化脓性感染，以初产妇多见，好发于产后 3～4 周，是乳房疾病中的常见病。患处出现有压痛的硬块，表面皮肤红热，同时可有发热等全身表现。炎症继续发展，则上述症状加重，此时疼痛呈波动性，患者可有寒战、高热、脉搏加快，患侧腋窝淋巴结常肿大，并有压痛。炎块常在数日内软化而形成脓肿，表浅脓肿容易发现，深部脓肿常需进行穿刺才能确定。

白果仁酒 ······

【处　　方】白果仁 400 克，白酒 500 毫升。

【配　　制】将上述药材研成细末备用。

【用法用量】口服，每次取药末 10 克，用白酒 15 毫升冲服,每日 2 次。同时取药末 20 克,以白酒(低度)调敷患处,每日换药 1 次。

【功效主治】具有消炎收敛的功效。用于治疗乳痈溃烂等。

【药方来源】引自《民间百病良方》。

川楝子酒

【处　　方】川楝子(连皮、仁)、红糖、黄酒各适量。

【配　　制】将川楝子捣碎,晒干、炒至微黄,研为细末备用。

【用法用量】口服,每次取药末 10 克,红糖 60 克,再加入黄酒 100 毫升,调匀服之,每日 1～2 次。

【功效主治】具有清肝火、除湿热的功效。用于治疗急性乳腺炎。

【药方来源】引自《民间百病良方》。

瓜蒌酒(一)

【处　　方】全瓜蒌 30 克,黄酒 100 毫升。

【配　　制】将上述药材捣烂,放入瓷杯中,冲入黄酒,再将瓷杯放在有水蒸锅中以小火蒸炖 20 分钟去渣,即可使用。

【用法用量】口服,每次温服 20 毫升,每日 2 次。

【功效主治】具有清热化痰、消肿止痛的功效。用于治疗乳腺炎初起,红、肿、痛、热者。

【药方来源】引自《民间百病良方》。

蒲公英酒 ●●●●●●●●●●●●●●●●●●●●●●●●●●●● ✿

【处　　方】蒲公英 40～50 克,50°白酒 500 毫升。

【配　　制】将上述药材洗净,切碎,置于容器中,加入白酒,密封浸泡 7 日,过滤去渣后,即可使用。

【用法用量】口服,每次服用 20～30 毫升,每日 3 次,并可用药渣外敷患处。

【功效主治】具有清热解毒、消痈散结的功效。主治急性乳腺炎、乳房肿痛。

【药方来源】引自《景岳全书》。

蒲金酒 ●●●●●●●●●●●●●●●●●●●●●●●●●●●●●● ✿

【处　　方】蒲公英、金银花各 15 克,黄酒 200 毫升。

【配　　制】将上述药材用黄酒煎至减半,过滤去渣后,候温备用。

【用法用量】口服,每日 1 剂,早、晚各 1 次,并以药渣敷患处。如果不愈,再依法配制再服。

【功效主治】具有清热解毒、消肿散结的功效。用于治疗吹乳结痛(乳腺炎)。

【药方来源】引自《验方新编》。

露蜂房酒 ●●●●●●●●●●●●●●●●●●●●●●●●●●●● ✿

【处　　方】露蜂房、黄酒各适量。

【配　　制】将上述药材撕碎,文火焙至焦黄,研成细末备用。

【用法用量】口服,每次取药末 5 克,用黄酒(约 30 毫升)加热冲服,每日 5～6 次。

【功效主治】具有祛风、解毒、散结的功效。用于治疗急性乳腺炎等症。

【药方来源】引自《民间百病良方》。

 漏通酒 ••

【处　　方】漏芦、木通、川贝母各 10 克,甘草 6 克,黄酒 250 毫升。

【配　　制】将上述药材用黄酒和水 250 毫升,煎至减半,过滤去渣后,即可使用。

【用法用量】口服,上述所得药酒为 1 剂,每日晚饭后温服 1/2。

【功效主治】具有通络散结的功效。用于治疗乳痈初起。

【药方来源】引自《验方新编》。

 丝瓜络酒 ••••••••••••••••••••••••••••••••••••••

【处　　方】干丝瓜络 20 克,白酒 20 毫升。

【配　　制】将上述药材放在碗中,点火燃烧成炭,研成粉末,加入白酒,混合调匀后,即可使用。

【用法用量】口服,1 次顿服,不愈再服 1 剂。

【功效主治】具有通经活络、清热解毒的功效。用于治疗急性乳腺炎。

【药方来源】引自《民间百病良方》。

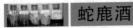**蛇鹿酒** ••••••••••••••••••••••••••••••••••

【处　　方】蛇蜕、鹿角、露蜂房各9克,黄酒适量。

【配　　制】将前3味药共烧存性,研成细末备用。

【用法用量】口服,每次取药末3克,放入小碗内,加入黄酒(20~30毫升),调匀服下,每日2次。

【功效主治】具有清热解毒、消肿散结的功效。用于治疗乳房肿胀、疼痛。

【药方来源】引自《药酒汇编》。

（二十）乳腺增生

乳腺增生以乳房出现形状大小不一的肿块、局部疼痛并与月经周期有关为特征,多因痰浊郁阻所致,治宜疏肝解郁、化痰散结等。

鳝鱼皮酒 •••••••••••••••••••••••••••••••••• ✳

【处　　方】鳝鱼皮、白酒各适量。

【配　　制】将上述药材烧灰,捣细为末备用。

【用法用量】口服,每次取药末5克,放入茶杯中,冲入热白酒10~15毫升,调匀空腹服下,每日2次。

【功效主治】具有清热解毒、消肿散结的功效。用于治疗妇女乳结硬块疼痛。

【药方来源】引自《民间百病良方》。

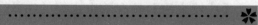
虎刺根酒

【处　　方】虎刺根 30 克,黄酒 50～100 毫升。

【配　　制】将上述药材洗净并捣烂,置于容器中,加入黄酒,隔水加热煮沸后,凋匀备用。

【用法用量】1 次顿服,每日 2 次。

【功效主治】具有祛风除湿、凉血散瘀的功效。主治乳结硬块、乳结疼痛等。

【药方来源】引自《民间百病良方》。

乳癖酒

【处　　方】七星剑 2 700 克,三花酒 20 000 毫升。

【配　　制】将上述药材切成寸段,置于缸内,加入三花酒密封,每日搅拌 1 次,7 日后改为每周 1 次,浸泡 15～30 日,即可取用。

【用法用量】外用,取此酒涂擦患处,日涂擦数次。

【功效主治】具有理气化瘀、祛痰散结的功效。主治乳腺增生症、乳核、乳癖等症。

【药方来源】引自《药酒汇编》。

（二十一）阴 道 炎

阴道炎可分为细菌性阴道炎、滴虫阴道炎、念珠菌性阴道炎、老年性阴道炎等。主要表现为外阴瘙痒,是多种妇科疾病引起的一种症状,多发生在阴蒂或小阴唇附近,常为阵发性,也可呈持续性。月经期、夜间或使用刺激物后加重。中医治疗外阴瘙痒宜采用清热解毒、除湿止痒的原则。

百部酒（二）

【处　　方】百部 30 克，白酒 200 毫升。

【配　　制】将百部研为细末，白酒煮热，兑入百部粉搅匀，密封浸泡 3 小时，即可使用。

【用法用量】外用，每次用纱布蘸温热的药酒搓揉阴毛 10～15 分钟，日用 1 次。

【功效主治】具有杀虫止痒的功效。治疗阴虱引起的外阴瘙痒。

【药方来源】引自《药酒汇编》。

南木香酒

【处　　方】南木香 30 克，白酒 500 毫升。

【配　　制】南木香切碎，置容器中，加白酒，密封浸泡 7 日，即可服用。

【用法用量】口服，每次 15～30 毫升，每日 2～3 次。

【功效主治】具有解毒杀虫的功效。主治阴道炎、阴道滴虫。

【药方来源】引自《药酒汇编》。

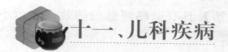

十一、儿科疾病

（一）小儿感冒

小儿感冒以发热、鼻塞、流涕、喷嚏、咳嗽、身体不适等为主要特征，多由感受外邪等引起营卫不和、肺气失宣所致，常夹痰、滞、惊，治以发汗解表为主。

明矾酒饼

【处　　方】白矾12克，面粉少许，烧酒适量。

【配　　制】白矾用烧酒浸化，与面粉拌匀，制成饼状。

【用法用量】外用，每次取药饼敷于患儿脚底涌泉穴处，每日1～2次。

【功效主治】具有燥湿祛痰、杀虫解毒的功效。主治小儿风痰壅塞感冒。

【药方来源】引自《民间百病良方》

星黄酒饼

【处　　方】生南星、雄黄各15克，米醋适量。

【配　　制】前2味药共研细末，入醋和匀，制成2个药酒饼。

【用法用量】外用，每次取药酒饼敷于患儿两足心，外用

481

纱布包扎固定,每日1次。

【功效主治】具有退热解毒的功效。主治小儿风热感冒及流行性感冒。

【药方来源】引自《百病中医民间疗法》。

生姜白芥酒

【处　　方】生姜30克,白芥子10克,白酒30毫升。

【配　　制】生姜切细末,白芥子研细粉状,加白酒调和为糊状。

【用法用量】外用,以棉球蘸药糊,擦涂肺俞、大椎、膻中3个穴位,每穴擦抹10分钟,以局部灼热有痛感为度;或以纱布蘸药液敷于以上3穴位1～3小时,痛则去掉,以不起水疱为度。

【功效主治】具有宣肺止咳、平喘的功效。主治小儿感冒(风寒型),亦可用于成人咳喘症。

【药方来源】引自《万氏家抄方》。

吴茱萸酒饼

【处　　方】吴茱萸、白矾各15克,白酒适量。

【配　　制】前2味药共研细末,入酒调和成泥膏状,制成2个药酒饼。

【用法用量】外用,每次取药酒饼敷于患儿两足心或手心,外用纱布包扎固定,每日1次。

【功效主治】具有散寒、消炎、退热的功效。主治小儿各型感冒。

【药方来源】引自《药酒汇编》。

 香薷苏叶酒 ·····················

【处　　方】香薷、紫苏叶各 12 克,豨莶草 60 克,夏枯草、菊花、金银花各 30 克,柴胡 10 克,薄荷 3 克,白酒适量。

【配　　制】将前 8 味药捣烂或绞汁,加酒调匀,制成药酒饼。

【用法用量】外用,每次取药酒饼敷于大椎穴和手心、足心等处,每日 1～2 次。

【功效主治】具有清热解毒的功效。主治小儿风热感冒。

【药方来源】引自《药酒汇编》。

（二）小儿呕吐

小儿呕吐是儿科常见疾病,是指乳食经食管从口中吐出为主要症状,多因禀赋不足,或喂养不当所致。呕吐症状可发生在许多种疾病中,如呕吐频繁且为喷射状,伴有高热,甚则惊风,或者呕吐伴有腹痛、矢气不通、腹胀时,多为中枢神经系统疾病。

 姜醋酒糊 ·······················

【处　　方】陈醋 30 克,生姜 10 克,面粉 30 克,白酒 20 毫升。

【配　　制】生姜捣烂,调诸药为糊。

【用法用量】外用,每次取药糊外敷足心,每日 1 次。

【功效主治】具有温中止呕的功效。主治呕吐,腹部喜暖畏寒者。

【药方来源】引自《民间百病良方》。

（三）小儿发热

发热是许多疾病的重要症状之一。小儿发热的病因复杂,且有时无明显的特异性症状,需综合分析才能最终诊断。一般认为:腋温 37.5℃～38℃为低热,38.1℃～39℃为中度发热,39.1℃～40.5℃为高热,高于 40.5℃为超高热;腋温低于 35℃为体温过低。

薄荷酒

【处　　方】薄荷油 10 克,米酒 50 毫升,黄酒 50 毫升。

【配　　制】薄荷油与米酒、黄酒兑在一起。

【用法用量】口服,每日早、晚各服 1 次,每次 1～3 滴,开水少量冲服。

【功效主治】具有清热疏风、辟秽解毒、清咽透疹的功效。主治伤风感冒、头痛目赤、咽痛、牙痛、皮肤风痒;热性病初起,身热无汗。小儿感冒发热尤宜。

【药方来源】引自《中药制剂汇编》。

红枣酒(二)

【处　　方】大枣 250 克,羊脂 25 克,黄酒 250 毫升。

【配　　制】先将大枣用水煮软后倒去水,再加入羊脂和黄酒,煮 1～3 沸后,倒入罐内密闭贮存 7 天后即成。

【用法用量】口服,每次食枣 3～5 枚,日服 2 次,连用 7～8 天。

【功效主治】具有补中益气、养血安神、清热解毒的功效。适用于小儿低热(气血两虚型)。

【药方来源】引自《民间百病良方》。

山栀桃仁酒饼

【处　　方】栀子、桃仁、杏仁各 3 克,鸡蛋 1 个,白酒适量,面粉少许。

【配　　制】前 3 味药共捣碎,加鸡蛋清、面粉、酒,调匀成糊。

【用法用量】外用,每次取 1 个药饼,敷于一侧手心、足心,每日 1 次。如敷药干燥,再加适量白酒调匀,敷至热退为止。

【功效主治】具有清热解毒的功效。主治小儿发热。

【药方来源】引自《药酒汇编》。

山栀酒饼

【处　　方】栀子 9 克,面粉、白酒各适量。

【配　　制】生栀子研碎,入酒中 30～60 分钟,加面粉和匀,做成 5 分硬币大小的药饼 5 个。

【用法用量】外用,每次取 1 个药饼,睡前敷于两足涌泉穴和两侧内关穴,每日 1 次,以局部皮肤呈青蓝色为佳。

【功效主治】具有清热解毒的功效。主治小儿高热。

【药方来源】引自《药酒汇编》。

三味葱白酒饼 ························ ✿

【处　方】吴茱萸 15 克,桂枝 10 克,葱白 14 个,白酒适量。

【配　制】前 2 味药共研细末,葱白捣烂,混和,入酒调成泥状,制成药酒饼 2 个。

【用法用量】外用,取药酒饼敷于两足心,外用纱布包扎固定,6 小时取下,不退热则隔 4 小时再敷。

【功效主治】具有温经、通阳、退热的功效。主治小儿低热(气虚或阳虚型)。

【药方来源】引自《药酒汇编》。

星黄酒 ····························· ✿

【处　方】生南星、雄黄各 15 克,米酒适量。

【配　制】将前 2 味药共研细末,入米酒调和均匀,制成 2 个药酒饼备用。

【用法用量】外用,取药酒饼敷患儿两涌泉穴,外用纱布包扎固定。一般 24 小时内有退热作用。

【功效主治】具有退热解毒的功效。适用于小儿风热感冒及流行性感冒引起的发热。

【药方来源】引自《百病中医民间疗法》。

外擦药酒 ························· ✿

【处　方】四季葱白 30 克,大曲酒 250 毫升。

【配　制】葱白入碗捣烂,加酒,点火将酒燃烧,待火苗烧到碗边时,即将火苗吹灭。

【用法用量】外用,每次用手蘸有热气的葱液,在患儿头颈、胸背及四肢摩擦至周身皮肤发红为止,每日 1 次。

【功效主治】具有温经、通阳、退热的功效。主治小儿高热神昏。

【药方来源】引自《百病中医熏洗熨擦疗法》。

(四)小儿麻疹

麻疹是由麻疹病毒引起的急性出疹性传染病,具有高度传染性。以发热、上呼吸道感染、结膜炎、口腔黏膜斑和全身斑丘疹、疹退后有糠麸样脱屑及棕色色素沉着为特征。此病好发于儿童,以 6 个月以上至 5 岁以下幼儿多见。一年四季均可发生,多流行于冬、春季节。一次发病后,终身免疫。

柑树叶酒

【处　　方】柑树叶 30 克,米酒适量。

【配　　制】柑树叶炒焦,用米酒调匀。

【用法用量】外用,每次 1 剂,调敷于肚脐上,每日 1 次。

【功效主治】具有平喘的功效。用于麻疹后气喘的治疗。

【药方来源】引自《民间百病良方》。

香菜酒

【处　　方】鲜香菜 1 大把,白酒 30 毫升。

【配　　制】香菜晾干,搓揉成团,边搓边滴酒。

【用法用量】外用,每次取香菜团在头面、四肢、躯干皮肤上来回搓擦;香菜团擦干时,再置手掌中,滴酒搓揉均匀,再搓全身皮肤,直搓至皮肤潮红;搓后用软毛巾拭去叶、梗等碎屑,每日1～2次。

【功效主治】具有清热解毒的功效。主治麻疹初热期及出疹期高热烦躁、疹出不畅。

【药方来源】引自《药酒汇编》。

香菜浮萍紫草酒

【处　　方】鲜香菜、鲜浮萍、鲜紫草各30克,黄酒适量。

【配　　制】前3味药混合捣烂,加酒炒热。

【用法用量】外用,每次用厚布包酒剂,趁温热反复熨小儿脐部,并从上而下熨脊椎骨两旁,反复熨20分钟,每日1～2次。

【功效主治】具有解毒透疹的功效。主治小儿麻疹疹出不透。

【药方来源】引自《药酒汇编》。

香菜浮萍麻黄酒

【处　　方】鲜香菜120克,鲜浮萍、生麻黄、西河柳各15克,黄酒120毫升。

【配　　制】前4味药入盆,放炉上加热,置患儿床前,待水渐沸时加酒。

【用法用量】口服,每次 20 毫升,每日早、晚各服 1 次。

【功效主治】具有透发麻疹的功效。主治小儿麻疹透发不畅或面部不显、身热无汗者。

【药方来源】引自《药酒汇编》。

药酒热浴方

【处　方】紫背浮萍、臭牡丹、芫荽各 30 克,西河柳 10 克,烧酒 100 毫升。

【配　制】前 4 味切碎、水煎,置容器中,趁热去渣留液,加酒。

【用法用量】外用,不拘时候,每次趁热抹洗全身,微汗出则效果更佳。

【功效主治】具有清表发散、透疹止痒的功效。主治麻疹发热,疹子突然隐没,或湿郁热闭,经络阻滞,身起红斑热痱,瘙痒难忍。

【药方来源】引自《简易中医疗法》。

（五）小儿急惊风

急惊风,又称"惊厥",俗称"抽风",是小儿时期常见急症之一,以抽搐或伴神昏为特征。其来势凶猛,变化迅速,如不及时救治,经常威胁小儿生命。临床主要表现为意识丧失,眼球上翻,凝视或斜视,面肌抽动,四肢抽搐或强直拘挛。抽搐发作时间由数秒至数分钟,常反复发作,甚至呈持续状态。任何季节,小儿的多种疾病中都可以发生惊厥,年龄越小,发病率越高,1～5 岁多见。

二仁酒

【处　　方】杏仁、桃仁各 7 粒,栀子 7 枚,面粉 15 克,烧酒适量。

【配　　制】前 3 味药共捣烂如泥,入面粉和烧酒调和成糊状。

【用法用量】外用,不拘时候,每次取药酒膏适量,涂擦患儿两足心、手心。

【功效主治】具有清心泻火、下气行瘀、安神熄风的功效。主治小儿急、慢惊风。

【药方来源】引自《百病中医熏洗熨擦疗法》。

 银花薄荷酒

【处　　方】金银花 20 克,薄荷 15 克,白酒 25 毫升。

【配　　制】前 3 味药加水,煎取 75 毫升,去渣留液,加酒。

【用法用量】外用,每次取药酒重点擦洗患儿曲池、大椎、风池、风府及腋下等处,每日 1～2 次。

【功效主治】具有清热解毒的功效。主治小儿感冒发热、惊风。

【药方来源】引自《药酒汇编》。

（六）小儿痫证

痫证是小儿常见的一种发作性神志异常的疾病。临床以突然仆倒,昏迷不省人事,口吐涎沫,两眼直视,四肢抽搐,或作猪羊叫,苏醒后如常人为特征。又称为"羊痫风""羊痫风"。下列药酒方可在医生指导下选用。

 白鱼酒 ··················· ✺

【处 方】衣中白鱼 7 枚,竹茹 10 克,黄酒 1 000 毫升。

【配 制】将竹茹去除杂质,剪碎,与衣中白鱼一起加水 750 毫升在砂锅内煎煮 30 分钟,然后加入黄酒,继续煮沸 10 分钟,滤取药液 50～75 毫升备用。

【用法用量】口服,以上药酒 1 次服完,每日 1 次。

【功效主治】具有清心涤痰的功效。主治小儿癫痫。

【药方来源】引自《外台秘要》。

 独活酒(四) ··················· ✺

【处 方】独活、甘草、木防己各 12 克,干姜、细辛各 12 克,鹅头 1 枚,肉桂 60 克,铁精 30 克,人参 9 克,白酒 400 毫升。

【配 制】前 9 味药捣碎,入布袋,置容器中,加酒,密封浸泡 5 日,去渣留液。

【用法用量】口服,每次 5 毫升,每日早、晚各服 1 次。

【功效主治】具有补肝肾、止风痛的功效。主治小儿风痛,屡次发作。

【药方来源】引自《普济方》。

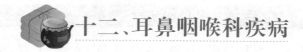

牛黄酒

【处　　方】牛黄、钟乳石（研）、麻黄、秦艽、人参各 2.4 克，肉桂心 2 克，龙骨、白术、甘草、细辛、当归各 1.5 克，杏仁 1.2 克，蜀椒、蛅蟷各 9 克，白酒 500 毫升。

【配　　制】将前 14 味药捣碎，入布袋，置容器中，加入白酒，密封浸泡 7 日后，过滤去渣即成。

【用法用量】口服，每次 5 毫升，每日 3 次。

【功效主治】具有益气助阳、活血祛风、清心镇惊的功效。主治小儿惊痫，经年小劳辄发。

【药方来源】引自《普济方》。

十二、耳鼻咽喉科疾病

（一）耳　鸣

耳鸣是指耳中出现自觉或他觉各种声响。耳鸣是由多种因素引起的一个症状，多因长期接触噪声、饮食习惯及遗传因素引发。耳鸣多与耳聋伴随出现，大多是耳聋的先兆。男性发病率高于女性。

磁石浸酒

【处　　方】磁石 30 克、熟地黄 9 克、山茱萸肉、熟附片,苍耳子各 6 克、肉桂、羌活、木通、防风、山药、石菖蒲、远志、蔓荆子、川芎、细辛、白茯苓、干姜、甘菊花各 3 克,米酒1 000毫升。

【配　　制】将前 18 味药(磁石捣碎,用清水淘去赤汁)共为粗末,置容器中,加入米酒,密封浸泡 15 天后,过滤去渣即成。

【用法用量】口服,每次服 15～30 毫升,每日 2 次。

【功效主治】具有滋补肝肾、祛风通窍的功效。主治肝肾不足、风热壅闭之耳鸣、耳聋。

【药方来源】引自《药酒汇编》。

聪耳酒

【处　　方】核桃仁 60 克,五味子 40 克,蜂蜜 30 克,白酒1 000 毫升。

【配　　制】将前 2 味药捣碎,入布袋,置容器中,加入白酒密封,每日振摇数下,浸泡 10 天后,过滤去渣,加入蜂蜜拌匀即成。

【用法用量】口服,每次空腹服 20 毫升,每日 2 次。

【功效主治】具有补肾聪耳的功效。主治耳鸣、遗精等。

【药方来源】引自《药酒汇编》。

聪耳磁石酒

【处　　方】磁石 30 克,木通、石菖蒲各 80 克,白酒1 700毫升。

【配　　制】将磁石捣碎,用纱布包裹;石菖蒲用米泔水浸 2 日后切碎,微火烤干。把 3 味药装入纱布袋里,与白酒同置入容器中,密封浸泡 7 天后即可服用。

【用法用量】口服,每次 20～30 毫升,早、晚各服 1 次。

【功效主治】具有通窍聪耳的功效。主治肝肾阴虚所致之耳鸣、耳聋等症。

【药方来源】引自《圣济总录》。

菖蒲桂心酒

【处　　方】石菖蒲 2 克,木通 1 克,肉桂心、磁石各 15 克,防风、羌活各 30 克,白酒 500 毫升。

【配　　制】将石菖蒲以米泔水浸 1 夜剉焙;肉桂心去粗皮。上 6 味药,共捣碎,白夏布包之,置于净器中,倒入白酒浸 7 天,去渣备用。

【用法用量】口服,每次空腹温饮10～15毫升,每日早、晚各 1 次。

【功效主治】具有开窍祛风、纳气潜阳、安神的功效。主治耳聋、耳鸣。

【药方来源】引自《圣济总录》。

龟地酒

【处　　方】龟甲胶、枸杞子、生地黄各 60 克,石决明、甘菊花各 30 克,白酒 2 000 毫升。

【配　　制】将前 5 味共研为粗末,入布袋,置容器中,加入白酒,密封浸泡 14 天后,过滤去渣即成。

【用法用量】口服,每次 10～20 毫升,每日 2 次。

【功效主治】具有滋肾阴、平肝阳、清热明目的功效。主治头晕目眩、耳鸣、失眠、多梦、视物模糊、腰膝酸软、咽干、面热等症。

【药方来源】引自《药酒汇编》

期颐酒

【处　　方】当归、陈皮、金钗石斛、牛膝、枸杞子各120克,黑豆(炒香)、仙茅各250克,大枣500克,肉苁蓉、菟丝子、淫羊藿各180克,黄酒15升,好烧酒35升。

【配　　制】将前11味药捣为粗末,入布袋,置容器中,加入黄酒和白酒,密封隔水加热1.5小时后,取出埋入土中7日,取出即可服用。

【用法用量】口服,每次15~30毫升,每日3次,或适量饮用。

【功效主治】具有补肾阳、益精血、补脾养胃的功效。主治年老肾阳不足、精血亏虚、腰膝无力、小便频数、耳鸣、视物昏花等症。

【药方来源】引自《同寿录》。

鹿龄集酒(二)

【处　　方】肉苁蓉20克,人参、鹿茸各10克,熟地黄15克,海马10克,白酒1 000毫升。

【配　　制】将前5味药,其中人参、鹿茸共为粗末,一并置容器中,加入白酒,密封浸泡1个月后即可取用。服后添酒,味薄即止。

【用法用量】口服,每次 10～15 毫升,每日 2 次。

【功效主治】具有益气补血、补肾壮阳的功效。主治肾阳虚所致的耳鸣、阳痿、不育症等。

【药方来源】引自《药酒汇编》。

 核桃滋肾酒

【处　　方】胡桃肉、胡桃夹、磁石、石菖蒲各 20 克,黄酒 1 500 毫升。

【配　　制】将上药捣碎,置于瓷坛中,倒入黄酒浸泡,密封 15 天后经过滤即成。

【用法用量】口服,每次 20 毫升,每日 1～2 次。

【功效主治】具有益肾补脑的功效。主治肾亏所致的耳鸣、耳聋等症。

【药方来源】引自《药酒汇编》。

 金刚酒

【处　　方】肉苁蓉 100 克,杜仲 50 克,菟丝子 75 克,萆薢 24 克,猪肾 2 枚,白酒 1 000 毫升。

【配　　制】猪肾剖开,洗净臊膜,切小块,入砂锅与白酒 500 毫升同煮 40 分钟后,连同余药一起兑入剩下的白酒中,密封浸泡 30 日,去渣留液。

【用法用量】口服,每次 10～20 毫升,每日晚饭后 1 次。

【功效主治】具有补肝益肾、填精壮骨的功效。主治头晕耳鸣、腰酸腿软、梦遗滑精、四肢无力、行步艰难。

【药方来源】引自《中成药学》。

山萸苁蓉酒

【处　　方】怀山药 25 克,肉苁蓉 60 克,五味子 35 克,炒杜仲 40 克,川牛膝、菟丝子、白茯苓、泽泻、熟地黄、山茱萸、巴戟天、远志各 30 克,白酒 2 000 毫升。

【配　　制】上药共加工捣碎,用绢袋或细纱布盛装,放入净瓷坛或瓦罐内,倒入醇酒封口浸泡,春夏 5 日,秋冬 7 日即可开封,取去药袋,过滤澄清即成。

【用法用量】口服,每次空腹温饮 10～20 毫升,每日早晚各 1 次。

【功效主治】具有滋补肝肾的功效。主治肝肾亏损、头昏耳鸣、耳聋、怔忡健忘、腰脚软弱、肢体不温等症。

【药方来源】引自《百病中医药酒疗法》。

四味秦椒酒

【处　　方】秦椒、白芷、旋覆花各 60 克,肉桂 25 克,白酒 1 000 毫升。

【配　　制】将秦椒去目并闭口者,微炒出汗后,将上 4 味药捣碎细,置净器之中,倒入醇酒密封浸泡,经 5 天后即可开取服用。

【用法用量】口服,每次空腹温服 10～20 毫升,每日早、晚各 1 次。

【功效主治】具有补肾温阳、祛风和血的功效。主治肾虚耳鸣、咳逆喘急、头目昏痛等症。

【药方来源】引自《药酒汇编》。

怡神酒 •••••••••••••••••••••••••••••••••••• ✿

【处　　方】糯米糖、绿豆各 500 克，木香（为末）3 克，烧酒 500 毫升。

【配　　制】将上药置入坛中，用烧酒浸泡 3 周即可。

【用法用量】口服，每次 15～30 毫升，每日早、晚各 1 次。

【功效主治】具有补精益神的功效。主治头晕耳鸣、视物昏花、精神不振、饮食减少、全身乏力等症。

【药方来源】引自《奇方类编》。

 桑椹酒（三） •••••••••••••••••••••••••••• ✿

【处　　方】桑椹 100 克，糯米酒曲 100 克，糯米 1 000 克。

【配　　制】桑椹捣烂取汁，煮沸晾凉，酒曲研末，糯米蒸熟晾凉，3 味同置容器中，拌匀，密封浸泡 7～10 日，去渣留液。

【用法用量】口服，每次 15 毫升，每日 3 次。

【功效主治】具有滋阴补肾明目、生津止渴、润肠的功效。主治眩晕、耳鸣、目暗、消渴、便秘。

【药方来源】引自《饮食辨录》。

 桑椹柠檬酒（二） •••••••••••••••••••••• ✿

【处　　方】桑椹 1 000 克，柠檬 5 个，白糖 100 克，米酒 1 800 毫升。

【配　　制】将前 2 味药置容器中,加酒密封浸泡 20日,去渣留液,入白糖溶解。

【用法用量】口服,每次 50～60 毫升,每日 2 次。

【功效主治】具有滋阴液、养心脉的功效。主治头晕、眼花、耳鸣、腰膝酸软。

【药方来源】引自《药酒汇编》。

（二）耳　聋

耳聋指听力逐渐下降,乃至丧失。耳聋患者尤其是老人,出门远游须有人陪伴;戒除掏耳的习惯;睡眠要充足,临睡忌进浓茶、咖啡、可可等饮料;注意防止水渍入耳;避免爆炸声。在无法或不及远避时,用手掩耳或把嘴巴张开;涵养性情,减少情绪波动;助听器对听力损失在 40～80 分贝者最适合,早期聋病者,不宜急于佩戴。

白石英酒

【处　　方】白石英、磁石各 30 克,白酒 500 毫升。

【配　　制】将白石英碎如大麻粒,磁石火煅令赤,醋淬,如此 5 遍,再将 2 药捣筛为粗末,生白布袋贮,置净瓶中,倒入白酒封口浸之,经 7 天后开取。

【用法用量】口服,每次 20 毫升,温服,早、晚各 1 次。

【功效主治】具有温肾纳气、镇静安神的功效。主治肾虚耳聋,表现为耳聋耳鸣日久不愈,伴有畏寒肢冷、腰膝酸软、遗精阳痿、倦怠乏力等症。

【药方来源】引自《千金翼方》。

百岁长寿酒 ••••••••••••••••••••••••••••••••

【处　　方】麦门冬、枸杞子、白术、党参、茯苓等各50克,陈皮、当归、川芎、生地黄、熟地黄、山茱萸各30克,羌活、五味子各20克,肉桂10克,大枣500克,白酒5000毫升。

【配　　制】将前15味药捣碎或研为粗末,入布袋,置容器中,加入白酒,密封隔水加热1.5小时,取出待温,开封后,再加入冰糖1000克后,再次密封,将容器埋入土中7日后取出,过滤去渣即成。

【用法用量】口服,每次10毫升,每日3次。

【功效主治】具有补五脏、调气血、聪耳明目的功效。主治耳聋目昏、容颜憔悴、消瘦、老化等症。

【药方来源】引自《中国当代中医名人志》。

苍耳愈聋酒 ••••••••••••••••••••••••••••••••

【处　　方】苍耳子、防风、牛蒡子、生地黄、黄芪、白茯苓、独活各30克,木通、薏苡仁各20克,人参15克,肉桂12克,白酒1000毫升。

【配　　制】将牛蒡子炒后,再将上11味药捣碎,用白夏布包贮,置于净器中,用白酒1000毫升封口浸之,须7日后开取。

【用法用量】口服,每日空腹饮,初次饮1～2小杯,以后可加至2～3小杯。

【功效主治】具有除热、补虚的功效。主治骨痛、耳聋。

【药方来源】引自《普济方》。

磁石酒

【处　　方】磁石 15 克,木通、石菖蒲各 250 克,白酒 1 000 毫升。

【配　　制】将磁石捣碎,石菖蒲以米泔水浸 1 日切焙。上 3 味药共捣碎,用白夏布包之,置于净器中,用酒 1 000 毫升封口浸之,夏 3 日,冬 7 日,去渣备用。

【用法用量】口服,每次食后饮 1～2 杯。

【功效主治】具有开窍、纳气潜阳的功效。主治肝肾虚所致的耳聋、耳鸣。

【药方来源】引自《本草纲目》。

牡荆酒

【处　　方】牡荆子(微妙)250 克,白酒 500 毫升。

【配　　制】将上药捣碎,置容器中,加入白酒,密封浸泡 7 天后,过滤去渣即成。

【用法用量】口服,不拘时,随量饮之。

【功效主治】具有利气、化痰、开窍的功效。主治气滞型耳聋。

【药方来源】引自《圣济总录》。

益肾明目酒

【处　　方】覆盆子 50 克,巴戟天、肉苁蓉、远志、川牛膝、五味子、续断各 35 克,山茱萸 30 克,白酒 1 000 毫升。

【配　　制】将上药共捣为粗末,用白夏布袋盛,置于净

坛中,注酒密封浸之,春夏 5 日,秋冬 7 日,然后添冷开水
1 000毫升,合均备用。

【用法用量】口服,每次空腹温饮10～15 毫升,每日早、
晚各 1 次。

【功效主治】具有益肾补肝、养心、聪耳明目、悦容颜的
功效。主治肝肾虚损、耳聋目昏、腰酸腿困、神疲力衰等症。

【药方来源】引自《百病中医药酒疗法》。

益智酒(二)

【处　　方】人参 9 克,猪板油 90 克,白酒 1 000 毫升。

【配　　制】将猪板油(切碎)置锅内熬油,去渣与人参
(研末)同置容器中,加入白酒,密封浸泡 21 天后,去渣
即成。

【用法用量】口服,每次 15 毫升,每日 2 次。

【功效主治】具有开心益智、聪耳明目、润肌肤的功效。
主治记忆力减退、面色不华、耳聋眼花及内热疾病。

【药方来源】引自《民间百病良方》。

铁酒

【处　　方】铁 1 块,白酒 30 毫升,另备磁石 1 小块。

【配　　制】将铁烧红,急投酒中,去铁取汁备用。

【用法用量】将磁石塞耳中,随意饮铁酒。

【功效主治】具有开窍的功效。主治耳聋。

【药方来源】引自《圣济总录》。

（三）中耳炎

中耳炎分为急性中耳炎和慢性中耳炎。急性中耳炎是中耳黏膜的急性化脓性炎症，由咽鼓管感染最多见。慢性中耳炎是中耳黏膜、鼓膜甚至骨质的慢性化脓性炎症，表现为耳聋、耳内反复流脓。预防中耳炎要保持外耳道的干燥清洁。洗头、洗澡时应在外耳道口堵上棉球，以防止污水进入中耳。患者禁止游泳，避免感冒，勿用力擤鼻涕。

半夏消炎酒

【处　　方】制半夏 50 克，白酒 150 毫升。

【配　　制】制半夏研成细粉，置容器中，加酒，密封浸泡 24 小时，去渣留液。

【用法用量】外用，每次先将患耳洗净，滴入药酒数滴，每日 1～2 次。

【功效主治】具有健脾燥湿、消肿止痛的功效。主治急、慢性中耳炎。

【药方来源】引自《民间百病良方》。

黄冰酒

【处　　方】川黄连 9 克，冰片 0.5 克，高粱酒 100 毫升。

【配　　制】川黄连去杂质，置容器中，加酒，密封浸泡 7 日，去渣留液，入冰片溶解。

【用法用量】外用，每次先将患耳洗净，滴入药酒 1～2

滴,每日 2 次。

【功效主治】具有消炎通窍的功效。主治化脓性中耳炎。

【药方来源】引自《云南中医杂志》。

黄柏酒

【处　　方】黄柏 30 克,40％乙醇 150 毫升。

【配　　制】黄柏切薄片,置容器中,加乙醇,密封浸泡 24 小时,去渣留液。

【用法用量】外用,每次先将患耳洗净,滴入药酒数滴,每日1～2次。

【功效主治】具有消炎止痛的功效。主治化脓性中耳炎。

【药方来源】引自《中药制剂汇编》。

马钱冰片酒

【处　　方】制马钱子 5 个,冰片 0.3 克,50°白酒 100 毫升。

【配　　制】制马钱子温水浸软,剥去表皮,切薄片;冰片研末。两药同置容器中,加酒,密封浸泡 15～20 日,去渣留液。

【用法用量】外用,每次先将患耳洗净,滴入药酒 2～4 滴,每日 2 次。

【功效主治】具有清热解毒、消肿止痛、防腐生肌的功效。主治急、慢性化脓性中耳炎。

【药方来源】引自《浙江中医杂志》。

（四）鼻　衄

鼻衄是临床常见的症状之一,俗称鼻出血。可由鼻部疾病引起,也可由全身疾病所致。多为单侧,少数情况下可出现双侧鼻腔出血;出血量多少不一,轻者仅为涕中带血,重者可引起失血性休克,反复鼻腔出血可导致贫血。

地黄酒（四）

【处　　方】鲜地黄汁 300 毫升,白酒 200 毫升。

【配　　制】将鲜地黄汁与白酒混合,搅匀,注入瓶中,密封;然后将药酒瓶放入水中,煮沸 1 小时,取出待冷,即可使用。

【用法用量】口服,每次 20 毫升,每日 3 次。

【功效主治】具有清热凉血、养阴生津的功效。主治鼻出血。

【药方来源】引自《千金要方》。

莱菔子酒

【处　　方】莱菔子 100 克,白酒 150 毫升。

【配　　制】莱菔子研末,置容器中,加酒煎沸,去渣留液。

【用法用量】口服,每次 10～20 毫升,每日睡前服 1 次。

【功效主治】具有止血的功效。主治口、鼻、耳部出血,或单纯鼻出血。

【药方来源】引自《民间百病良方》。

莱菔酒 ·····················

【处　　方】莱菔子 750 克,黄酒 250 毫升。

【配　　制】取莱菔切细末,酒入瓷器煎沸,再下莱菔,煎至酒味无时,去渣取药液备用。

【用法用量】口服,1 次服完。

【功效主治】具有清热下气止血的功效。主治鼻出血。

【药方来源】引自《普济方》。

（五）喉　痹

喉痹是指因外邪侵袭、壅遏肺系、邪滞于咽,或脏腑虚损、咽喉失养,或虚火上灼所致的以咽部红肿疼痛,或干燥、异物感、咽痒不适等为主要临床表现的咽部疾病。喉痹有时可伴有发热、疼痛、咳嗽等症状。

野樱桃酒 ·····················

【处　　方】野樱桃根 30 克,黄酒 500 毫升。

【配　　制】取野樱桃树根去土洗净,切段,入黄酒煎煮,煎取 250 毫升,去渣备用。

【用法用量】口服,每次 30 毫升,每日 3 次。

【功效主治】具有调气活血的功效。主治咽喉疼痛(慢性咽炎)等。

【药方来源】引自《本草纲目》。

丹砂酒方 ·················· ✿

【处　　方】丹砂 3 克,肉桂(去粗皮)、绛矾各 3 克,白酒 150 毫升。

【配　　制】将上 3 味药共研细,用白布包上,扎紧口,入广口瓶中,注酒浸 15 日,取上清药液备用。

【用法用量】口服,每次 10 毫升,每日 2 次,含服。

【功效主治】具有清热解毒、止痛的功效。主治急性喉痹(咽喉疼痛)。

【药方来源】引自《圣济总录》。

(六)声音嘶哑

声音嘶哑又称声嘶,是喉部(特别是声带)病变的主要症状,多由喉部病变所致,也可因全身性疾病所引起。声嘶的程度因病变的轻重而异,轻者仅见音调变低、变粗,重者发声嘶哑甚至只能发出耳语声或失音。

柏子仁酒 ·················· ✿

【处　　方】柏子仁(生研)、鸡矢白(炒)各 50 克,生姜 25 克,白酒 1 000 毫升。

【配　　制】将前 3 味药捣细筛,共炒至令焦色,趁热投入白酒中,候凉去渣备用。

【功效主治】具有祛风解毒、养血安神的功效。主治中风失声不语。

【用法用量】口服,每次空腹服 5～10 毫升,每日早、晚各1次。

【药方来源】引自《圣济总录》。

西洋参酒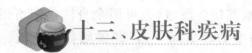

【处　　方】西洋参60克,白酒1000毫升。

【配　　制】将上药切碎,置容器中,加入白酒,密封浸泡,每日振摇1次,14日后即可取用。酒尽添酒,味薄即止。

【用法用量】口服,每次15毫升,每日2次。

【功效主治】具有益气养阴、生津止渴的功效。主治少气口干、疲乏无力、声音嘶哑、肺虚久咳、咯血等。

【药方来源】引自《药酒汇编》。

十三、皮肤科疾病

（一）疖

　　疖是由于金黄色葡萄球菌自毛囊或汗腺侵入所引起的单个毛囊及其所属皮脂腺急性化脓性感染,炎症常扩展到皮下组织。多个疖同时或反复发生在身体各部,称为疖病。局部皮肤擦伤,不清洁,常受摩擦和刺激,都可导致疖的发生。任何季节都可能发病,夏季更多见。常见于营养不良的小儿或糖尿病患者。

中医治疗疖病通常采用清暑化湿，泻火解毒或益气托里的原则。本篇选编部分治疗疖的药酒，具有清暑泻火、化湿解毒、消肿止痛、祛风活血的功效，患者可临证选用。

冰片大黄酊

【处　　方】冰片、生大黄各10克，75％医用乙醇100毫升。

【配　　制】将上述前2味药分别捣碎，置于容器中，加入乙醇，浸泡2小时后，即可使用。

【用法用量】外用，先用肥皂洗净患处，再用温水洗净肥皂液，然后用消毒棉签蘸药液外涂擦患处，每日擦1～2次。切忌口服。

【功效主治】具有清热解毒、散郁止痛的功效。用于治疗暑疖。

【药方来源】引自《四川中医》。

刺针草酒

【处　　方】鬼箭羽100克，白酒500毫升。

【配　　制】将上述药材洗净，切碎，装入布袋，置于容器中，加入白酒，密封浸泡3～7日，过滤去渣后，即可使用。

【用法用量】外用，每次用棉签蘸取药酒外擦患处，日涂擦2～3次。

【功效主治】具有清热解毒、祛风活血的功效。用于治疗疖肿等症。

【药方来源】引自《民间百病良方》。

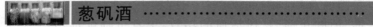 葱矾酒

【处　　方】葱白 7 根,白矾 9 克,白酒适量。

【配　　制】将上述前 2 味中药去除杂质,葱白洗净,切碎,一同捣烂如泥,分作 7 份备用。

【用法用量】口服,每服 1 份,用热白酒 10～15 毫升送服,盖棉被使出汗。另取葱白 3 根,煎汤服下催汗,待出透汗后,停 1～2 小时揭去棉被。如不发汗,再服 1 份。

【功效主治】具有通阳、解毒的功效。用于治疗一切疔毒走黄、恶疮初起,无不神效。

【药方来源】引自《绛囊撮要》。

 甘草升麻酒

【处　　方】炙甘草、升麻、沉香末各 20 克,麝香(代)0.6 克,淡豆豉 35 克,白酒 5 000 毫升。

【配　　制】将上述前 5 味药(除麝香外)共捣为细末,过筛与麝香拌匀,加入白酒中,煎至八分,过滤去渣后,即可使用。

【用法用量】口服,每次空腹服用 10～15 毫升,每日早、晚各 1 次,药渣热敷肿处。

【功效主治】具有消肿止痛的功效。用于治疗头上肿毒、刺痛难忍之。

【药方来源】引自《圣济总录》。

瓜蒌甘草酒

【处　　方】瓜蒌1枚，甘草12克，白酒适量。

【配　　制】将瓜蒌、甘草研成细粉，加入酒、水中，上火煎沸3～5次，过滤去渣后，即可使用。

【用法用量】睡前温服，每次15毫升，日服1次。

【功效主治】具有消肿化瘀的功效。用于治疗疖肿多日不消者。

【药方来源】引自《圣济总录》。

石榴酒

【处　　方】酸石榴、甜石榴（连皮带子鲜品）各7枚，党参、苦参、牡丹皮、赤芍、知母、天花粉各30克，黄酒2 500毫升。

【配　　制】将上述前8味药去除杂质，用凉开水快速淘洗，沥干捣碎，装入布袋，扎紧袋口，放入小口瓷坛内，注入黄酒浸泡，密封瓶口，每日摇晃3～5次，15日后启封，过滤去渣，即可使用。

【用法用量】每次30毫升，日服3次，饭前空腹温服，以愈为度。

【功效主治】具有养阴清热、凉血解毒的功效。用于治疗红肿热痛之疖肿。

【药方来源】引自《中华养生药膳大典》。

野菊花叶酒 ·························· ✳

【处　　方】野菊花叶1 000克,果酒适量。

【配　　制】将上述药材洗净,捣烂绞汁,混合调匀后,即可使用。

【用法用量】口服,每次用药汁30毫升,兑入果酒30毫升中,搅匀服之,日服2次,药渣外敷患处。

【功效主治】具有清火解毒、通经活络的功效。用于治疗疮疖肿毒。

【药方来源】引自《民间百病良方》。

（二）痈

痈是多个相邻毛囊及其所属皮脂腺或汗腺的急性化脓性感染。多见于身体虚弱或患糖尿病的成年人,好发于皮肤韧厚的颈项、背部,有时也见于上唇或腹壁。

临床早期呈现大片稍微隆起的紫红色炎症浸润区,坚韧、水肿,与正常组织界限不清,随后中央皮肤坏死,形成粟粒状脓栓,破溃后呈蜂窝状,中心部塌陷,形成像"火山口"样溃疡,溢出脓血样分泌物。常伴有畏寒,发热,头痛,食欲不振。临床血常规检验显示白细胞总数及中性粒细胞增加,预防本病要注意皮肤卫生,增加抵抗力,及时治疗疖肿等。

中医称本病为痈、有头疽。由于发病部位的不同而有许多名称,如脑疽、颈痈、背疽或发背、腋痈、脐痈等。痈疽之生于脊背部位的,统称为发背。中医辨证治疗将其分为初期、成脓期、收口期。通常采用和营托毒、清热利湿、调补气血的原则。本篇选编部分为具有清热解毒、消肿止痛和生肌收敛功效的药酒,供患者临证选用。

白胡椒酒膏

【处　　方】白胡椒 10 克,白酒 100 毫升。

【配　　制】将白胡椒研为极细末,用少许麦粉拌匀,再加入适量白酒,调成糊状备用。

【用法用量】外用,用酒糊敷于患处,用洁净纱布包扎固定,每日 1 次。

【功效主治】具有活血散瘀、消肿止痛的功效。用于治疗无名肿毒、痈疽、淋巴结炎,急性扭伤。

【药方来源】引自《无名肿毒、痈疽验方》。

常春藤酒

【处　　方】鲜常春藤 1 500 克,黄酒 1 500 毫升。

【配　　制】将鲜常春藤用凉开水快速淘洗,滤去水液,切碎,绞取汁液,与黄酒混合调匀,用文火煮沸 5 分钟后,即可服用。

【用法用量】口服,每次 30～50 毫升,日服 2 次。

【功效主治】具有祛风利湿、解毒消肿的功效。用于治疗痈疖肿毒、湿疹、荨麻疹、妇人经闭、跌打损伤、风湿痹痛等症。

【药方来源】引自《本草拾遗》。

大豆酒 ························· ❋

【处　　方】黑大豆、蓖麻仁各 500 克,乌梢蛇 200 克,黄酒 3 000 毫升。

【配　　制】将上述前 3 味药去除杂质,用凉开水快速淘洗,沥干掺合均匀,上笼蒸至将熟,然后趁热将黄酒淋于药上,滤下的酒液再淋再滤,反复七八遍后,即可使用。

【用法用量】饭前空腹温服,每次 30～50 毫升,日服 3 次。

【功效主治】具有清热解毒的功效。用于治疗风热毒疮,红肿热痛难忍。

【药方来源】引自《圣济总录》。

 凤尾草酒 ························· ❋

【处　　方】凤尾草 150 克,生甘草 4 克,黄酒 2 500 毫升。

【配　　制】将上述前 2 味药去除杂质,凉开水快速洗净,慢火焙干,捣成碎末,先用黄酒 1 000 毫升小火煮沸 30 分钟,再以冷黄酒 1 500 毫升混合后,即可使用。

【用法用量】口服,每次 30 毫升,日服 3 次。

【功效主治】具有清热利湿、凉血解毒的功效。用于治疗五毒发背。

【药方来源】引自《中药大辞典》。

海桐皮酒(三)

【处　　方】海桐皮、五加皮、独活、防风、全蝎、杜仲、牛膝、薏苡仁、生地黄各 60 克,黄酒 4 500 毫升。

【配　　制】将上述前 9 味药去除杂质,用凉开水快速淘洗,沥去水液,晒干研成末,装入布袋,扎紧袋口,置于小口瓷坛内,注入黄酒浸泡,密封坛口;再将酒坛放入水中,使水淹没酒坛的 4/5,坛口露出水面,加热煮沸 4~6 小时,取下继续浸泡,每日摇晃 3~5 次,待 7 日后,过滤去渣,即可使用。

【用法用量】饭前空腹服用,每次 30 毫升,日服 2~3 次。

【功效主治】具有祛风、活血、解毒的功效。用于治疗风热毒疽,肿痛难忍。

【药方来源】引自《圣济总录》。

槐花酒(二)

【处　　方】鲜槐花 120 克,生甘草 30 克,米酒 500 毫升。

【配　　制】将鲜槐花去除杂质,放锅内炒至微黄,取出趁热与甘草一起放入米酒中,在砂锅内用文火煎煮约 30 分钟,过滤去渣后,即可使用。

【用法用量】口服,将上述药酒分成 3 份,饭前空腹温服,1 日内服完。

【功效主治】具有清热解毒、消肿止痛的功效。用于治疗发背、疔疮肿毒。

【药方来源】引自《万氏家抄方》。

 立效酒 ∙∙∙∙∙∙∙∙∙∙∙∙∙∙∙∙∙∙∙∙∙∙∙∙∙∙∙∙∙∙∙∙∙∙∙∙∙ ✲

【处　　方】皂角刺(炒赤)30 克,乳香(另研)、没药(另研)各 3 克,瓜蒌 9 克,甘草 5 克,黄酒 750 毫升。

【配　　制】将上述前 5 味药去除杂质,凉开水快速淘洗,沥去水液,晒干捣为末,以黄酒(加等量水)慢火煎取 500毫升即成。

【用法用量】口服,每次 50 毫升,日服 3 次。

【功效主治】具有解毒止痛的功效。用于治疗痈疽。

【药方来源】引自《外科精要》。

 柳树皮酒 ∙∙∙∙∙∙∙∙∙∙∙∙∙∙∙∙∙∙∙∙∙∙∙∙∙∙∙∙∙∙∙∙∙∙ ✲

【处　　方】柳树皮 100 克,白酒 200 毫升。

【配　　制】将柳树皮切碎,装入布袋,置于容器中,加入白酒,隔水煮沸,密封浸泡 1～3 日,过滤去渣后,即可使用。

【用法用量】外用,不受时间限制,每次用药酒热熨肿毒处。

【功效主治】具有清热解毒、消肿止痛的功效。用于治疗皮肤体表之无名肿毒,疮疡、痈疽。

【药方来源】引自《民间百病良方》。

 鹭鸶藤酒 ∙∙∙∙∙∙∙∙∙∙∙∙∙∙∙∙∙∙∙∙∙∙∙∙∙∙∙∙∙∙∙∙∙∙ ✲

【处　　方】鹭鸶藤(嫩苗叶)50 克,生甘草 30 克,黄酒

300 毫升。

【配　　制】将鹭鸶藤用木槌捶碎(不得犯铁器),甘草切碎,同置于砂锅内,加水 500 毫升,用文武火缓缓煎至减半,再加入黄酒,煎十数沸,过滤去渣后,即可使用。

【用法用量】口服,分 3 次服用,微温连进,一日一夜服尽。病势重者,一日连进数剂。此药酒可作补药,必然无虑伤脾,服至大小便畅通为度。

【功效主治】具有逐毒、消肿、止痛的功效。用于治疗痈疽初起。

【药方来源】引自《备急灸法》。

两皮酒

【处　　方】海桐皮、五加皮、独活、炒玉米、防风、全蝎(炒)、杜仲、牛膝各 30 克,生地黄 90 克,白酒 1 250 毫升。

【配　　制】将上述前 9 味药捣碎,装入布袋,置于容器中,加入白酒,密封浸泡 5～7 日,过滤去渣后,即可使用。

【用法用量】口服,每次饭前温服 10～20 毫升,日服2～3 次,甚者不拘时候服之,常令酒气相接为妙。

【功效主治】具有清热凉血、祛风除湿、消肿止痛的功效。用于治疗热毒风结成痈肿,痛不得安。

【药方来源】引自《证治准绳》。

蒲藤酒

【处　　方】忍冬藤 150～180 克,蒲公英 150 克,白酒 500 毫升。

【配　　制】将上述前 2 味药洗净,切碎,置于容器中,加入白酒和水 500 毫升,煎至减半,过滤去渣后,即可使用。

【用法用量】口服,不受时间限制,随量频频温服。外用,以药渣敷疮上,每日换药 1 次。

【功效主治】具有清热解毒的功效。用于治疗发背疮日久不愈。

【药方来源】引自《奇方类编》。

忍冬酒(一)

【处　　方】忍冬藤 150 克,生甘草 30 克,黄酒 300 毫升。

【配　　制】将上述前 2 味药加水 600 毫升,煎至减半,再加入黄酒煎十数沸,过滤去渣后,即可使用。

【用法用量】口服,每次 100 毫升,日服 2～3 次。外用,以药渣敷患处,每日换药 1 次。

【功效主治】具有清热解毒、消肿止痛的功效。用于治疗痈疽肿毒、发背、肺痈、肠痈及妇女乳痈初起。

【药方来源】引自《世医得效方》。

神仙一醉忍冬酒

【处　　方】忍冬藤、蒲公英各 30 克,制乳香、制没药、雄黄各 6 克,葱白 7 茎,白酒 500 毫升,蜂蜜 120 克。

【配　　制】将上述前 5 味药捣碎,置于容器中,加入白酒,密封隔水煮约 1 小时,再加入葱白、蜂蜜,再煮 7 分钟,候冷过滤去渣后,即可使用。

【用法用量】口服，每次温服 10～30 毫升，日服 2 次；或不拘时，随量温服，以微醉为度，盖被出汗即愈。

【功效主治】具有清热解毒、消肿止痛的功效。用于治疗疮疡肿痛不已。

【药方来源】引自《疡医大全》。

远志酒 ✿

【处　　方】远志 10 克，白酒 500 毫升。

【配　　制】将远志研成粉末，置于容器中，加入白酒，每天振摇 1 次，密封浸泡 7 日，过滤去渣后，即可使用。

【用法用量】口服，每次 10～20 毫升，日服 1 次。

【功效主治】具有安神益智、消肿止痛的功效。用于治疗一切痈疽、发背、疖毒。

【药方来源】引自《类编朱氏集验医方》。

阳春酒 ✿

【处　　方】人参、白术、熟地黄各 15 克，当归身、天冬、枸杞子各 9 克，柏子仁、远志各 7.5 克，白酒 2 500 毫升。

【配　　制】将上述前 8 味药捣碎，装入布袋，置于容器中，加入白酒，密封浸泡 10 日，过滤去渣后，即可使用。

【用法用量】口服，每次温服 10 毫升，日服 3 次。如夏季天气炎热易坏，不堪久服，将药分作 5 份，每次用白酒 500 毫升随便浸服亦效。如酒服用完，药尚有味，再添酒浸服之，待药淡无味，不必再浸用之。

【功效主治】扶正托毒。用于治疗脑疽，诸发已溃流脓腐尽时,脾胃虚弱,肌肉生迟;或气血化源不足,以致肉色淡白,不能收敛,宜服此药酒生长肌肉,强健脾胃,美悦颜色,滋润皮肤。凡大疮后服此酒,不唯却病,亦且延年。

【药方来源】引自明·陈实功《外科正宗》。

皂刺乳香酒

【处　　方】皂角刺 1 枚,乳香 1 块,白酒 100 毫升。

【配　　制】将皂角刺切成 10 余片,把乳香放入银器内炒令烟起,再放皂角刺同炒,候乳香缠在刺上,倒入白酒(醇酒),同煎令沸,过滤去渣后即可使用。

【用法用量】口服,1 次顿服之。未果再服。

【功效主治】具有搜风拔毒、消肿排脓的功效。用于治疗肿毒、疮毒、癣疮等症。

【药方来源】引自《圣济总录》。

（三）疗

疗又称为疗疮,是指发病迅速而且危险性较大的急性感染性疾病,多发生于颜面和手足等处。疗的范围很广,按照发病部位和性质不同,分为颜面疗疮、手足疗疮、红丝疗、烂疗、疫疗 5 种。多因肌肤不洁,铁木刺伤而妄施针挑挤压,以致火毒乘隙侵袭,邪热蕴结肌肤;或因恣食膏粱厚味和酗酒等,以致脏腑蕴热,毒从内发。若热毒内盛则流窜经络,内攻脏腑则属危证。

中医治疗疗疮通常以清热解毒、行气和血为主,本篇选编部分具有治疗疗疮肿痛功效的药酒,供患者临证选用。

荔枝酒(二)

【处　　方】荔枝肉5～10枚,黄酒50毫升。

【配　　制】取荔枝肉放入黄酒中浸泡半日,即可使用。

【用法用量】口服,上述药酒,1次服完,服酒同时食用荔枝肉。

【功效主治】具有生津、益血的功效。用于治疗疔肿、小儿痘疮、热毒内陷。

【药方来源】引自《本草纲目》。

马蹄草酒

【处　　方】马蹄草、大青叶、紫草各12克,白酒500毫升。

【配　　制】将上述前3味药洗净,细切捣烂,用酒渍5日,过滤去渣后,即可使用。

【用法用量】口服,每次10～15毫升,日服3次。

【功效主治】具有清热解毒、活血的功效。用于治疗疔疮。

【药方来源】引自《本草纲目》。

三黄酊

【处　　方】黄连、黄芩、黄柏、大黄、苦参各30克,70%乙醇1 000毫升。

【配　　制】将上述前5味药材取净品,切碎,浸泡于乙醇中(小儿用50%乙醇),在干净的大口玻璃瓶内,密封浸泡

48 小时后,便可使用。

【用法用量】外用,用消毒棉签蘸药液涂擦患处,日涂擦 2～4 次。

【功效主治】具有清热解毒、除湿止痒的功效。用于治疗外伤感染、疔、痈、接触性皮炎、虫咬性皮炎等。

【药方来源】经验方。

外用拔毒酊

【处　　方】大黄、黄连各 15 克,陈皮、甘草各 12 克,白酒 1 000 毫升。

【配　　制】将上述前 4 味药捣碎,置于容器中,加入白酒,密封浸泡 1 周后,即可取用。

【用法用量】外用,用药棉蘸取少许药酒,自红丝尖端顺离心方向擦疗疮患部,同时将蘸有药酒的药棉敷于疗疮上,每日擦敷 4～6 次。

【功效主治】具有清热解毒的功效。用于治疗急性淋巴管炎(疗疮)。

【药方来源】引自《千家妙方》。

五圣酒

【处　　方】大黄、甘草各 10 克,生姜、皂角刺、金银花各 20 克,瓜蒌 1 枚,白酒 1 000 毫升。

【配　　制】用酒煎药,煎至酒去一半后,过滤去渣,即可使用。

【用法用量】口服,每次 10～20 毫升,日服 2～4 次。

【功效主治】具有清热解毒、通经活络的功效。用于治疗疔疮肿毒、乳痈疼痛等症。

【药方来源】引自《赤水玄珠》。

山慈菇酒

【处　　方】山慈菇(连根)9克,苍耳草27克,白酒500毫升。

【配　　制】将上述前2味药去除杂质,凉开水快速淘洗,滤去水液,晒干,细切捣烂,装入布袋,置于瓷坛中,注入白酒,密封坛口,浸泡30日后,即可使用。

【用法用量】口服,每次10～20毫升,日服2次,

【功效主治】具有解毒消肿、散结化痰的功效。用于治疗痈疽、疔疮、恶疮及黄疸。该酒尚可用于治疗瘰疬结核,喉痹肿痛,毒蛇咬伤。

【药方来源】引自《中药大辞典》。

（四）疣

疣是一种发生在皮肤浅表的良性赘生物,因其皮损形态及部位不同而名称各异。如发生于手指、手背、头皮等处者,称千日疮、疣目、枯筋箭或瘊子;发于颜面、手背、前臂等处者,称扁瘊;发于胸背,皮损中央有脐窝的赘疣,称鼠乳;发于足跖部者,称跖疣;发于颈及眼睑,呈细软丝状突起者,称丝状疣或线瘊。疣多由风热毒邪搏于肌肤而生;或怒动肝火、肝旺血燥、筋气不荣、肌肤不润所致。本篇选编部分具有活血祛风、散结、去疣功效的药酒,供患者临证选用。

蝉肤白花酊

【处　　方】蝉蜕 3 克,地肤子、白鲜皮、白矾各 6 克,红花 1 克,75％乙醇 50 毫升。

【配　　制】将上述前 5 味药捣碎,置于容器中,加入 75％乙醇,密封浸泡 3 日,过滤去渣后,即可使用。

【用法用量】外用,取此药酒涂擦患处,每日涂擦 5～6 次,以愈为度。

【功效主治】具有活血祛风、抑菌去疣的功效。用于治疗扁平疣。

【药方来源】引自《新中医》。

复方苍耳酊

【处　　方】苍耳子、木贼各 20 克,当归 10 克,50％乙醇 250 毫升。

【配　　制】将上述药材粉碎,浸泡于乙醇中,夏、秋季节封口 1 周,冬、春季节封口 2 周,滤出药渣后,即可使用。

【用法用量】外用,先用温开水擦洗患部至发热,然后涂擦药液,每日 3～5 次,15 日为 1 个疗程。

【功效主治】具有活血祛风、除湿收敛的功效。用于治疗扁平疣。

【药方来源】经验方。

蜂胶酊

【处　　方】板蓝根、紫草各 60 克,新型蜂胶 15 克,

75％乙醇 300 毫升。

【配　　制】将板蓝根、紫草放入乙醇中浸泡，1 周后过滤取液，放入蜂胶，再密封浸泡 1 周，除去沉淀后，即可使用蜂胶酊。

【用法用量】外用，用药棉蘸取蜂胶酊反复擦洗患部 10 分钟，适当用力，以擦破出血为度，日擦洗 2 次。

【功效主治】具有清热解毒、凉血祛瘀的功效。用于治疗扁平疣。

【药方来源】引自《中国民间疗法》。

平疣酊

【处　　方】香附 100 克，乌贼 50 克，苍耳子 25 克，70％乙醇 700 毫升。

【配　　制】将上述药材去除杂质，研成细粉，置于干净的玻璃瓶内，倒入乙醇，密封浸泡约 15 日，过滤去渣后，即可使用。

【用法用量】外用，用棉签蘸取药液涂擦皮损部位，日涂擦 2～4 次，治疗 2 周为 1 个疗程。

【功效主治】具有行气活血、收涩去赘的功效。用于治疗扁平疣。

【药方来源】经验方。

消疣液

【处　　方】鲜土大黄 500 克，土槿皮 360 克，地肤子、海桐皮、蛇床子各 120 克，蛇蜕 12 克，高粱酒 5 000 毫升。

【配　　制】将上述前 6 味药材捣碎,置于容器中,加入高粱酒,密封浸泡 1 个月后,即可使用。

【用法用量】外用,取此药液涂擦疣表面 5 分钟,须稍用力擦之,每日涂擦数次,连续用药 3～4 周。

【功效主治】具有消炎、散结、去疣的功效。用于治疗寻常疣。

【药方来源】引自《浙江中医杂志》。

洗瘊酒 ••••••••••••••••••••••••••••••• ✿

【处　　方】苍耳子适量(约 30 克),75％乙醇 40～100毫升。

【配　　制】将上述药捣碎,置于容器中,加入 75％乙醇,密封浸泡 7 日,过滤去渣后,即可使用。

【用法用量】外用,涂擦患处,日涂擦 2～3 次。

【功效主治】具有软化的功效。用于治疗瘊,以手足背多者尤宜。

【药方来源】引自《浙江中医杂志》。

鸦胆子散酒 ••••••••••••••••••••••••••• ✿

【处　　方】鸦胆子 50 克,蛇床子、大黄、薏苡仁各 10克,75％乙醇 750 毫升。

【配　　制】将上述药去除杂质,研为末,装入干净的大口玻璃瓶内,用乙醇浸泡 1 周后,即可使用。

【用法用量】外用,用棉签蘸药液涂擦皮损部位,每天3～5 次,连续涂擦 7～14 日。

【功效主治】具有清热解毒、腐蚀赘疣的功效。用于治疗扁平疣。

【药方来源】引自《中医外治杂志》。

豌豆酊

【处　　方】豌豆 50 克,75％乙醇 100 毫升。

【配　　制】将豌豆粉碎,放入乙醇中,密封浸泡 48 小时后,过滤去渣,即可使用。

【用法用量】外用,将该药剂涂在疣体上,日涂 5～10 次,5～7 日疣体就会自行脱落,皮肤不留痕迹。

【功效主治】具有活血祛瘀、消毒去赘的功效。用于治疗扁平疣。

【药方来源】引自《河南中医》。

（五）皮　炎

皮炎是一种常见皮肤病,皮肤出现脱皮、剥落、变厚、变色,及碰触时会痒等现象。包括常见的夏季皮炎、隐翅虫皮炎、脂溢性皮炎、日光性皮炎、药物性皮炎、接触性皮炎、激素依赖性皮炎、神经性皮炎、稻田性皮炎等。表现为身体局部或全身出现红斑、丘疹、水疱、糜烂、渗液或粗糙肥厚脱屑等,伴瘙痒难忍,易反复发作。

中医学认为,此病主要以内因为主,由于心绪烦扰、七情内伤、内生心火而致。初起皮疹较红,瘙痒较剧,因心主血脉,心火亢盛,伏于营血,产生血热,血热生风,风盛则燥,属于血热风燥。病久,皮损肥厚,文理粗重,呈苔藓化者,此因久病伤血,风盛则燥,属于血虚风燥。

　　皮炎治疗后易复发,原因有用药不坚持,表面好转就停药,衣食住行、卫生不良等,但其主要原因是用药针对性不强,造成长期治标不治本。要彻底治愈必须认清发病机制,对症下药。本篇选编部分为具有消炎活血、祛风止痒功效的药酒,供患者临证选用。

倍矾酒

　　【处　　方】五倍子 250 克,白矾 60～120 克,白酒 1 000毫升。

　　【配　　制】将上述前 2 味药捣碎,置于容器中,加入白酒密封浸泡 7 日后,过滤去渣,即可使用。

　　【用法用量】外用,下水田劳动前,取此酒涂擦手足及小腿部皮肤。

　　【功效主治】具有收敛、止痒、防护的功效。用于防治稻田性皮炎。

　　【药方来源】引自《民间百病良方》。

斑蝥酊(一)

　　【处　　方】斑蝥、肉桂、细辛、白芷各 7.5 克,二甲亚砜 333 克,白酒 1 000 毫升。

　　【配　　制】将上述前 4 味药共研粗末,置于容器中,加入白酒和二甲亚砜,密封浸泡 2 日后,即可取用。

　　【用法用量】外用,取此酒涂擦患处,日涂擦 2～3 次。

　　【功效主治】具有破血散结、攻毒止痒的功效。用于治疗顽癣、神经性皮炎等。

【药方来源】引自《药酒汇编》。

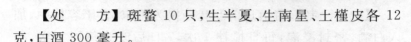 **斑蝥酊(二)** ························· ✤

【处　　方】斑蝥 10 只,生半夏、生南星、土槿皮各 12 克,白酒 300 毫升。

【配　　制】先用 200 毫升白酒浸泡上述药材 10 日,然后再加入余下的 100 毫升白酒,混合调匀后,即可使用。

【用法用量】外用,取浸液涂擦患处,日涂擦 4~6 次。

【功效主治】具有祛风止痒的功效。用于治疗神经性皮炎。

【药方来源】引自《虫类药的应用》。

丁薄酊 ································· ✤

【处　　方】公丁香 30 克,薄荷脑 5 克,75％乙醇 500 毫升。

【配　　制】将公丁香研碎,加入乙醇,密封浸泡 3 日,时常搅动,去渣留液,加入薄荷脑溶解后,即可使用。

【用法用量】外用,每次用胶布黏去患处刺入皮肤的毒毛,再涂擦药液,每日 1~2 次。

【功效主治】具有清热解毒、消炎止痛的功效。用于治疗毛虫皮炎,局部皮肤红肿,边界清楚,灼热刺痛,以及灰指甲,皮肤真菌感染。

【药方来源】引自《酒验方》。

复方蛇床子酒 .... ✿

【处　　方】蛇床子、苦参各 248 克,白矾、防风、白鲜皮各 124 克,白酒 4 000 毫升。

【配　　制】将上述前 5 味药捣为粗末,置于容器中,加入白酒,密封浸泡,每日搅拌 1 次,7 日后改为每周 1 次,浸泡 30 日后,取上清液,再将残渣压榨,压出滤液后,过滤去渣与上清液合并,静置澄清,过滤即可使用。

【用法用量】外用,取此酒涂擦患处,日涂擦 2～3 次。

【功效主治】具有祛湿止痒的功效。用于治疗神经性皮炎、皮肤瘙痒、慢性湿疹、扁平疣、汗疱疹等。

【药方来源】引自《中药制剂汇编》。

复方斑蝥酊 .... ✿

【处　　方】斑蝥、冰片各 6 克,花椒 12 克,徐长卿 15 克,大蒜头(去皮)2 个,45％乙醇 500 毫升。

【配　　制】将上述前 5 味药捣碎,置于容器中,加入乙醇,密封浸泡 7 日,过滤去渣后,即可使用。

【用法用量】外用,每次取此药酊涂擦患处,日涂擦 2～3 次。

【功效主治】具有凉血解毒、麻醉止痒的功效。用于治疗神经性皮炎。

【药方来源】引自《湖北卫生》。

红花酊

【处　　方】川红花、冰片、樟脑各 10 克,白酒(或 50%
乙醇)500 毫升。

【配　　制】将上述前 3 味药置于容器中,加入白酒,密
封浸泡 7 日后(每日振荡 1 次),过滤去渣,即可使用。

【用法用量】外用,每次取此药酊涂擦患处,日涂擦 3～
4 次。

【功效主治】具有活血、除湿、止痒的功效。用于治疗神
经性皮炎、皮肤瘙痒症、慢性皮炎、湿疹、结节性痒疹、酒渣
鼻等。

【药方来源】引自《浙江中医杂志》。

九里香药酒

【处　　方】九里香、一枝黄花、羊蹄草、半边莲、毛麝
香、漆大姑、了哥王、三桠苦、入地金牛、蛇总管各 25 克,60°
白酒 1 000 毫升。

【配　　制】将上述前 10 味药研成粉末,混匀,置于容
器中,加酒,密封浸泡 7 日,去渣留液,即可使用。

【用法用量】外用,以瘙痒、糜烂和渗液为主者,日用 3～
4 次,每次用药酒外擦患处;以肿痛为主者,日用 1 次,每次
药渣外敷患处。

【功效主治】具有消炎止痒的功效。用于治疗稻田性
皮炎。

【药方来源】引自《药酒汇编》。

苦参酊(一) ·································· ✿

【处　　方】苦参、徐长卿各 30 克,白降丹 0.5 克,麝香(代)0.2 克,95％乙醇 130 毫升。

【配　　制】先将上述前 2 味药材加入适量清水,煎 2 次,取 2 次汁液混合,再浓缩至 20～25 毫升,待凉后加入95％乙醇中,静置 48 小时后,滤出药液,再加白降丹、麝香拌匀,溶化后即可使用。

【用法用量】外用,用棉签蘸药液涂擦患处,日涂擦 2～3 次。

【功效主治】具有祛风清热、解毒止痒、活血散瘀、抗菌消炎的功效。用于治疗神经性皮炎。

【药方来源】引自《河南中医》。

苦参酊(二) ·································· ✿

【处　　方】苦参 310 克,百部、野菊花、凤眼草各 90 克,樟脑 125 克,75％乙醇(或白酒)5 000 毫升。

【配　　制】将上述前 4 味药捣碎,置于容器中,加入75％乙醇,密封浸泡 7 日,过滤去渣后留液,再加入樟脑(研粉),待溶化后,即可取用。

【用法用量】外用,取药酊涂擦皮损处,每日涂擦 1～2 次,以愈为度。

【功效主治】具有灭菌止痒的功效。用于治疗脂溢性皮炎、皮肤瘙痒、单纯糠疹、玫瑰糠疹等。

【药方来源】引自《朱永康临床经验集》。

皮炎灵

【处　　方】五虎丹 3 克,水杨酸 12 克,樟脑 6 克,甘油 40 克,25％乙醇 60 毫升。

【配　　制】将上述前 4 味药材分别投入 25％乙醇中,拌匀至完全溶解后,即可使用。

【用法用量】外用,取此酊涂擦患处,日涂擦 1 次。

【功效主治】具有消炎、解毒、止痒的功效。用于治疗神经性皮炎。

【药方来源】引自《湖南中医学院学报》(增刊)。

神经性皮炎药水

【处　　方】羊蹄根、生草乌、生天南星、生半夏、生川乌各 100 克,蟾酥、闹羊花、荜芨各 80 克,细辛 50 克,土槿皮酊 320 毫升,50％乙醇适量。

【配　　制】将上述前 10 味药各研为粗末,过 20 目筛,各取净粉和匀。先将土槿皮酊加水调至含醇量为 50％,与上述混合药粉搅匀湿润,加入 50％乙醇浸渍 48 小时后,按渗滤法,以每分钟 3 毫升速度进行渗滤,收集渗滤液 3 200 毫升,过滤去渣后,即可使用。

【用法用量】外用,每次用药棉蘸取此药水涂擦患处,日涂擦 2～3 次。

【功效主治】具有祛风、止痒、杀菌的功效。用于治疗神经性皮炎、顽癣、厚皮癣、牛皮癣及各种癣疮。

【药方来源】引自《中药制剂汇编》。

神经性皮炎药酊

【处　　方】羊蹄根 120 克,白鲜皮、土槿皮、枯矾各 30 克,斑蝥(去头足)12 克,75°乙醇 600 毫升。

【配　　制】将上述前 5 味药材捣为粗末,置于容器中,加入乙醇,密封浸泡 7 日,过滤去渣后,即可使用。

【用法用量】外用,每次取药酊涂擦患处,日涂擦 2～3 次。

【功效主治】具有燥湿、杀虫、止痒的功效。用于治疗神经性皮炎、癣疮、慢性湿疹等症。

【药方来源】引自《北京中医学院东直门医院协定处方》。

土苯酊

【处　　方】土槿皮 200 克,升汞 2 克,苯甲酸 120 克,甘油 200 克,水杨酸 60 克,95％乙醇适量。

【配　　制】将土槿皮碎为粗粉,置于容器中,加入乙醇 80 毫升,浸渍 3 日,滤取浸出液,残渣用力压榨,合并滤液,静置过夜,滤液即可使用;再将苯甲酸、水杨酸、升汞分别加入上述土槿皮浸出液中溶解之,加入甘油与上述混合,最后添至 1 000 毫升,即可使用。

【用法用量】外用,取药酊涂擦患处,每日 1～2 次。

【功效主治】具有抑菌消炎、解毒利湿的功效。用于治疗神经性皮炎。

【药方来源】引自《中药制剂汇编》。

五倍蛇床酒 ·······································

【处　　方】五倍子 15 克,蛇床子 30 克,韭菜子、白矾各 9 克,烧酒 120 毫升。

【配　　制】将上述前 4 味药共研粗末,置于玻璃瓶中,加入白酒,每天早、晚各摇动 1 次,密封浸泡 3 日,过滤去渣后,即可使用。

【用法用量】外用,每次用纱布蘸取药酒涂擦患部 10～20 分钟,每日早、中、晚各用 1 次。

【功效主治】具有消炎活血、祛风止痒的功效。用于治疗稻田性皮炎。

【药方来源】引自《百病中医熏洗熨擦疗法》。

五倍白矾酒 ·······································

【处　　方】五倍子 250 克,白矾 100～200 克,白酒 1 000毫升。

【配　　制】将上述前 2 味药置于容器中,加入白酒,密封浸泡 7 日,过滤去渣后,即可使用。

【用法用量】外用,下水田劳动前,取此药酒涂擦手足及小腿部皮肤。

【功效主治】具有收敛止痒的功效。用于治疗稻田性皮炎。

【药方来源】引自《民间百病良方》。

外擦药酒方

【处　　方】斑蝥 10 个,雄黄、硫磺、白及各 15 克,轻粉 6 克,75%乙醇 200 毫升。

【配　　制】将上述前 5 味药共研细末,置于容器中,加入乙醇,密封浸泡 7 日后,即可取用。

【用法用量】外用,每次取此药酒涂擦患处,日涂擦 3 次。

【功效主治】具有解毒祛风、杀虫止痒的功效。用于治疗神经性皮炎。

【药方来源】引自《王渭川临床经验选》。

樟冰酒

【处　　方】樟脑 3 克,冰片 10 克,95%乙醇 100 毫升。

【配　　制】将上述前 2 味药置于容器中,加入 95%乙醇,密封浸泡 2 日后,即可使用。

【用法用量】外用,涂患处,日涂擦 2～3 次。

【功效主治】具有消炎、止痛、止痒的功效。用于治疗皮炎。

【药方来源】引自《民间百病良方》。

（六）湿　疹

湿疹表现为身体局部或全身出现红斑、丘疹、水疱、糜烂、渗液或粗糙肥厚脱屑等,伴瘙痒难忍,易反复发作。

中医学认为,湿疹主要是与风、寒、湿、燥、火、虫毒、外伤,禀性不耐,营卫不和及脏腑功能失调,湿热瘀毒内积,外感六淫、气候变化、生活环境改变、内伤七情、过分劳累、精神紧张、情绪变化、内部病灶、代谢障碍、内分泌失调等有关。以心火脾湿为主,因心绪烦躁,心火内生致血热,又可因饮食失节或过食腥发之品,伤及脾胃,脾失健运,湿从风生,湿与热两邪相搏,上蒸下窜,充溢肌肤所致,其病变在表皮,但根在血液,又由于"湿"性重浊黏腻,所以本病反复发作。本篇选编部分具有清热、解毒、凉血、养血、祛风、健脾、除湿、杀虫、止痒等独特功效的药酒,供患者临证选用。

复方苦参酒

【处　　方】苦参、地肤子、白矾各 100 克,黄柏 50 克,95％乙醇、20％甲醛各 500 毫升。

【配　　制】将上述 4 味药去除杂质,捣碎,放入乙醇和甲醛的混合液中,密封浸泡在干净的玻璃瓶内,5 日后即可使用。

【用法用量】外用,使用前将药液倒在杯内烤热到 30℃左右,用棉签蘸药液涂擦患处,日涂擦 2 次。

【功效主治】具有燥湿解毒、杀虫止痒的功效。用于治疗慢性湿疹、湿疮,对细菌、真菌所致的皮肤疾病均有很好的疗效。

【药方来源】经验方。

甘草酒(一)

【处　　方】甘草 50 克,甘油 100 毫升,70％～75％乙

醇 100 毫升。

【配　　制】将甘草洗净,研为粗末,放入玻璃瓶中,加入乙醇,密封浸泡 36 小时,过滤去渣后,加入甘油,充分混合,装瓶即可使用。

【用法用量】外用,用棉球蘸药液涂擦患处,日涂 3 次,7～10 日为 1 个疗程。

【功效主治】具有调和气血、滋润皮肤的功效。用于治疗慢性湿疹、接触性皮炎、手足癣、掌跖角化病、经闭期角化病、皮脂缺乏、鱼鳞病等引起的手足脱皮、皲裂。

【药方来源】经验方。

苦参酒(一)

【处　　方】苦参 30 克,豨莶草 30 克,地肤子 15 克,白鲜皮 15 克,白矾 9 克,白酒 400～500 毫升。

【配　　制】将 5 味药研为粗末或切薄片,装入布袋,置于容器中,密封浸泡 10 日后,即可使用。

【用法用量】外用,每次取药酒涂擦患处,日涂擦 3 次。

【功能主治】具有清热燥湿、祛风止痒的功效。用于治疗阴囊、肛门湿疹、瘙痒难忍、妇女外阴瘙痒等症。

皮炎酊

【处　　方】川楝皮(鲜品)100 克,七叶一枝花、龙骨、炉甘石各 30 克,土茯苓、苦参、地肤子、虎杖各 25 克,黄连、黄芩、黄柏、生大黄、白鲜皮、花椒、地榆各 20 克,赤小豆、百药煎、刘寄奴、牡丹皮各 15 克,车前子、冰片各 10 克,75％乙醇 1 500 毫升。

【配　　制】将上述药选净品,粉为粗末,装入布袋中,扎紧袋口,置于乙醇中,密封浸泡 10 日,过滤去渣后,即可使用。

【用法用量】外用,用消毒棉球蘸取药液涂擦患处,擦药前先用生理盐水洗净患处,日涂擦 2 次。

【功效主治】具有清热解毒、除湿止痒的功效。用于治疗湿疹、接触性皮炎、带状疱疹、烧伤、阴囊湿疹、肛门湿疹等。

【药方来源】引自《四川中医》。

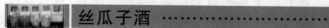 丝瓜子酒

【处　　方】丝瓜子 50 克,白酒 200 毫升。

【配　　制】将上述药材捣碎,置于容器中,加入白酒,密封浸泡 10 日后,即可使用。

【用法用量】口服,煎剂 1 次顿服,浸剂饮之微醉为度,盖被取汗。

【功效主治】具有清泻肝经湿热的功效。用于治疗阴囊湿疹、瘙痒难忍、破溃浸淫脂水。

【药方来源】引自《民间百病良方》。

土槿皮酒

【处　　方】土槿皮 30 克,白酒 100 毫升。

【配　　制】将土槿皮研为细末,置于容器中,加入白酒,密封浸泡 3～5 日后,即可使用。

【用法用量】外用，每次取药酒涂擦患处，日涂擦 2～3 次。

【功能主治】具有祛风、杀虫、止痒的功效。用于治疗阴囊湿疹。

【药方来源】引自《民间百病良方》。

一擦灵酒

【处　　方】青蒿 30 克，黄连、黄柏、大蒜、地肤子、蛇床子各 20 克，牡丹皮、生栀子、山豆根、百部、补骨脂、公丁香、白矾、冰片各 10 克，食醋 200 毫升，75％乙醇 800 毫升。

【配　　制】将上述药材去除杂质，粉为粗粒，放入食醋和乙醇的混合液中，密封浸泡 5 日以上，过滤药渣，挤压出余液，再过滤去渣后，即可使用。

【用法用量】外用，用药棉蘸药液涂擦患处，每日涂擦 2～4 次，5 日为 1 个疗程。

【功效主治】具有清热解毒、杀菌止痒、消肿化湿的功效。用于治疗湿疹、癣症、带状疱疹、脂溢性皮炎、过敏性皮炎、多发性毛囊炎、神经性皮炎、药物性皮炎、夏季皮炎等。

【药方来源】经验方。

（七）疮　疡

疮疡是各种致病因素侵袭人体后引起的一切体表化脓感染性疾病的总称，包括急性和慢性两大类，是中医外科疾病中最常见的一大类病症。

疮疡的致病因素有外感（外感六淫邪毒、感受特殊之毒、外来伤害等)和内伤(情志内伤、饮食不节、房室损伤等)两大类。外邪引起的疮疡,以"热毒""火毒"最为多见,如风寒暑湿等引起的疮疡。内伤引起的疮疡,大多因虚致病,且多属于慢性,如肾虚络空,易为风寒痰浊侵袭而成流痰;肺肾阴亏,虚火上炎,灼津为痰而成。此外,由于饮食不节,内伤脾胃,导致火毒内生而引起疮疡,虽然有时正气尚未虚衰,但较之单为外邪引起者多为严重,如消渴病合并疮疖、有头疽等。故疮疡的发生,普遍认为从外感受者轻,脏腑蕴毒从内而发者重。

中医治疗疮疡以清热解毒、和营行瘀、行气解表、温通理湿为主,兼以益气、养血、滋阴、助阳为辅。本篇选编部分具有治疗疮疡肿毒功效的药酒,供患者临证选用。

疮疡痛酒

【处　　方】忍冬藤及叶 60 克,黄芪 50 克,甘草 15 克,黄酒 150 毫升。

【配　　制】将上述 3 味药去除杂质,切碎与酒(加等量水)同放入罐内,闭口煮 5 小时左右,过滤去渣,即可使用。

【用法用量】口服,上述所得药酒 1 次服完。

【功效主治】具有清热解毒、活血止痛的功效。用于治疗疮疡痛甚者。

【药方来源】经验方。

大黄冰片酊

【处　　方】生大黄 100 克,黄连 50 克,赤头大蜈蚣 5

条,冰片 15 克,75％乙醇 500 毫升。

【配　　制】先将大黄、黄连切碎,用清水浸透,加入乙醇浸泡 2 周(冬季可延长至 3 周),每日振摇 1 次,到期过滤去渣;将蜈蚣研末投入药液中,浸泡 1 周后,再加入冰片,溶解后,即可使用。

【用法用量】外用,涂于患处。

【功效主治】具有清热解毒、消肿止痛的功效。用于治疗痈肿、疮疖初期,红肿热痛,硬结难消,皮肤红疹,赤痒热痛,搔破流血,虫蚊叮咬,痒痛难忍。轻者涂 1～2 次即可痊愈;重者需 1～2 日即可痊愈。也可用于外科手术伤口继发性硬结,红肿赤痒(翻瘢疮)等症。

【药方来源】经验方。

甘草酒(二)

【处　　方】甘草(炙)、升麻、沉香(挫)各 18 克,淡豆豉56 克,麝香(代、另研)18 克,黄酒 1 000 毫升。

【配　　制】将上述前 5 味药(除麝香外)粗捣过筛,装入纱布袋内,扎紧袋口,放黄酒中慢火煎至 500 毫升,待冷加入麝香,即可使用。

【用法用量】口服,每次 50 毫升,日服 2 次,早、晚饭前温服。

【功效主治】具有润肺解毒、调理气血的功效。用于治疗疮疡肿毒、头痛如刺等症。

【药方来源】引自《中国食疗大典》。

梅花忍冬黄芪酒 ·····················

【处　　方】忍冬藤 40 克,天花粉、葛根、绵黄芪(炒)、川芎、乌梅、苏木、甘草各 10 克,米酒 2 000 毫升。

【配　　制】将上述前 8 味药,去除杂质,凉开水快速淘洗,沥去水液,晒干为末,装入布袋,扎紧袋口,置于小口酒坛内,注入米酒,密封坛口,再将酒坛放入锅内,加水煮沸 4～6 小时,然后取出,埋入土中 3 日,以去火毒,挖出后,过滤去渣,即可使用。

【用法用量】口服,每次服用 30 毫升,日服 3 次。注意:痈疽疮疖初起、热毒识盛者,脓未成者禁服。

【功效主治】具有清热解毒、活血益气的功效。用于治疗疮病毒盛、脓成未溃者。

【药方来源】引自《外科精要》。

忍冬酒(二) ·····················

【处　　方】忍冬藤(生用)200 克,甘草 40 克,黄酒 1 000 毫升。

【配　　制】将 2 味药,用水 1 000 毫升煎至 500 毫升,入黄酒再煎 10 分钟,过滤去渣后,即可使用。

【用法用量】口服,每次 30～50 毫升,日服 3 次。

【功效主治】具有清热解毒的功效。用于治疗一切痈疽、疮疡。

【药方来源】引自《外科精要》。

忍冬藤酿酒 ·················

【处　　方】忍冬藤 1 500 克,糯米 10 000 克,酒曲适量。

【配　　制】将忍冬藤煮汁,糯米以清水 20 升浸泡 12 小时,捞出上笼蒸成熟米饭,然后与米泔水、忍冬藤煎液混合,待温度降至 30℃左右时,拌入酒曲调匀,置于瓷瓶中,密封瓶口,待 21 日后酒熟,开启封口,压去酒糟,滤取酒液,即可使用。

【用法用量】口服,每次 50～100 毫升,日服 1 次。

【功效主治】具有清热解毒、活血通络的功效。用于治疗痈肿、疮疡,诸虚百损,久服能轻身延年益寿。该酒亦可治疗肺脓疡,腮腺炎,风湿性关节炎等。

【药方来源】引自《本草纲目》。

松叶麻黄酒 ·················

【处　　方】松叶(细切)2 000 克,麻黄(去节)186 克,黄酒 15 000 毫升。

【配　　制】将 2 味药去除杂质,凉开水快速淘洗,沥去水液,晒干为末,装入布袋,扎紧袋口,置于小口酒坛内,注入黄酒,密封坛口,再将酒坛放入锅内,加水煮沸 6 小时,取出静置 5～7 日,过滤药渣后,即可使用。

【用法用量】口服,每次 50 毫升,日服 3 次。

【功效主治】具有祛风除湿、活血杀虫的功效。用于治疗大风恶疮。

【药方来源】引自《本草纲目》。

 雄黄酒 ●●●●●●●●●●●●●●●●●●●●●●●●●●● ✳

【处　　方】雄黄 5 克,75％乙醇 10 毫升。

【配　　制】将雄黄末用乙醇调成稀糊状备用。

【用法用量】外用,先用 75％乙醇消毒患处及周围皮肤,已经成脓疮者,剪破癍壁除去脓液,再用棉签蘸取药酒涂擦患处,然后覆盖消毒纱布,每日 1 次,直至痊愈。

【功效主治】具有清热解毒、排脓的功效。用于治疗脓疱疮。

【药方来源】引自《四川中医》。

 仙方活命药酒 ●●●●●●●●●●●●●●●●●●●● ✳

【处　　方】白芷、浙贝母、防风、赤芍、当归、甘草、皂角刺(炒)、穿山甲(炙)、天花粉、乳香、没药各 3 克,金银花、陈皮各 9 克,黄酒 1 000 毫升。

【配　　制】将 13 味药入砂锅中,用酒煎煮,待酒去一半后,过滤去渣,即可服用。

【用法用量】口服,尽量服用,以不醉为度,日服 2～3 次。

【功效主治】具有清热解毒、消肿溃坚、活血止痛的功效。用于治疗疮疡肿毒初起、局部红肿热痛,未成脓者服之即散,已成脓者服之即馈。

【药方来源】引自《妇人良方》。

（八）痤　疮

痤疮又名粉刺，是发生在毛囊皮脂腺的慢性皮肤病，表现为颜面、胸、背等处生长毛囊性丘疹，有的呈黑头粉刺样，有的呈灰白色小丘疹，顶部发生小脓瘢，用手指挤压，可见米粒样的白色脂肪排出；有的形成结节、脓肿、囊肿及瘢痕。多见于青年人。

中医治疗痤疮通常采用清热祛风、凉血利湿的原则。本篇选编部分为具有治疗痤疮功效的药酒，供患者临证选用。

复方甘草酊

【处　方】甘草 60 克，黄柏、连翘各 20 克，冰片 5 克，香桂适量，75％乙醇 600 毫升。

【配　制】将甘草、黄柏、连翘研成粗粉，用乙醇润湿 4 小时后渗漏成 500 毫升酊剂，再加入冰片、香桂后，即可使用。

【用法用量】外用，用时先将药液摇匀，每日 3 次擦患处。若痤疮带有黑头，可先在患处用乙醇棉球消毒，用三棱针挑破黑头，再挤出粉刺，使小米样或米粒样白色脂栓排除，再用药酊。

【功效主治】具有清热解毒、活血散结的功效。用于治疗痤疮。

【药方来源】引自《中医外治杂志》。

8 701 酒擦剂 ·························· ✳

【处　　方】赤石脂、密陀僧、硫磺、樟脑、天仙子、白果各 10 克，冰片 3 克，75％乙醇 300 毫升。

【配　　制】将上述药材取净品，研为细末，加入乙醇搅匀，在密闭的玻璃容器内浸泡 5 日，过滤去渣后，即可使用。

【用法用量】外用，用前先将药液充分摇匀，未见沉淀，再用棉签蘸药液外擦患处，每日早、晚各用 1 次，10 日为 1个疗程。

【功效主治】具有活血解毒、杀虫排脓的功效。用于治疗痤疮。

【药方来源】引自《湖南中医杂志》。

桃花酒(二) ···························· ✳

【处　　方】桃花 30 克，白酒 500 毫升。

【配　　制】将桃花洗净，沥干，放入白酒中浸泡 2 周后，即可使用。

【用法用量】口服，每次 10～20 毫升，日服 3 次。

【功效主治】具有清热解毒、活血消斑的功效。用于治疗痤疮（面部粉刺），黑斑。

【药方来源】经验方。

（九）冻　疮

冻疮是由于寒冷引起的局限性炎症损害。好发于手足、面颊、耳郭等末梢部位。皮损为瘙痒性局限性水肿性红斑,境界不清,可出现水疱、糜烂和溃疡。冻疮初起为局限性蚕豆至指甲盖大小紫红色肿块或硬结,边缘鲜红,中央青紫,触之冰冷,压之褪色,去压后恢复较慢,自觉局部有胀感、瘙痒,遇热后更甚,严重者可有水疱,破溃后形成溃疡、经久不愈。冻疮是由于受冻后人体血气不旺,贫血等原因造成血管瘀血,因为瘀血,所以有肿,因为瘀血,所以有痒,根治冻疮的唯一办法就是打通瘀血,别的办法都如隔鞋搔痒,只有瘀血打通了,肿才能消,痒才能止,冻疮才能根治。

中医学认为,本病的发生是由于患者阳气不足,外感寒湿之邪,使气血运行不畅,瘀血阻滞而发病。本篇选编部分具有温阳散寒、活血祛瘀功效的药酒,供患者临证选用。

当归红花酊

【处　　方】当归、红花、王不留行各 50 克,干姜、桂枝、干辣椒各 30 克,细辛、樟脑、冰片各 10 克,95％乙醇 750 毫升。

【配　　制】将上述药材去除杂质,放入干净的玻璃瓶中,倒入乙醇,密闭浸泡 1 周,过滤去渣后,即可使用。

【用法用量】外用,用棉签蘸药液涂擦患处,每日 3～5 次。

【功效主治】具有温经散寒、活血祛瘀的功效。用于治疗手、足面部冻疮未溃者。

【药方来源】引自《陕西中医杂志》。

冻疮酊

【处　　方】樟脑 20 克,辣椒 30 克,60％乙醇 100 毫升。

【配　　制】将 2 味药去除杂质,放入干净的玻璃瓶中,倒入乙醇,密封浸泡 7 日,即可使用。

【用法用量】外用,用棉签蘸取药液涂擦患处,每日 3～5 次。

【功效主治】具有活血化瘀、消肿散结的功效。用于治疗冻疮。

【药方来源】经验方。

冻疮药酒

【处　　方】红花、辣椒各 200 克,当归、生姜各 250 克,樟脑 10 克,60％乙醇 5 000 毫升。

【配　　制】将上述药材研成粗粉,加入乙醇,浸泡 7 日,过滤去渣后,最后将樟脑溶于滤液中即可使用。

【用法用量】外用,用棉签蘸药液涂擦患处,每日 3～5 次,并轻揉按摩。

【功效主治】具有温经散寒、活血化瘀的功效。用于治疗冻疮。

【药方来源】经验方。

复方樟脑酒

【处　　方】花椒 250 克,干辣椒 3 克,樟脑 10 克,甘油

2 毫升,95％乙醇 750 毫升。

【配　　制】将干辣椒切碎,与花椒同置于干净的玻璃瓶内,倒入乙醇浸泡,7 日滤出药酒,再加入樟脑、甘油,即可使用。

【用法用量】外用,用药前先用温热水浸泡患处,拭干,再用棉签蘸药酒涂擦,每日 5～7 次。

【功效主治】具有温经散寒、活血通络的功效。用于治疗冻疮。

【药方来源】引自《中西医结合杂志》。

桂苏酒

【处　　方】桂枝、苏木各 30 克,细辛、艾叶、当归、生姜、花椒各 20 克,辣椒 10 克,樟脑 10 克,75％乙醇 1 000 毫升。

【配　　制】将上述药材除去杂质,放入乙醇中,在干净玻璃瓶内,密闭浸泡 7 日后,即可使用。

【用法用量】外用,用棉球蘸取药液涂擦患处,日涂擦 3 次。

【功效主治】具有温经散寒、活血通络的功效。用于治疗冻疮。

【药方来源】引自《黑龙江中医药》。

桂樟酒擦剂

【处　　方】肉桂 15 克,白及、樟脑各 10 克,50％乙醇 150 毫升。

【配 制】将上述药材去除杂质,粉碎,放入乙醇中,在干净的玻璃瓶内密封浸泡 1 周后,即可使用。

【用法用量】外用,用棉签蘸取药液涂擦患处,日涂擦 7～10 次。

【功效主治】具有温经散寒、活血通络的功效。用于治疗冻疮。

【药方来源】引自《中医外治杂志》。

红脑酒

【处 方】红辣椒末 10 克,樟脑 2 克,白酒 100 毫升。

【配 制】将 2 味药放于大口玻璃瓶中,倒入白酒,密闭浸泡 1 周后,即可使用。

【用法用量】外用,用药棉蘸酒液涂擦患处,每日 3～5 次。

【功效主治】具有活血化瘀、温经散结的功效。用于治疗冻疮。

【药方来源】经验方。

茄酊

【处 方】茄子秆(干品)100 克,芫花、生姜、当归、花椒各 15 克,冰片 5 克,75％乙醇 1 000 毫升。

【配 制】将上述药材去除杂质;先将茄子秆切碎,与其他药物一并放入乙醇中,在密闭容器内浸泡 1 周后,以纱布过滤,装瓶备用。

【用法用量】外用,用温水将患部洗净擦干,再以药棉蘸取药液涂擦局部,每日3～5次。

【功效主治】具有活血化瘀、消肿止痛的功效。用于治疗冻疮。

【药方来源】经验方。

痒痛酊

【处　方】芫花100克,红花50克,细辛30克,75%乙醇1 500毫升。

【配　制】将上述药材取净品装入干净的玻璃瓶中,加入乙醇,密封浸泡2周后,取滤清液备用。

【用法用量】外用,用时直接将药液涂擦于冻疮结节处,若药干后半小时又有痒痛时,可重复用药,在保温的环境中,可使结节消散。

【功效主治】具有温通血脉、祛解散结的功效。用于治疗冻疮结节、痒痛难忍。

【药方来源】引自《中国民间疗法》。

芫花酊

【处　方】芫花6克,红花3克,75%乙醇100毫升。

【配　制】将上述药材去除杂质后,加入到乙醇中,在干净的玻璃瓶中密封浸泡1～2周后,过滤去渣后,装瓶备用。

【用法用量】外用,用棉签蘸药液外擦患处,日涂擦3～4次。

【功效主治】具有活血祛瘀、温经通络的功效。用于治疗冻疮。

【药方来源】引自《中医杂志》。

樱桃酒

【处　　方】樱桃（鲜品）100克，75％乙醇300毫升。

【配　　制】在采摘樱桃的季节，将新鲜的樱桃洗净沥干，放入乙醇中浸泡，在密封的玻璃器皿中保存至冬天使用。

【用法用量】外用，先将患处用温水洗净，再用药棉蘸药液涂擦患部，每日3次，每次5～10分钟。

【功效主治】具有活血化瘀、温经散寒的功效。用于治疗冻疮。

【药方来源】引自《简易良方》。

（十）疥 疮

疥疮是由于疥螨寄生于人体皮肤表层所引起的一种慢性接触性、传染性皮肤病。通过密切接触，包括性接触而传染。

感染疥疮后，首先出现的症状是皮肤刺痒，在刺痒部位同时出现小皮疹，小水疱或结痂等皮疹。疥疮一般痒的比较厉害，白天稍轻，夜晚加重。由于搔抓，会引发遍体搔痕，甚至血迹斑斑，感染疥疮一般需经20～30天的潜伏期才出现皮疹及瘙痒症状。疥疮初起皮疹多见于皮肤潮湿柔软处，如手指间、手腕部位等处，继之传播到身体其他部位，如肘、腰部、腋窝、腹部及阴部等处。本篇选编部分具有祛风、除湿、杀虫、止痒、滋阴清热等功效的药酒,供患者临证选用。

白花蛇酒(三)

【处　　方】大白花蛇 1 条,糯米 5 000 克,甜酒曲 150 克。

【配　　制】将大白花蛇杀死,用清水冲洗干净,捣烂后,将糯米淘洗干净,加水作成糯米饭,待糯米饭温度降至 30℃ 左右时,加入甜酒曲及白花蛇,搅拌均匀,置于瓷瓶内,密封发酵 21 日,酒熟压去药渣,滤取药酒,即可使用。

【用法用量】口服,每次空腹温服 50 毫升,日服 2 次,连服 15 日;儿童酌减。

【功效主治】具有祛风、除湿、杀虫、止痒的功效。用于治疗疥癣癫疮、风寒湿痹、中风不语、半身不遂、口眼喝斜、肌肉麻痹、破伤风、小儿惊风等症。

【药方来源】引自《本草纲目》。

百部酒(三)

【处　　方】百部 50 克,白酒 500 毫升。

【配　　制】将百部去除杂质,切碎,炒至焦黄,装入瓶中,用白酒浸泡,加盖密封,每日摇晃 3～5 次,7 日后即可使用。

【用法用量】口服,每次饭前空腹服用 10～15 毫升,日服 3 次。

【功效主治】具有滋阴清热、杀虫止痒的功效。用于治疗疥癣等皮肤病。

【药方来源】引自《普济方》。

龟甲酒 ••••••••••••••••••••••••••••••

【处　　方】龟甲(炙)50克,白酒750毫升。

【配　　制】将炙龟甲锉末,加入白酒,密封浸泡30日,过滤去渣后,即可使用。

【用法用量】口服,每次15毫升,日服2次。酒尽可再添酒浸之。

【功效主治】具有滋阴补肾、养血止血的功效。用于治疗疗癣死肌、肾阴不足、骨蒸劳热、盗汗、热病伤明、阴虚风动等。

【药方来源】引自《本草纲目》。

瓜蒌酒(二) ••••••••••••••••••••••••••

【处　　方】鲜瓜蒌1～2枚,白酒1 000毫升。

【配　　制】将熟鲜瓜蒌打碎,装入布袋,扎紧袋口,装入小口酒坛内,注入白酒,密封坛口浸泡30日,过滤去渣后,即可使用。

【用法用量】温服,每次10毫升,日服3次。

【功效主治】具有清肺化痰的功效。用于治疗风疮疥癫、胸闷胸痛。

【药方来源】引自《本草纲目》。

桂百擦剂 ••••••••••••••••••••••••••••

【处　　方】肉桂20克,百部15克,50%乙醇150

毫升。

【配　　制】将 2 药去除杂质,粉为粗粒,置入乙醇中,在干净的玻璃瓶内密闭浸泡 1 周后即可使用。

【用法用量】外用,用棉签蘸药水涂擦患处,每日涂擦 6～12 次。

【功效主治】具有祛风除湿、杀虫止痒的功效。用于治疗水疥。

【药方来源】引自《中医外治杂志》。

疥疮酊

【处　　方】苦参、白鲜皮、川楝子、萹蓄、蛇床子、石榴皮、藜芦各 10 克,百部 30 克,皂角刺、土大黄各 20 克,白烧酒 1 000 毫升。

【配　　制】将上述药材淘洗干净,晒干为末,装入纱布袋中,扎紧袋口,放入陶瓷罐中,倒入烧酒,密封浸泡 1 周,过滤去渣后,即可使用。

【用法用量】外用,每晚睡前用纱布块蘸取药酒擦洗全身皮肤,每日 1 次,连用 7～10 日。

【功效主治】具有清热解毒、杀虫止痒的功效。用于治疗疥疮。

【药方来源】经验方。

剪草酒

【处　　方】剪草 150 克(鲜品加倍),高粱白酒 3 000 毫升。

【配　　制】将剪草去除杂质,用凉开水快速淘洗,沥干切碎,置于瓶中,加入白酒浸泡,密封瓶口,每日摇晃3～次,10日后即可使用。

【用法用量】口服,早服10毫升,晚服20毫升,或根据各人酒量酌情增减。

【功效主治】具有祛风止痒、灭虱杀虫的功效。用于治疗疥癣、疮癞、杀灭虱虫。

【药方来源】引自《普济方》。

双黄百部酊

【处　　方】硫黄、雄黄各50克,百部100克,樟脑30克,密陀僧36克,蛇床子60克,冰片5克,95％乙醇750毫升。

【配　　制】将硫黄、雄黄、密陀僧捣碎,研为极细粉末,连同其他药放置于干净的玻璃瓶中,倒入乙醇,密封浸泡3日,用纱布过滤,过滤去渣后,取药液,即可使用。

【用法用量】外用,治疗前用热水洗澡,除去痂皮,取药液加温后外涂擦全身,有皮损处多擦几遍,每日早、晚各1次。

【功效主治】具有活血解毒、杀虫止痒的功效。用于治疗疥疮。

【药方来源】引自《中西医结合杂志》。

桑沥酒

【处　　方】桑沥(桑科植物桑树的枝条经烧灼后沥出的汁液)、白酒各500毫升。

【配　　制】将桑沥、白酒混合后煮沸1分钟,待冷即可使用。

【用法用量】口服,每次 15 毫升(加糖少许),日服 3 次。

【功效主治】具有祛风、活血、杀虫的功效。用于治疗破伤风、疥疮、眉发脱落。

【药方来源】引自《本草纲目》。

（十一）杨 梅 疮

杨梅疮是因感染梅毒而引致的一种全身性疾病。发病前,多见有全身性发热、头痛、骨节部位酸痛、咽干喉痛,并逐渐出现皮表病变。严重者,其毒侵及骨髓、关节、内脏,则统称之为杨梅结毒。中医治疗此病宜清血解毒。本篇选编部分具有清热、解毒、利湿功效的药酒,供患者临证选用。

 槐米酒 ··················

【处　　方】槐米(即槐花)100 克,清酒 200 毫升。

【配　　制】槐米拣净杂质,不必炒,研末,用清酒调和即成。

【用法用量】口服,每次 10 克,每日 2 次,用清酒 20 毫升送服。

【功效主治】具有清热解毒、活血化淤的功效。主治杨梅疮、棉花疮及下疳初感或毒盛经久难愈、乳腺癌硬如石。

【药方来源】引自《景岳全书》。

金蝉脱壳酒 ··················

【处　　方】大蛤蟆(去内脏)1 只,土茯苓 150 克,白酒

2 500 毫升。

【配　　制】将 2 药置于容器中,加入白酒,密封,重汤煮 40 分钟,香气出时取出,待凉过滤去渣,即可使用。

【用法用量】口服,次日酒凉服之,以醉为度。无论冬夏,盖被出汗为度,余存之酒,次日随量服之,酒尽疮愈。

【功效主治】具有清热、解毒、利湿的功效。用于治疗杨梅疮等。

【药方来源】引自《中国医学大辞典》。

解毒消疮酒

【处　　方】牛蒡根、川芎、羌活、五加皮、杜仲、甘草、地骨皮、薏苡仁各 30 克,海桐皮 60 克,生地黄 200 克,白酒 2 000 毫升。

【配　　制】将上述药材切碎,装入布袋,置于容器中,加入白酒,密封浸泡 10 日后,过滤去渣,即可使用。

【用法用量】口服,每次 10～15 毫升,日服 3 次。

【功效主治】具有祛风解毒、凉血活血的功效。用于治疗杨梅疮、风毒腰痛等。

【药方来源】引自《药酒汇编》。

（十二）荨麻疹

荨麻疹俗称风团,是一种常见的过敏性皮肤病。在接触过敏源的时候,会在身体不特定的部位,冒出一块块形状大小不一的红色斑块,这些产生斑块的部位,会发生瘙痒的情形,如果没有停止接触过敏源并加以治疗,出疹瘙痒的情形就会加剧,造成局部水肿性的损害。

中医学认为,荨麻疹主要是风、湿、热邪蕴于肌肤所致,或因血热又感外风而发病。急性荨麻疹的中药治疗以祛风、清热、祛湿为主;慢性荨麻疹,中医称其为"隐疹"和"风疹",反复发作可导致血虚,血虚生风,形成恶性循环,中医学认为"治风先治血,血行风自灭",因此治疗应加用养血滋阴的中药。本篇选编部分具有活血,祛风,止痒功效的药酒,供患者临证选用。

白茄根酒

【处　　方】白茄根 50 克(鲜品 100 克),60°白酒 50 毫升。

【配　　制】将白茄根洗净,切碎,置于容器中,加入白酒,密封浸泡 7 日,过滤去渣后,即可使用。

【用法用量】口服,每次 10～20 毫升,日服 2 次。

【功效主治】具有抗过敏的功效。用于治疗过敏性荨麻疹等。

【药方来源】引自《民间百病良方》。

百白马勃酒

【处　　方】百部 100 克,白鲜皮 25 克,白芥子 20 克,马勃 15 克,低度白酒 150 毫升。

【配　　制】将 4 味药装入布袋后,放在碗里,用开水浇透药包,再用煎开的白酒倒在药包碗中,泡 5 分钟,取药包涂擦患处。药包凉后可重复上述方法泡擦。

【用法用量】外用,取温热药包涂擦患处,每日涂擦 1～3 次。日间痒甚上午擦;夜间痒甚傍晚擦。

【功效主治】具有清热解毒、祛风泻火的功效。用于治疗荨麻疹。

【药方来源】引自《现代中医药》。

碧桃酒

【处　　方】鲜嫩桃叶 500 克,胆矾粉 0.6 克,薄荷水、冰片各 3 克,鲜鱼腥草 60 克,白酒 500 毫升。

【配　　制】将鱼腥草、桃叶洗净,切碎,加入胆矾粉,按渗滤法进行渗滤,收集渗滤液 1 000 毫升,溶入薄荷水、冰片,过滤去渣后,即可使用。

【用法用量】经常取此药酒涂擦患处,次数不限。

【功效主治】具有解毒、透疹、止痒的功效。用于治疗荨麻疹等。

【药方来源】引自《药酒汇编》。

蝉蜕糯米酒

【处　　方】蝉蜕 3 克,糯米酒 50 毫升。

【配　　制】将蝉蜕研成细末待用;糯米酒加入清水 250 毫升,煮沸,将 2 药混合搅匀后,即可使用。

【用法用量】口服,成人 1 次顿(温)服,小儿分 2 次服用。

【功效主治】具有疏风散热、透疹解痉的功效。用于治疗荨麻疹。

【药方来源】引自《民间百病良方》。

红花乌梅山楂酒

【处　　方】红花、乌梅、山楂各 100 克，米酒 3 000 毫升。

【配　　制】将前 3 味药去除杂质，用凉开水快速淘洗，沥干置于小口瓷坛内，注入米酒浸泡，密封坛口。再将酒坛放于铁锅内，加水煮沸 4～6 小时，使水淹没酒坛的 4/5，至坛口露出水面，取出，置于洁净处继续浸泡，每日摇晃 3～5 次，7 日后即可使用。

【用法用量】每次取药酒 50 毫升，加等量白开水和少许红糖，调味后服用，日服 2～3 次，病愈为度。

【功效主治】具有祛风活血的功效。用于治疗荨麻疹。

【药方来源】引自《中国食疗大典》。

复方大黄酒

【处　　方】大黄 1 000 克，防风 500 克，白酒 1 500 毫升。

【配　　制】将 2 药除去杂质，切碎，放入干净的玻璃瓶中，倒入白酒，密封浸泡 14 日，过滤去渣后，即可使用。

【用法用量】口服，每次 15 毫升，日服 3 次。

【功效主治】具有活血散风的功效。用于治疗荨麻疹。

【药方来源】引自《中国食疗大典》。

浮萍酒

【处　　方】鲜浮萍 100 克，95％乙醇 300 毫升。

【配　　制】将浮萍去除杂质,用清水冲洗干净,滤干并捣烂,置于玻璃瓶中,用酒稍浸泡,密封瓶口,每日摇晃 3～5 次,5～7 日后,过滤去渣,即可使用。

【用法用量】外用,用棉签蘸药酒涂擦患处,日涂擦 3～5 次。在外用擦涂药酒的同时,应配合其他内服药酒,内外夹攻,效果更佳。

【功效主治】具有透表止痒的功效。用于治疗风热隐疹、皮肤瘙痒难忍。

【药方来源】引自《中华养生药膳大典》。

风疹酒方

【处　　方】地肤子、蛇床子、白芷、百部各 10 克,白酒 300 毫升。

【配　　制】将上述 4 药淘洗干净,放入瓷瓶内,加入白酒,封闭浸泡 7 日,过滤去渣后,即可使用。

【用法用量】外用,取药酒涂擦患处,每日涂擦 3 次。

【功效主治】具有活血祛风、杀虫止痒的功效。用于治疗荨麻疹。

【药方来源】引自《验方集锦》。

枸橘酒

【处　　方】枸橘 60 克,白酒 600 毫升。

【配　　制】将枸橘切细,装入布袋,扎紧袋口,置于小口酒坛内,注入白酒,密封坛口,浸泡 30 日,过滤去渣后,即可使用。

【用法用量】口服,每次 15 毫升,日服 2 次。外用,发病初期以枸橘煎汤洗患处。

【功效主治】疏肝和胃,理气祛风活血。用于治疗荨麻疹瘙痒。

【药方来源】引自《本草纲目》。

蜜酒 ••••••••••••••••••••••••••••••••••••••• ✽

【处　　方】蜂蜜 100 毫升,白酒 150 毫升。

【配　　制】将白蜜与白酒装入玻璃瓶中,搅混均匀,加盖密封,即可使用。

【用法用量】口服,每次饭前服用 25 毫升,日服 3 次。

【功效主治】具有益脾和营、祛风止痒的功效。用于治疗隐疹、瘙痒不止。

【药方来源】引自《圣济总录》。

南通酊 ••••••••••••••••••••••••••••••••••••• ✽

【处　　方】南通蛇药片(中成药)4～5 片,白酒(或 75％乙醇)适量。

【配　　制】将上述药材研成细末,用白酒调成糊状备用。

【用法用量】外用,每次取此药酒涂擦于患处,日涂数次。若瘙痒剧烈,影响睡眠者,可加服苯海拉明。

【功效主治】具有解毒止痒的功效。用于治疗皮疹性荨麻疹。

【药方来源】引自《百病中医熏洗熨擦疗法》。

石楠叶酒 ·······················

【处　　方】石楠叶 90 克,白酒 750 毫升。

【配　　制】将石楠叶去除杂质,用凉开水快速淘洗,沥净水分,晒干为末,装入布袋,置于玻璃瓶内,用白酒浸泡,密封瓶口,每日摇晃 3～5 次,7 日后即可使用。

【用法用量】口服,每次饭前空腹服用 10～15 毫升,日服 3 次。

【功效主治】具有祛风、解肌、止痒的功效。用于治疗风疹、瘾疹,经久不解者。

【药方来源】引自《圣济总录》。

 石楠夫子酒 ·······················

【处　　方】石楠叶、地肤子、当归、独活各 50 克,白酒适量。

【配　　制】将上述前 4 味药材共研为粗末备用。

【功效主治】具有活血祛风、解毒透疹的功效。用于治疗风毒隐疹。

【用法用量】口服,每次取药末 5～6 克,加入白酒,煎数沸,空腹温服,日服 3 次。

【药方来源】引自《百病中医药酒疗法》。

 沙蜜酒 ·······················

【处　　方】沙蜜 1 000 毫升,糯米 2 500 克,干曲(研细)300 克。

【配　　制】将糯米淘洗干净,加水在锅内做成稀饭,待温度降至 30℃左右时,加入沙蜜、干曲,调和均匀,置于小口瓷坛内,用粗草纸将坛口封严,发酵酿酒 21 日,酒熟压去糟粕,滤取药酒,即可使用。

【用法用量】口服,饭前空腹温服,每次服用 50～100 毫升,日服 3 次。

【功效主治】具有祛风、健脾、和营、止痒的功效。用于治疗风疹、风癣等。

【药方来源】引自《本草纲目》。

松叶酒(二)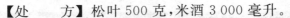

【处　　方】松叶 500 克,米酒 3 000 毫升。

【配　　制】将松叶去除杂质,用凉开水快速淘洗,沥干,切碎与米酒同在砂锅中煮,取药酒 1 500 升,瓶装备用。

【用法用量】口服,上述所得药酒,在 24 小时(1 昼夜)内服完。

【功效主治】具有祛风、除湿、止痒的功效。用于治疗风瘙隐疹,多年久治不愈者。

【药方来源】引自《圣济总录》。

桃叶酊

【处　　方】青嫩碧桃叶(蔷薇科植物桃的叶子)500 克,95％乙醇 1 500 毫升。

【配　　制】将碧桃叶洗净,沥干,切碎,置于干净的玻璃瓶中,倒入乙醇,密闭浸泡 5 日,过滤去渣后,装瓶备用即可。

【用法用量】外用,用棉球蘸浸酒液涂擦患处,每日 3 次,连涂 3 日为 1 个疗程。

【功效主治】具有疏风、清热的功效。用于治疗慢性荨麻疹。

【药方来源】引自《简易良方》。

养血祛风酒

【处　　方】当归 60 克,川白芍 10 克,石棉叶、地肤子、独活各 30 克,白酒 1 500 毫升。

【配　　制】将上 5 药去除杂质,用凉开水快速淘洗,沥净水分,晒干为末,用白酒煮沸后,即可使用。

【用法用量】口服,饭前空腹服用,每次取药末 9 克,白酒 20 毫升,混合均匀,加热煮沸,待温,连药末一起服下,日服 2 次。

【功效主治】具有养血、祛风、止痒的功效。用于治疗风毒瘾疹。

【药方来源】引自《中华养生药膳大典》。

芝麻酒

【处　　方】黑芝麻 30 克,白糖 10 克,黄酒 60 毫升。

【配　　制】将黑芝麻去除杂质,用凉开水快速淘洗,沥净水分,晒干炒至焦香,研成细末,与黄酒同入碗内,搅成糊状,放锅内隔水蒸,水沸 20 分钟后,加入白糖调味即成。

【用法用量】口服,将上述所得药酒,早晨空腹 1 次服完,日服 1 次,连续服用 3～5 日。

【功效主治】具有补益肝肾、祛风止痒、润肠通便的功效。用于治疗因外感风邪或血虚生风所致的荨麻疹。亦可用来治疗因肾虚所致的须发早白和老年性便秘。

【药方来源】引自《中华养生药膳大典》。

枳壳秦艽酒（一）

【处　　方】枳壳90克，秦艽、独活、肉苁蓉各120克，丹参、蒴藋各150克，松叶250克，白酒2000毫升。

【配　　制】将上述前7味药捣碎，装入布袋，置于容器中，加入白酒，密封浸泡7日，过滤去渣后，即可使用。

【用法用量】口服，每次10～15毫升，日服3次。

【功效主治】具有活血、祛风、止痒的功效。用于治疗风毒瘾疹、奇痒难忍、痒如虫行。

【药方来源】引自《普济方》。

（十三）痱　子

痱子又称"热痱""红色粟粒疹"，是由于在高温闷热环境下，出汗过多，汗液蒸发不畅，导致汗管堵塞、汗管破裂，汗液外渗入周围组织而引起。主要表现为小丘疹、小水疱。好发于夏季，多见于排汗调节功能较差的儿童和长期卧床病人。由于瘙痒而过度搔抓可继发感染，发生毛囊炎、疖或脓肿。

中医学认为，痱子的出现主要是由于湿郁皮肤腠理、热蕴肌肤及肌腠不得发泄而引起的，所以中医治疗痱子从病因入手，注意内在调节。本篇选编部分具有消炎解毒、燥湿止痒功效的药酒，供患者临证选用。

地龙酊

【处　　方】鲜地龙 30 克,生茶叶 10 克,75％乙醇 200 毫升。

【配　　制】将 2 药置于容器中,加入乙醇,密封浸泡 3～5 日后,过滤去渣,即可使用。

【用法用量】外用,每次取此药酊少许倒入手心,揉擦患处,每日 3～4 次。

【功效主治】具有消炎解毒、祛风通络的功效。用于治疗痱子。

【药方来源】引自《辽宁中医杂志》。

二黄冰片酒

【处　　方】生大黄 6 克,黄连 5 克,冰片 4 克,60°白酒 150 毫升。

【配　　制】将前 2 味药捣碎,与冰片一同置于容器中,加入白酒,密封浸泡 5～7 日后,即可使用。

【用法用量】外用,用棉蘸取药酒涂擦患处,日涂擦 3～5 次。

【功效主治】具有消炎止痒的功效。用于治疗痱子、疮疖等。

【药方来源】引自《药酒汇编》。

参冰三黄酊

【处　　方】苦参、生大黄各 20 克,冰片、雄黄、黄连各

10 克,75％乙醇 300 毫升。

【配　制】将上述前 5 味药(除冰片外)捣碎,置于容器中,加入 75％乙醇,密封浸泡 2～3 日后,加入冰片,溶化后即可使用。

【用法用量】外用,用棉蘸取酒涂擦患处,日涂擦 3～4 次。

【功效主治】具有消炎、止痒的功效。用于治疗痱子。

【药方来源】引自《四川中医》。

(十四) 脚　气

脚气病是由于缺乏维生素 B_1 而引起的一种以消化、循环和神经系统为主要表现的全身性疾病,又称维生素 B_1 缺乏病。消化系统症状以胃纳差、便秘为主,病情发展后可出现肠蠕动减慢和腹胀。循环系统表现包括心脏肥大和扩张(尤其是右心室)、心动过速,以及腿部水肿。轻度脚气病时,神经系统仅表现为疲乏、记忆力减退、失眠等,严重时可出现中枢和周围神经炎症状,引起精神错乱、眼肌麻痹,甚至昏迷。有些患者还会出现两侧对称性的脚趾感觉异常、足部灼痛、腓肠肌痉挛、触痛、蹲坐位起立困难等。随着病情加重,可出现典型的心血管系统与神经系统症状。

本病主要因为水寒和湿热之邪侵袭下肢,流溢皮肉筋脉;或饮食失节,损伤脾胃,湿热流注足胫;或因病后体质虚弱,气血亏耗,经脉、经筋失于涵养所致。如湿毒上攻,心神受扰则心悸而烦,循经窜犯肺胃则喘满呕恶。

中医治疗脚气病通常采用养阴、温阳、解毒、舒筋的原则,本篇选编部分具有祛风湿及补肝肾等功效的药酒,供患者临证选用。

白杨皮酒(二)

【处　　方】白杨根皮(杨柳科植物山杨的根皮,离地1米深者)1 000克,黄酒3 000毫升。

【配　　制】将白杨根皮去净泥土及须根,切碎,与黄酒同放瓷坛中浸泡,密封坛口;再将酒坛置水中,慢火煮沸4～6小时,取出继续浸泡,夏季7日,春秋10日,冬季14日,启封滤取药酒,瓶装备用。

【用法用量】温服,每次20～30毫升,日服3次。

【功效主治】具有舒筋、解毒的功效。用于治疗风毒脚气、手足拘挛。

【药方来源】引自《普济方》。

侧子酒

【处　　方】侧子、独活、黑豆各20克,薏苡仁30克,石斛、秦艽、当归、丹参、白术、威灵仙、紫苏各10克,淫羊藿、防风、赤茯苓、汉防己、黄芩、花椒、川芎、桂心、细辛各3克,黄酒2 000毫升。

【配　　制】将前20味药去除杂质,黑豆炒至焦香,侧子炮制去皮脐,花椒去椒目,然后与其余药物共为粗末,装入布袋,置于小口瓷坛内,注入黄酒,密封坛口,再将酒坛置入水中,用慢火煮沸3～4小时,取下,继续浸泡3～5日,即可使用。

【用法用量】饭前温服,每次 30 毫升,日服 3 次。

【功效主治】祛风除湿,活血通络。用于治疗脚气,缓弱无力,脚痛不能行走。

【药方来源】引自《太平圣惠方》。

 豉酒 ●●●●●●●●●●●●●●●●●●●●●●●●●●●● ✽

【处　　方】淡豆豉 1 000 克,黄酒 3 000 毫升。

【配　　制】将淡豆豉去除杂质,放入小口瓷坛内,注入黄酒浸泡,每日摇晃 1 次,7 日后即可服用。

【用法用量】口服,每次 30 毫升,日服 3 次。

【功效主治】具有祛风解毒、清心除烦的功效。用于治疗风毒脚气、风湿痹证、心神烦闷等症。此药酒还可用于治疗外感风寒引起的头痛发热、胸中烦闷。

【药方来源】引自《圣济总录》。

 独活酒(五) ●●●●●●●●●●●●●●●●●●●● ✽

【处　　方】独活 120 克,附子 50 克,黄酒 2 000 毫升。

【配　　制】将 2 药去除杂质,附子炮制去皮脐,共为粗末,装入布袋,放入瓷坛中,用黄酒浸泡,密封坛口;再将酒坛放入水中用慢火煮沸 4～6 小时,取出继续浸泡 3～5 日,即可使用。

【用法用量】口服,每次 20～30 毫升,日服 3 次。

【功效主治】具有补肝肾、祛风湿的功效。用于治疗脚气久虚、痹证、慢性风湿性关节炎等。

【药方来源】引自《圣济总录》。

火麻仁酒

【处　　方】火麻仁100克,黄酒1 500毫升。

【配　　制】将特火麻仁去除杂质,研成粗末,装入布袋,放入小口瓷坛中,注入黄酒浸泡,密封坛口;再将酒坛放入水中,用慢火煮沸4～6小时,取出,静置浸泡3～5日,即可使用。

【用法用量】饭前空腹温服,每次30毫升,日服3次。

【功效主治】具有健脾祛湿的功效。用于治疗脚气肿满、小腹肌肤不仁、胸闷等症。

【药方来源】引自《太平圣惠方》。

附子酒(二)

【处　　方】附子、独活各30克,黄酒1 500毫升。

【配　　制】将附子炮制去皮脐,独活去除杂质,然后共研为粗末,装入布袋,放入小口瓷坛(或瓷瓶)内,注入黄酒,密封坛口,再将酒坛放水中用慢火煮沸4～6小时,取出,继续浸泡3～5日,即可服用。

【用法用量】每次饭前空腹温服20～30毫升,日服2～3次。

【功效主治】具有温肾阳、祛风湿的功效。用于治疗脚气风毒、寒湿痹痛、筋脉挛急疼痛等症。

【药方来源】引自《太平圣惠方》。

海桐皮酒（四）

【处　　方】海桐皮、五加皮、独活、枳壳、防风、杜仲、牛膝、薏苡仁各 15 克，生地黄 30 克，白酒 1 500 毫升。

【配　　制】将上述前 9 味药去除杂质，共研为粗末，装入布袋，放入小口瓷坛中，注入白酒浸泡，密封坛口，每日摇晃 1 次，14 日启封，滤取药酒，瓶装备用。

【用法用量】口服，每次空腹服 10～15 毫升，日服 2～3 次。

【功效主治】具有祛风湿、补肝肾的功效。用于治疗风毒脚气、膝腿疼痛、痹证、痿证、慢性腰腿病、坐骨神经痛等。

【药方来源】引自《中华养生药脯大全》。

木瓜酒

【处　　方】木瓜 50 克，虎腔骨（狗胫骨代）100 克，萆薢 15 克，五灵脂、川牛膝、当归、白芍、天麻、乌药、防风、黄连、威灵仙、续断、乳香、没药、白僵蚕、松节、川乌头（炙）各 10 克，白酒 3 500 毫升。

【配　　制】先将狗胫骨用砂子炒至黄酥，与其余药物共研为粗末，装入布袋，放于瓷坛内，用白酒浸泡，密封坛口，每日摇晃 1 次，30 日后启封，滤取药酒，瓶装备用。

【用法用量】口服，每次 10～15 毫升，日服 3 次。

【功效主治】具有祛风湿、调气血、壮筋骨的功效。用于治疗脚气、腿脚沉重、行走艰辛、筋脉拘挛、抽掣疼痛、不能伸舒、膝盖肿痛、痹证、痿证等症。

【药方来源】引自《经验秘方》。

五加皮酒(五)

【处　　方】五加皮、木瓜、花椒(去椒目)各 30 克,白酒
1 000 毫升。

【配　　制】将上述前 3 味药去除杂质,共为粗末,装入
布袋,装入瓷瓶中,用白酒浸泡,密封瓶口,每日摇晃 1 次,7
日后即可使用。

【用法用量】口服,每次 10～15 毫升,日服 2 次。

【功效主治】具有补肝肾、祛风湿的功效。用于治疗脚
气、痹证。

【药方来源】引自《经验秘方》。

石斛酒(四)

【处　　方】丹参、五加皮、牛膝、杜仲、秦艽、薏苡仁、山
茱萸、黄芪、独活、当归、钟乳石各 20 克,石斛、陈皮、白前各
10 克,附子、干姜、花椒、茵芋、川芎、肉桂心各 6 克,黄酒
3 000毫升。

【配　　制】将上述前 19 味药去除杂质,共研为粗末,
用 3 个生绢袋(或纱布)盛好,放入小口瓷坛内,注入黄酒浸
泡,密封坛口,每日摇晃 1 次,14 日启封,滤取药酒,瓶装
备用。

【用法用量】饭前温服,每次 15 毫升,日服 3 次。

【功效主治】具有祛风利湿、温阳通络的功效。用于治
疗脚气痹挛、脾虚肿满、不能行走。

【药方来源】引自《太平圣惠方》。

石斛牛膝酒

【处　方】石斛 120 克，牛膝 90 克，人参、白术、黄芪、山药、杜仲、丹参、川芎、当归、五味子、茯苓、陈皮、肉桂心、炮姜、防风各 60 克，甘草 30 克，白酒 6 000 毫升。

【配　制】将诸药捣成粗末，装入白纱布袋中，扎紧口，置酒坛中加白酒搅拌润湿，加盖放阴凉处浸泡 7～10 天，提出药袋，澄清装瓶即可饮用。

【用法用量】每日 2 次，早、晚各服 10～20 毫升。

【功效主治】具有补气健脾、活血通络、补肾温胃之功效。用于治疗虚劳、脚气、筋骨疼痛、腹内冷痛、不思饮食等症。

【药方来源】引自《太平圣惠方》。

十味侧子酒

【处　方】侧子 10 克，五加皮、丹参、续断、牛膝、白术、生姜、桑白皮各 15 克，细辛、肉桂各 4 克，黄酒 5 000毫升。

【配　制】将上述前 10 味药去除杂质，切碎如麻豆大，装入布袋，置小瓷坛内，注入黄酒浸泡，密封坛口；再将酒坛放入水中，用慢火煮沸 6 小时，取出再停放浸泡 3～5日，即可服用。

【用法用量】口服，每次饭前空腹温服 15～20 毫升，日服 3 次。

【功效主治】具有祛风湿、补肝肾的功效。用于治疗脚气、痹证、痿证等。

【药方来源】引自《太平圣惠方》。

生地黄酒

【处　　方】生地黄、牛蒡子、松节、大麻仁、牛膝、独活各100克，丹参、防风、地骨皮各60克，黄酒2 000毫升。

【配　　制】将上述前9味药去除杂质，共研为粗末，装入布袋，置于小口瓷坛内，用黄酒浸泡，密封坛口，每日摇晃1次，14日后滤取药酒，瓶装备用。

【用法用量】饭前温服，每次30毫升，日服3次。

【功效主治】具有祛风除湿、养明清热的功效。用于治疗脚气肿满、烦痛少力。

【药方来源】引自《普济方》。

酸枣仁酒

【处　　方】酸枣仁、黄芪、赤茯苓、羚羊角粉、五加皮各15克，牛膝、大麻仁、葡萄干各25克，天冬、防风、独活、桂心各10克，黄酒2 000毫升。

【配　　制】将上述前12味药去除杂质，共研为粗末（除羚羊角粉外），掺和均匀，装入布袋，放于小口瓷坛内，注入黄酒浸泡，密封坛口，再将酒坛放入水中用慢火煮沸3～4小时，取出，继续浸泡3～5日，即可使用。

【用法用量】每次饭前空腹温服30～50毫升，日服3次。

【功效主治】具有利湿除风、益气通脉、润泽肌肤、滋养五脏的功效。用于治疗脚气疼痛、身体羸瘦、肌肤枯燥、失眠健忘、风湿痹痛、下肢痿躄等症。

【药方来源】引自《太平圣惠方》。

松节浸酒

【处　　方】松节 50 克,大麻仁(以火麻仁为宜)20 克,生地黄、牛膝、牛蒡根各 15 克,丹参、萆薢各 10 克,肉桂心 5 克,黄酒 5 000 毫升。

【配　　制】将上述前 8 味药材去除杂质,牛蒡根去皮,与其余药物共研为粗末,装入布袋,放进瓷坛内,加入黄酒浸泡,密封坛口,每日摇晃 1 次,14 日后启封,滤取药酒,装瓶备用。

【用法用量】饭前空腹温服,每次 30 毫升,日服 3 次。

【功效主治】具有养阴、温阳、解毒、舒筋的功效。用于治疗风毒脚气痹证、痿证等。

【药方来源】引自《普济方》。

薏苡仁酒(二)

【处　　方】薏苡仁、大麻仁、牛膝、生地黄、五加皮各 150 克,秦艽、牛蒡子、独活、羌活、防风、地骨皮各 60 克,升麻、黄芩、枳壳各 30 克,桂心、羚羊角粉(代)各 20 克,黄酒 8 000 毫升。

【配　　制】将上述前 16 味药(除羚羊角粉外)去除杂质,共研为细末,搅拌均匀,装入布袋,扎紧袋口,放入小口瓷坛内,注入黄酒浸泡,每日摇晃 1 次,14 日启封,滤取药酒,装瓶备用。

【用法用量】饭前温服,每次 30 毫升,日服 3 次。

【功效主治】具有清热、解毒、祛风、舒筋的功效。用于治疗风毒脚气、四肢拘急、发渴疼痛、背项强直、语言蹇涩等症。

【药方来源】引自《普济方》。

钟乳酒(三)

【处　　方】钟乳石(碳酸盐类矿物钟乳石的矿石)、山茱萸、薏苡仁各 100 克,丹参 180 克,秦艽、石斛、杜仲、天冬、牛膝、黄芪各 50 克,当归、川芎、桂心、附子、防风、干姜各 15 克,黄酒 5 000 毫升。

【配　　制】将 16 味药去除杂质,共研为粗末,装入布袋,放进小口瓷坛内,注入黄酒浸泡,密封坛口,再将酒坛置于水中,用慢火煮沸 3～4 小时,取下继续浸泡3～5 日,即可服用。

【用法用量】饭前空腹温服,每次 20～30 毫升,日服 3 次。

【功效主治】具有益气养血、散寒舒筋的功效。用于治疗风虚劳损、脚气疼痛、羸瘦拘挛、弱不能行。

【药方来源】引自《普济方》。

(十五) 脱　疽

脱疽,亦名脱痈、脱骨疽、脱骨疔、甲疽、蛀节疔、蜣螂蛀,是发生于四肢末端、严重时趾(指)节坏疽脱落的一种慢性周围血管疾病,因患病日久不愈可使趾落,故名脱疽。中医学认为,此病多因过食厚味,致使郁火毒邪蕴于脏腑,加之肾阴亏损,不能制火而发;或因外感寒湿毒邪,营卫不调,气血凝滞而成。治疗上宜和营活血、温经通络,兼以滋阴降火、和营解毒。本篇选编部分为具有温经散寒、活血通络及消肿止痛功效的药酒,供患者临证选用。

 ## 白花丹参酒 ·····························

【处　　方】白花丹参、55°白酒各适量。

【配　　制】将白花丹参研成粗末,置于容器中,加入白酒,密封浸泡 15 日,制成 5%～10% 的药酒。

【用法用量】口服,每次 20～30 毫升,日服 3 次。

【功效主治】具有化瘀、通络、止痛的功效。用于治疗血栓闭塞性脉管炎(气滞血瘀型)。

【药方来源】引自《山东中医学院学报》。

 ## 红灵酒 ·································

【处　　方】生当归、肉桂各 60 克,杜红花、干姜、花椒各 30 克,樟脑、细辛各 15 克,95% 乙醇 1 000 毫升。

【配　　制】将 7 味药切薄片或捣碎,置于容器中,加入乙醇,密封浸泡 7 日,即可取用。

【用法用量】外用,每日用药棉蘸药酒在患处(溃后在患处上部)揉擦 2 次,每次揉擦 10 分钟。

【功效主治】具有活血、温经、消肿、止痛的功效。用于治疗脱疽、冻疮、压疮、跌打肿痛等症。

【药方来源】引自《中医外科临床手册》。

 祛寒通络药酒 ••••••••••••••••••• ✳

【处　　方】制附子 45 克,红花、丹参各 60 克,细辛 15 克,土鳖虫、苍术、川芎各 30 克,大枣 20 枚,白酒 1 500 毫升。

【配　　制】将上述前 8 味药捣碎,置于容器中,加入白酒,密封浸泡 1 周后,过滤去渣,即可使用。

【用法用量】口服,每次 30 毫升,日服 2 次。

【功效主治】具有温经散寒、活血化瘀的功效。用于治疗寒湿、血瘀所致的脉管炎,表现为患肢肢端疼痛,苍白或紫暗,触之发凉,受寒加剧,未发生溃疡者。

【药方来源】引自《张八卦外科新编》。

 脉管炎酒 ••••••••••••••••••••••• ✳

【处　　方】爬山猴(红孩儿/野海棠)350 克,白酒 1 000 毫升。

【配　　制】将爬山猴研成细粉,先用白酒润湿后,置于容器内,加入白酒,按冷浸法浸渍 7 日后,即可使用。

【用法用量】口服,每次 15 毫升,日服 3 次。高血压患者忌用。

【功效主治】具有通络消炎的功效。用于治疗脉管炎。

【药方来源】引自《中药制剂汇编》。

 阳和解凝酒 ••••••••••••••••••••• ✳

【处　　方】马钱子、木鳖子、白芥子、穿山甲、五灵脂、川乌、草乌、天南星、猪牙皂各 30 克,生狼毒 120 克,大戟、甘遂、肉桂、干姜、麻黄各 15 克,白酒 1 000 毫升。

【配　制】将上述前 15 味药捣碎,置于容器中,加入白酒,密封浸泡 1 周后即可取用。

【用法用量】未溃阴疽,将此药酒调敷患处;已溃阴疽,将此药酒浸纱布条塞入疮口内,每日换药 1 次。

【功效主治】具有解毒、祛寒、除湿、通经的功效。用于治疗因寒湿、痰凝、阴毒所致的阴疽证,如脉管炎等。

【药方来源】引自《上海中医药杂志》。

乌蛇附芍酒

【处　方】乌梢蛇、附子各 40 克,赤芍 30 克,白酒 1 000 毫升。

【配　制】将上述药与白酒一起置入容器中,密封浸泡 7 日后,即可使用。

【用法用量】口服,每次 10 毫升,每日早、晚各 1 次。孕妇及湿热壅滞、瘀血阻滞型者忌服;服药期间禁食寒凉之品。

【功效主治】具有祛风、助阳、活血通脉的功效。用于治疗脉管炎,表现为发病肢端疼痛、苍白或紫暗,触之发凉,遇寒时症状加剧的症状,屡用有效。

【药方来源】引自《中国动物药》。

温经散寒通络酒

【处　方】红花、桃仁、皂角刺、山茱萸各 15 克,当归尾 30 克,炮姜 10 克,白酒 1 500 毫升。

【配　　制】将上述前 6 味药捣碎,置于容器中,加入白酒,密封浸泡 7 日,过滤去渣后,即可使用。

【用法用量】口服,每次 10～20 毫升,日服 2～3 次。同时取药渣外敷患处。

【功效主治】具有温经散寒、活血通络的功效。用于治疗血栓闭塞性脉管炎(证属阴寒型或气滞血瘀型)。

【药方来源】引自《药酒汇编》。

通血脉药酒

【处　　方】走马胎、当归尾、七叶一枝花、桑寄生、威灵仙各 30 克,牛膝、桂枝、黄芪、党参、红花、桃仁、皂角刺各 15 克,制乳香、制没药各 9 克,桂林三花酒 2 500～3 000 毫升。

【配　　制】将上述前 14 味药捣碎,置于容器中,加入三花酒,密封浸泡 3 周后,过滤去渣,即可使用。

【用法用量】口服,每次 20～100 毫升,以小醉为度,日服 4～6 次,1 个月为 1 个疗程,每个疗程后停药 3～5 日;药渣亦可外敷患处。心脏病患者忌服。

【功效主治】具有温经活络、活血通脉的功效。用于治疗血栓闭塞性脉管炎。此药酒主要适用于寒湿凝滞型(寒凝血脉、阳气不达肢端、继之患肢麻木疼痛、皮色苍白、触之冰凉、遇冷加重)和瘀血阻闭型偏寒者(瘀血阻滞、络脉闭塞、患肢紫红或青紫、足背动脉搏动消失)。

【药方来源】引自《广西卫生》。

（十六）毛 囊 炎

毛囊炎系化脓性球菌侵犯毛囊口周围,局限于毛囊上部的炎症,分为化脓性与非化脓性两种,多见于免疫力低下者或糖尿病患者,好发于头部、项部。毛囊炎初起为红色充实性丘疹,以后迅速发展成丘疹性脓疮,继而干燥、结痂,痂脱后不留痕迹。皮疹数目多,但不融合。

中医学认为,毛囊炎多由湿热内蕴,外受热邪,熏蒸肺系,蕴结肌肤,郁久化热,热盛肉腐成脓,脓毒流窜,相互贯通,或素体虚弱,卫外不固,外感热毒,或因皮肤不洁,复遭风毒侵袭,风外搏结所致。

中医辨证论治毛囊炎,通常采用清热利湿、活血化瘀、补益气血、托毒消肿、滋肾养阴的原则。本篇选编部分具有补益气血、活血化瘀、滋肾养阴及清热解毒等功效的药酒,供患者根据个人病因、病情及临床表现的不同临证选用。

硫雄蜈蚣酒

【处　　方】硫黄 20 克,雄黄 10 克,苯酚 4 克,蜈蚣 1条,5％乙醇 100 毫升。

【配　　制】先将硫黄、雄黄、蜈蚣研为细末,再与苯酚、乙醇混匀为稀糊状,装棕褐色瓶内备用。

【用法用量】先将头部用 2％～3％盐水洗净,揩干,再涂擦此药,日涂擦 1 次或 2 次。

【功效主治】具有解毒通络、散结消肿的功效。用于治疗毛囊炎。

【药方来源】引自《四川中医》。

藤黄苦参酊 ••••••••••••••••••••••••••• ✳

【处　　方】藤黄 15 克,苦参 10 克,75％乙醇 200 毫升。

【配　　制】将上述前 2 味药共研细末,置于容器中,加入 75％乙醇,密封浸泡 5～7 日后,即可使用。

【用法用量】外用,用时振荡药液,再用药棉球蘸药酒外涂擦患处。干后再涂,重复 4 次,日涂擦 2～3 次。

【功效主治】具有解毒燥湿、消肿止痛的功效。用于治疗毛囊炎。

【药方来源】引自《百病中医熏洗熨擦疗法》。

蚤休酊 ••••••••••••••••••••••••••••••••• ✳

【处　　方】七叶一枝花(蚤休)根茎(新鲜)适量,95％乙醇适量。

【配　　制】将七叶一枝花用冷水洗净(干生药加温开水浸渍),置于广口瓶中,加入 95％乙醇(浸出药面 2～3 厘米),加盖密封(隔日振摇 1 次),浸泡 1 周后即可取用。

【用法用量】外用,用时振荡药液,再用药棉球蘸药酒外涂擦患处,稍停片刻,药液即干,重复涂擦 4 次,每日分早、中、晚 3 次使用。

【功效主治】具有清热解毒、除湿止痒的功效。用于治疗毛囊炎。

【药方来源】引自《中药贴敷疗法》。

（十七）癣　证

癣是由真菌(即霉菌)引起的皮肤病。致病的真菌分为两类：一是浅部真菌，主要侵犯毛发、皮肤、指甲，俗称癣病。如头癣、体癣、股癣、手癣(鹅掌风)、足癣、花斑癣等；一是侵犯皮下组织及内脏的真菌，所引起的疾病称为深部真菌病。癣病好发于夏季，接触患癣的人或动物及公用生活用具，均可发生传染。

本篇选编部分具有益气、除风、通络、杀虫止痒、清热解毒等功效的药酒，供患者临证选用。

百部黄精酊

【处　　方】百部、黄精各 100 克，蒸馏水 50 毫升，75％乙醇 500 毫升。

【配　　制】将上述药材取干品去除杂质，加入乙醇，放入干净的瓷罐中，密闭浸泡半个月，加入蒸馏水，摇匀后即可使用。

【用法用量】外用，先将患处用温水洗净、擦干，将药液摇匀，用棉签蘸取药液涂擦患处，每日涂擦 3 次。

【功效主治】具有解毒、杀虫的功效。用于治疗足癣。

【药方来源】引自《湖北中医杂志》。

当归百部酒

【处　　方】当归、生百部、木槿皮、川黄柏、白鲜皮各15 克，川椒 10 克，白酒(或黑醋)1 000 毫升。

【配　　制】将上述前 6 味药材研为粗末,置于容器中,加入白酒,密封浸泡 2 小时后,隔水煮沸,待冷,即可使用。

【用法用量】外用,每次取此药酒涂擦患处,日涂擦数次。甲癣可浸泡入药酒中 4～5 分钟,每日 2～3 次。

【功效主治】具有清热解毒、杀虫止痒的功效。用于治疗鹅掌风、甲癣等。

【药方来源】引自《药酒汇编》。

菖蒲酒 ❊

【处　　方】石菖蒲 500 克,黍米 5 000 克,酒曲 500 克。

【配　　制】将石菖蒲去除杂质,加水 1 000 毫升煎煮,煎取 1 200 毫升。再将黍米加水煮成米饭,待温度降至 30℃左右时,拌入酒曲、菖蒲药液,搅和均匀,置于瓷瓶内,密封酿酒,待 21 日酒熟后,压去酒糟,滤取药酒,即可使用。

【用法用量】口服,每次饭前空腹温服 50～100 毫升,日服 3 次,以愈为度。

【功效主治】具有活血、通经、止痒的功效。用于治疗一切癣症。

【药方来源】引自《圣济总录》。

复方土槿皮酊 ❊

【处　　方】土槿皮酊 40 毫升,苯甲酸 12 克,水杨酸 6 克,75％乙醇适量。

【配　　制】将上述前 3 味药置于容器中,加入 75％乙醇至 100 毫升(先将苯甲酸、水杨酸加乙醇适量溶解,再加入土槿皮酊混匀,最后将乙醇加至足量)。

【用法用量】外用,每次取此药酊涂擦患处,日涂擦 3～4 次。

【功效主治】具有杀虫止痒的功效。用于治疗鹅掌风、脚湿气等病。

【药方来源】引自《中医外科临床手册》。

蝮蛇酒

【处　　方】蝮蛇 1 条,人参 15 克,白酒 2 000 毫升。

【配　　制】将蝮蛇打死,人参去除杂质,放入瓶中,用白酒浸泡,加盖密封,每日摇晃 3～5 次,3 月后滤取药酒,装瓶即可使用。

【用法用量】口服,每次 10～15 毫升,日服 3 次。

【功效主治】具有益气、除风、通络、止痒的功效。用于治疗各种癣疾及荨麻疹等。

【药方来源】引自《中华养生药膳大典》。

良姜酊

【处　　方】高良姜 50 克,75％乙醇 250 毫升。

【配　　制】将高良姜放入乙醇中,在密封的玻璃瓶中浸泡 7 日,过滤去渣即可使用。

【用法用量】用棉签蘸药液涂擦患处,日涂擦 2 次。

【功效主治】具有活血祛风、杀虫止痒的功效。用于治疗花斑癣、皮肤瘙痒等。

【药方来源】经验方。

瑞竹白花蛇酒

【处　　方】白花蛇1条,糯米3 000克,酒曲适量。

【配　　制】将白花蛇杀死,加水煮炖1小时。再将糯米加清水煮成稀米饭,然后与白花蛇连肉带汤混合,待温度降至30℃左右时,拌入酒曲调匀,装入瓷瓶中,密封瓶口,21日酒熟后启封,压去酒糟,滤取酒液,瓶装备用。

【用法用量】口服,每次服用50毫升,日服2次。

【功效主治】具有祛风活血、通络定惊的功效。用于治疗瘙痒顽癣、风湿痹痛、肌肉麻痹、口眼㖞斜、语言謇涩、半身不遂、小儿惊风抽搐、破伤风等。

【药方来源】引自《瑞竹堂经验方》。

生姜浸酒

【处　　方】生姜250～500克,50°～60°白酒500毫升。

【配　　制】将生姜捣烂,连汁置于容器中,加入白酒,密封浸泡2日后,即可使用。

【用法用量】外用,每日早、晚取此药酒涂擦患处数遍,或将患部浸泡入药酒中5～10分钟。

【功效主治】具有解毒杀菌的功效。用于治疗鹅掌风、甲癣等。

【药方来源】引自《民间百病良方》。

手足癣酊

【处　　方】樟脑粉15克,95％乙醇200毫升。

【配　　制】将樟脑粉放入乙醇内,至其溶解后,即可使用。

【用法用量】外用,用棉签蘸药酊放入酒盅内点燃,对准患处熏烤;棉签燃尽再取再点。距离患者以能耐受为度,每次10～15分钟,早、晚各烤疗1次。

【功效主治】具有活血除湿、杀菌止痒的功效。用于治疗足癣。

【药方来源】经验方。

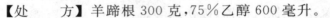

羊蹄根酒 ✿

【处　　方】羊蹄根300克,75%乙醇600毫升。

【配　　制】将上述药材切碎,置于容器中,加入乙醇,密封浸泡7日后,过滤去渣,即可使用。

【用法用量】外用,用棉签或毛刷蘸药液涂擦患处,日涂擦2～3次。

【功效主治】具有杀虫止痒的功效。用于治疗手癣(鹅掌风)、甲癣(鹅爪风)、落屑性脚癣(脚蚓症)、体癣(钱癣)、神经性皮炎(干癣)。

【药方来源】引自《赵炳南临床经验集》。

一号癣药水 ✿

【处　　方】土槿皮、大风子肉、地肤子、蛇床子各300克,硫黄150克,枯矾1250克,白鲜皮、苦参各300克,樟脑(后下)150克,50%乙醇20 000毫升。

【配　　制】将上述前8味药研成粉末或捣碎,置于容

590

器中,加入乙醇(分 3 次加入浸泡),第一次加入 8 000 毫升,密封温浸 2 日后,取上清液,第二次加入 6 000 毫升,第三次加入 6 000 毫升,如上法浸泡。3 次浸液合并,混匀,再取樟脑用 95% 乙醇溶解后,加入浸液中,候药液澄清,取上层清液,即可使用。

【用法用量】外用,每次取药酒涂擦患部,每日 3～4 次。

【功效主治】具有杀虫止痒的功效。用于治疗鹅掌风、脚湿气、圆癣等。

【药方来源】引自《中医外科临床手册》。

顽癣药酒方

【处　　方】川土槿皮、海桐皮、槟榔、冰片、苦参、川黄柏、白及、雷丸各 6 克,大风子、可仁各 2 粒,木鳖子 4 粒,白酒 200 毫升。

【配　　制】将上述前 11 味药捣碎,置于容器中,加入白酒,密封浸泡 7 日后,即可使用。

【用法用量】外用,先用穿山甲将癣刮破,再以药酒涂擦患处,日涂擦 1～2 次。

【功效主治】具有清热燥湿、杀虫止痒的功效。用于治疗各种顽癣。

【药方来源】引自《绵阳地区老中医经验选编》(二)。

（十八）黄 褐 斑

黄褐斑是一种多发于面部的色素增生性皮肤病,为颜面部出现局限性淡褐色或褐色皮肤色素改变。其病因目前尚未明确,一般认为可能与内分泌有关。本病的临床表现为:对称发生于颜面,尤以两颊、额部、鼻、唇及颈等处多见,损害为黄褐色或深褐色斑片,边缘一般清晰,形状不规则。本病多见于女性。日光照射可引发本病或加重症状。黄褐斑在中医学中属于"面尘、黧黑斑"等范畴。

槟榔露酒

【处　　方】槟榔、桂皮各 20 克,青皮、玫瑰花各 10 克,砂仁 5 克,黄酒 1 500 毫升,冰糖适量。

【配　　制】将前 5 味药共制为粗末,入布袋,置容器中,加入黄酒,密封再隔水煮 30 分钟,待冷埋入土中 3 日以去火毒,取出过滤去渣,加入冰糖即可服用。

【用法用量】口服,每次 20 毫升,每日 2 次。

【功效主治】具有疏肝解郁的功效。主治气郁型黄褐斑,症见平素胸闷胁痛,情志抑郁,食欲不振,月经不调等。

【药方来源】引自《药酒汇编》。

补肾地黄酒

【处　　方】黑大豆(蒸熟)1 000 克,生地黄 1 000 克,牛蒡根 1 000 克,白酒 10 000 毫升。

【配　　制】将黑大豆蒸熟晒干,与生地黄、牛蒡根共打碎,装入布袋,扎紧袋口,放入瓷坛内,加入白酒、密封浸渍 35 日,过滤去渣后,即可服用。

【用法用量】口服,每次 10～20 毫升,不拘时,随意空腹温服。

【功效主治】具有补虚损、益气力、润皮毛的功效。用于治疗面部黑斑、老年人风湿痹证、筋挛骨痛。

【药方来源】引自《中国食疗大典》。

归元仙酒

【处　　方】当归、龙眼肉各 15 克,好酒 500 毫升。

【配　　制】将 2 药去除杂质,用凉开水快速淘洗,沥去水液,放入酒瓶中,加入白酒,密封浸泡,30 日后去除药渣,过滤酒液,瓶装备用。

【用法用量】口服,晚餐或临睡前饮 15～20 毫升。

【功效主治】具有养血益颜的功效。用于治疗黄褐斑等。

【药方来源】引自《家庭食疗手册》。

牛膝大豆酒

【处　　方】牛膝、大豆、生地黄各 180 克,白酒 5 000 毫升。

【配　　制】将 3 味药去除杂质,混合拌匀,上笼蒸至大豆烂熟,然后装入 4 个纱布袋中,扎紧袋口,与酒一同置于瓷坛中浸泡,密封坛口,30 日后滤取药液,瓶装备用。

【用法用量】口服,每次 35 毫升,每日 2 次,中午及晚上空腹或睡前温服。

【功效主治】具有滋补肝肾、祛风胜湿的功效。主治黄褐斑。

【药方来源】引自《圣济总录》。

红颜酒

【处　　方】核桃仁、大枣各 120 克,甜杏仁 30 克,白蜜 100 毫升,酥油 70 毫升,米酒 1 000 毫升。

【配　　制】将核桃仁、大枣、甜杏仁放入酒中浸泡 2 周后,加入白蜜、酥油搅匀即可使用。

【用法用量】口服,每次 30～50 毫升,每日早、晚空腹服用。

【功效主治】具有益气养血、养颜助寿的功效。用于治疗皮肤灰暗、早生皱纹、黄褐斑、肌肤干燥等。

【药方来源】引自《中药美容》。

三仙酒

【处　　方】龙眼肉 300 克,桂花 120 克,白糖 240 克,白酒 4 000 毫升。

【配　　制】将 2 药去除杂质,放入干净的玻璃瓶中,倒入白糖和白酒,密封浸泡,时间越长越好,至少超过半年,过滤去渣后,即可服用。

【用法用量】口服,每次 30 毫升,日服 2 次。

【功效主治】具有益心脾、补气血的功效。用于治疗黄褐斑、妇女身体虚弱、面色无华、更年期失眠多梦、心悸怔忡等症。

【药方来源】引自《药酒善助妇人康》。

桃花白芷酒

【处　　方】桃花 250 克,白芷 30 克,白酒 1 000 毫升。

【配　　制】将 2 味药置容器中,加入白酒,密封浸泡 30 日后,过滤去渣即成。

【用法用量】口服,每次 10~20 毫升,每日 2 次。同时外用,即取此酒少许置于手掌中,双手合擦至热时,即来回擦面部患处。

【功效主治】具有活血通络、润肤祛斑的功效。主治面色晦暗、黄褐斑或妊娠、产后面黯等症。

【药方来源】引自《浙江中医杂志》。

（十九）银 屑 病

银屑病俗称牛皮癣,是一种常见的复发性炎症性皮肤病。中医学称银屑病为"白疕",是常见的慢性、复发性、炎症性的皮肤病。其特征是出现大小不等的丘疹、红斑,表面覆盖着银白色鳞屑。

中医学认为,牛皮癣是由于风湿热邪阻滞肌肤,或衣领摩擦、气血阻滞所致。本篇选编部分具有滋阴养血、清热燥湿、解毒止痒功效的药酒,供患者临证选用。

斑蝥酒 ·······················✿

【处　　方】斑蝥 30 个,青皮 6 个,白酒 250 毫升。

【配　　制】将上述药取净品,放入白酒中,在密闭的玻璃容器中浸泡 7 日,过滤去渣后,即可使用。

【用法用量】外用,用温水将患处洗净,再用棉签蘸取药酒,反复涂擦患处,直至患部感到发热、痛痒并起白疱时,然后刺破白疱,用清洁水洗去脱皮。如不易脱去,可再涂擦药酒2～4次,皮脱即愈。

【功效主治】具有活血祛风、杀虫止痒的功效。用于治疗牛皮癣。

【药方来源】引自《四川中医》。

斑蝥酊(三)

【处　　方】斑蝥8个,紫荆皮、樟脑各9克,高粱白酒250毫升。

【配　　制】将上述前3味药去除杂质,共研为细末,装入布袋,扎紧袋口,置于玻璃瓶内,注入白酒,密封浸泡,每日摇晃3～5次,7日后即可使用。

【用法用量】外用,用棉签蘸取药酒涂擦患处,每日1次,如果涂药处起疱,可刺破再涂,直至痊愈。

【功效主治】具有解毒杀虫的功效。用于治疗牛皮癣。

【药方来源】引自《中国民间疗法》。

白鲜皮酒

【处　　方】白鲜皮300克,苦菜500克,露蜂房75克,黍米5000克,酒曲750克。

【配　　制】将上述前3味药去除杂质,加水煎煮,取药液3000毫升。将黍米加水做成米饭,与药液混合,待温度降至30℃左右时,拌入酒曲,调和均匀,置于瓷瓶内,密封发酵酿酒,待21日酒熟后压去药渣,滤取药酒,即可使用。

【用法用量】饭后口服,每次80～100毫升,日服3次,以愈为度。

【功效主治】具有清热燥湿、解毒止痒的功效。用于治疗遍身银屑病,搔之则痛。

【药方来源】引自《中华养生药膳大典》。

 骨碎补酒 ••••••••••••••••••••••••••••••• ✿

【处　　方】骨碎补 16 克,雄黄 6 克,大蒜 1 头,白酒、米醋各 32 毫升。

【配　　制】先将骨碎补去除杂质,用凉开水快速淘洗,沥去水液,晒干研末;雄黄研末,大蒜去皮,捣烂如泥。再将上述前 3 味药材装入布袋,扎紧袋口,置于玻璃瓶内,注入白酒、米醋浸泡,密封瓶口,每日摇晃 3～5 次,5 日后即可使用。

【用法用量】外用,用棉签蘸药酒涂擦患处,日涂擦 1～2 次。

【功效主治】具有解毒杀虫的功效。用于治疗牛皮癣。

【药方来源】引自《中国民间疗法》。

 槿皮酒 ••••••••••••••••••••••••••••••• ✿

【处　　方】白槿皮、天南星、槟榔各 30 克,木鳖子、樟脑各 15 克,斑蝥 30 个,蟾酥 9 克,白酒 500 毫升。

【配　　制】将上述前 7 味药去除杂质,共研为细末,装入布袋,扎紧袋口,放入玻璃瓶中,注入白酒浸泡,密封瓶口,每日摇晃 3～5 次,7 日后即可使用。

【用法用量】外用,用棉签蘸取药酒,涂擦患处,日涂擦 1 次。

【功效主治】具有解毒杀虫的功效。用于治疗牛皮癣。

【药方来源】引自《中国民间疗法》。

苦参酒(二) ·····················✳

【处　　方】苦参 2 500 克,露蜂房 300 克,刺猬皮 1 具,秫米(黏高粱米)15 千克,酒曲 2 500 克。

【配　　制】将上述前 3 味药材去除杂质,加水 15 000 毫升煎煮至 5 000 毫升,去渣。将秫米淘洗干净,做成秫米饭,与药液混合,待温度降至 30℃左右时,拌入酒曲,搅拌均匀,置于瓷瓶内,加盖密封,发酵酿酒,待 21 日酒熟后,压去酒糟,滤取药酒,瓶装密封,即可使用。

【用法用量】温服,每次 50 毫升,日服 3 次。

【功效主治】具有除湿杀虫、疏风止痒的功效。用于治疗银屑病。

【药方来源】引自《太平圣惠方》。

葡萄糯米酒 ·····················✳

【处　　方】葡萄干 1 000 克,糯米 5 000 克,酒曲 500 克。

【配　　制】将葡萄干去除杂质,加水煮沸 50 分钟。将糯米加水做成米饭,与葡萄干(连煎液)混合,待温度降至 30℃左右时,加入酒曲,调和均匀,置于瓷瓶内,加盖密封,发酵酿酒,待 21 日酒熟后启封,压去酒糟,滤取药酒,即可使用。

【用法用量】口服,可随饭服用,每次 100 毫升,日服

3 次。

【功效主治】具有滋阴养血、活血通络的功效。用于治疗因阴血不足、不能濡养肌肤所引起的银屑病。

【药方来源】引自《中华养生药膳大典》。

山甲虾蟆酒

【处　　方】穿山甲、何首乌、虾蟆、胡桃肉、当归、生地黄、侧柏叶各 15 克，蜈蚣 3 条，黄酒 1 500 毫升。

【配　　制】将上述前 7 味药去除杂质，用凉开水快速淘洗，沥去水分，晒干研成粉末，装入布袋，扎紧袋口，置于小口瓷坛内，注入黄酒浸泡，密封坛口。再将酒坛放于水中，使水淹没酒坛的 4/5，坛口露出水面，加热煮沸 4～6 小时，将酒坛取出，停放于阴凉干燥处，每日摇晃 3～5 次，7 日启封，滤取药酒，瓶装备用。

【用法用量】饭前空腹温服，每次 30 毫升，日服 3 次。

【功效主治】具有补肾益精、祛风解毒的功效。用于治疗因血虚肌肤失养所致的银屑病。

【药方来源】引自《中华养生药膳大典》。

雄黄酒擦剂

【处　　方】雄黄 1.8 克，斑蝥（不去头、足）6 克，鲜山楂（完整者）30 克，95％乙醇 760 毫升。

【配　　制】将上述前 3 味药去除杂质，斑蝥及山楂用凉开水快速淘洗，沥去水分，再将山楂捣碎，共装瓶内，用乙醇密封浸泡，每日摇晃 3～5 次，7 日后过滤药渣，即可使用。

【用法用量】外用,先用凉开水清洗皮损面,拭干,然后用棉签蘸药酒均匀涂擦病变部位,不要涂到健康皮肤,每周2次,2周为1个疗程,以愈为度。第一次涂药2～6小时,病变部位起水疱,灼热疼痛,可用针将水疱刺破,放出水液,也可不刺破,令其自行吸收,干燥结痂。

【功效主治】具有杀虫止痒的功效。用于治疗牛皮癣。

【药方来源】经验方。

（二十）白 癜 风

白癜风是一种常见多发的色素性皮肤病,该病以局部或泛发性色素脱失形成白斑为特征,是一种获得性局限性或泛发性皮肤色素脱失症,是影响美容的常见皮肤病。中医学称之为"白癜"或"白驳风",系外感邪毒、内伤饮食、情志失常、肺腑紊乱等阴阳失调所致。本篇选编部分具有滋补肝肾、活血化瘀、疏肝理气、调和气血等功效的药酒,供患者临证选用。

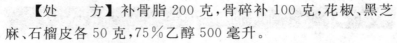

白驳酊 ···········

【处　　方】补骨脂 200 克,骨碎补 100 克,花椒、黑芝麻、石榴皮各 50 克,75％乙醇 500 毫升。

【配　　制】将上述药去除杂质,装入瓷瓶内,倒入乙醇,密封浸泡 1 周后,过滤去渣,即可使用。

【用法用量】外用,用棉签蘸药液涂擦患处,每日 2～5 次。涂药后在阳光下照射局部 10～20 分钟,30 日为 1 个疗程。

【功效主治】具有活血解毒、祛风消斑的功效。用于治疗白癜风。

【药方来源】经验方。

 白癜酊 .... ✳

【处　　方】毛姜 50 克，墨旱莲 30 克，75％乙醇 200 毫升。

【配　　制】先将毛姜、墨旱莲洗净，切碎后放置于干净的玻璃瓶中，倒入乙醇，密封浸泡 7 日，过滤取汁，装瓶备用。

【用法用量】外用，用棉签蘸药酊涂抹患处，每日 3 次。

【功效主治】具有凉血活血的功效。用于治疗白癜风。

【药方来源】引自《新乡民间秘验单方荟萃》。

 白癜风酊 .... ✳

【处　　方】补骨脂 100 克，枯矾、硝酸钾各 75 克，水银 50 克，硫黄适量，95％乙醇 1 000 毫升。

【配　　制】取水银放入瓷缸中，加适量硫黄，随加随研，水银和硫黄反应生成硫化汞灰色粉末，再加入补骨脂、枯矾、硝酸钾，混合均匀后，投入玻璃瓶中，最后加入乙醇，将瓶塞盖严，振摇片刻，密封浸泡 20 日后，即可使用。

【用法用量】外用，用棉签蘸药液涂擦患处，日涂擦 2～4 次。

【功效主治】具有活血祛风、散瘀消斑的功效。用于治疗白癜风。

【药方来源】经验方。

补骨脂酊

【处　　方】补骨脂 100 克,95％乙醇 500 毫升。

【配　　制】将补骨脂去除杂质,捣为粗末,放入乙醇中,密封浸泡 7 日,过滤去渣后,即可使用。

【用法用量】用棉签蘸药液涂擦患处,每日 3 次,涂药后在阳光下照射 20～30 分钟。外涂药时可配合内服中药。

【功效主治】具有活血祛风、散瘀消斑的功效。用于治疗白癜风。

【药方来源】经验方。

红白酊

【处　　方】红花、刺蒺藜、川芎各 30 克,30％乙醇 300 毫升。

【配　　制】将上述药材去除杂质,放入乙醇中,密封浸泡 1 周后,过滤去渣后,即可使用。

【用法用量】外用,用棉签蘸药液涂擦患处,每日 3 次,涂药后日光照晒 5～20 分钟。

【功效主治】具有活血化瘀、祛风消斑的功效。用于治疗白癜风。

【药方来源】经验方。

密陀硫黄酊

【处　　方】密陀僧、补骨脂、生姜各 40 克,硫黄、雄黄各 10 克,斑蝥 3 只,氧化氨基汞 5 克,75％乙醇 400 毫升。

【配　　制】先将密陀僧、补骨脂、生姜、斑蝥研为细面,用乙醇浸泡,密封 1 周后,用 2～3 层纱布过滤,得暗褐色滤液;再将滤液煮沸浓缩至原浓量的 1/3,将硫黄、雄黄、白降汞研面放入,搅匀,即可使用。

【用法用量】外用,用棉签蘸药水涂擦患处,日涂擦 3～5 次,每次涂药后在太阳下晒 15～30 分钟,10 日为 1 个疗程。

【功效主治】具有活血祛风、以毒攻毒的功效。用于治疗白癜风。

【药方来源】经验方。

三季红酊

【处　　方】三季红叶 20 克,95％乙醇 100 毫升。

【配　　制】将三季红叶放入乙醇中,密封浸泡 1 周,过滤去渣后,即可使用。

【用法用量】外用,用棉签蘸药液涂擦患处,日涂擦 3次,涂药后在日光下局部照射 20～30 分钟。

【功效主治】具有活血祛瘀、祛毒消斑的功效。用于治疗白癜风。

【药方来源】经验方。

乌梅酊

【处　　方】乌梅 10 克,75％乙醇 100 毫升。

【配　　制】将乌梅去除杂质,放入乙醇中,密封浸泡

10 日,取上清液备用。

【用法用量】外用,用棉签蘸药液涂擦患处,每日 3 次,涂药后在阳光下照晒局部 5～10 分钟。

【功效主治】具有活血祛瘀、收涩消斑的功效。用于治疗白癜风。

【药方来源】经验方。

乌蛇酒

【处　　方】陆地菖蒲(细切、别煮)500 克,天冬(去心)、苦参、黄芪各 250 克,柏子仁 200 克,火麻仁、大蓼子、蛇皮各 100 克,露蜂房、独活、石斛各 25 克,天雄(去皮生用)、茵芋、干漆、干地黄、远志(去心)各 15 克,黍米 5 000 克,细曲 750 克。

【配　　制】将上述前 16 味药去除杂质,捣碎,加水煎煮 2 次,每次 30～40 分钟,合并 2 次药液共约 10 升。再将黍米加水煮成米饭,与药液混合,待温度降至 30℃左右时,拌入细曲,搅混均匀,置于瓷瓶内,加盖密封,发酵酿酒,待30 日酒熟后,压去糟粕,滤取药酒,即可使用。

【用法用量】口服,每次 30～50 毫升,同时用棉签蘸药酒涂擦患处,日涂擦 2 次。

【功效主治】具有益肾补血、祛风通络的功效。用于治疗白癜风及外阴白斑。

【药方来源】引自《外台秘要》。

消斑酊 ●●●●●●●●●●●●●●●●●●●●●●●●●●●●● ✿

【处　　方】乌梅 60 克,补骨脂 30 克,骨碎补 10 克,80％～85％乙醇 300 毫升。

【配　　制】将上述药材去除杂质,放入乙醇中,过滤去渣后,即可使用。

【用法用量】外用,用棉签蘸药液涂擦患处,日涂擦 3～4 次。

【功效主治】具有活血祛瘀、收涩祛斑的功效。用于治疗白癜风。

【药方来源】经验方。

 易色酊 ●●●●●●●●●●●●●●●●●●●●●●●●●●●●● ✿

【处　　方】骨碎补、补骨脂各 100 克,白鲜皮 50 克,菟丝子、刺蒺藜、墨旱莲各 30 克,紫草、苦参、丹参各 15 克,65％乙醇 1 000 毫升。

【配　　制】将上述药去除杂质,研碎,置于乙醇中,在密封的容器内浸泡 7 日,过滤去渣后,即可使用。

【用法用量】外用,将患处洗净后,用棉签蘸药液涂擦,每日 3 次。用药期间,每日将患处在阳光下照射 10 分钟。

【功效主治】具有活血养血的功效。用于治疗白癜风。

【药方来源】引自《中国民间疗法》。

（二十一）斑　秃

斑秃相当于中医所称的油风,俗称"鬼舐头""鬼剃头"。

多发于青壮年,症状表现为头部局限性斑片状脱发,呈圆形、椭圆形或地图状、大小不等,边界清楚,脱发处头皮光滑无炎症,而其周围头发易拔除。一般脱发区无自觉症状,少数可出现局部头皮微痒或麻木感等。一般来说,恢复过程多是先有细软灰白的毛发长出,有时可随长随脱,渐渐变粗变黑,恢复正常。有部分斑秃患者经半年或 1 年左右可自愈。

闹羊花毛姜浸酒

【处　　方】洋金花 21 朵,鲜毛姜 17 片,高粱酒 1 中碗。

【配　　制】上药酒浸,外用纸将碗口封固,放锅中隔水蒸 1 小时左右。

【用法用量】外用,每日用酒涂搽患处,每日 4～5 次。

【功效主治】主治斑秃。

【药方来源】引自《浙江中医杂志》。

辣椒酒

【处　　方】红辣椒(干品去籽)60 克,白酒 200 毫升。

【配　　制】将红辣椒用凉开水快速淘洗,沥去水液,晒干研碎,装入纱布袋内,扎紧袋口,置玻璃瓶中,用白酒浸泡,密封瓶口,每日摇晃 3～5 次,7 日滤取药酒,瓶装备用。

【用法用量】外用,用消毒棉球蘸药酒涂擦患处,每日涂擦3～5 次。

【功效主治】具有温经通络的功效。用于治疗冻疮、斑秃等。

【药方来源】引自《中国民间疗法》。

生姜酒(二)

【处　　方】鲜生姜 120 克,白酒 150 毫升。

【配　　制】将鲜生姜用凉开水洗净,沥去水液,置于玻璃瓶中,加入白酒,密封浸泡,每日摇晃 1 次,7 日后即可使用。

【用法用量】外用,用消毒棉花蘸药酒擦涂患处,日涂擦 3～5 次。也可口服,每次 10～15 毫升,日服 2 次。

【功效主治】具有温经通络的功效。用于治疗冻疮、斑秃。可解半夏中毒。

【药方来源】引自《中国民间疗法》。

银花酒

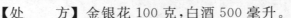

【处　　方】金银花 100 克,白酒 500 毫升。

【配　　制】将上 2 味装大口瓶浸泡 1 周后,待酒色呈棕黄色备用。

【用法用量】外用,先用鲜生姜片擦斑秃处数遍,然后用纱布块蘸药酒擦病灶部位 2～3 分钟,待斑秃处皮肤发红为度,每日擦洗两次。

【功效主治】治疗斑秃。

【药方来源】引自《新疆中医药》1996,(4):60。

（二十二）带状疱疹

带状疱疹是一种由带状疱疹病毒引起的急性病毒性皮肤病，多见于成人，夏季多发，发病前常有轻度全身不适、低热、食欲不振，将要发疹部位有神经痛或感觉过敏，继之出现成簇的粟粒至绿豆粒大的水疱。带状疱疹在中医学中属"缠腰火丹、蛇串疮、蛇丹、蜘蛛疮"等范畴。在治疗上通常以清热解毒、干燥消炎为主要原则。本篇选编部分具有清热解毒、燥湿消肿功效的药酒，供患者临证选用。

带状疱疹酒

【处　　方】石膏 30 克，50％乙醇 1 100 毫升。

【配　　制】石膏置容器中，加乙醇，密封浸泡 1 日，去渣留液。

【用法用量】外用，每次用棉签蘸药酒外搽患处，每日 4～6 次。

【功效主治】具有燥湿杀虫、止血定痛的功效。用于治疗带状疱疹。

【药方来源】引自《江苏中医》。

矾冰膏

【处　　方】枯矾 20 克，冰片 3 克，雄黄、五倍子各 30 克，75％乙醇 100 毫升。

【配　　制】将 4 味药共研细末，用乙醇调成膏状。

【用法用量】外用，用棉签蘸药酒外搽患处，每日 1～

2次。

【功效主治】具有解毒止痛、收敛杀虫的功效。用于治疗带状疱疹、溃破流水、灼热疼痛。

【药方来源】引自《中医秘偏验方妙用大典》。

金银花液

【处　　方】金银花、乌梅肉各30克，生地黄、当归各15克，黄柏、五倍子各9克，45%乙醇500毫升。

【配　　制】将6味药入乙醇中，密封浸泡1日，加水煎至300毫升，高压消毒即成。

【用法用量】外用，每次用纱布浸泡此液湿敷患处，每日2～3次。

【功效主治】具有解毒止痛、水肿敛疮的功效。用于治疗带状疱疹、局部皮肤灼热、剧烈疼痛。

【药方来源】引自《精选八百外用方》。

三花止痒酊

【处　　方】金银花、野菊花、凤仙花、蛇床子各10克，白鲜皮12克，水杨酸5克，苯酚2克，75%医用乙醇1000毫升。

【配　　制】将前5味药材置于容器中，加入乙醇，密封浸泡5～7日，滤取上清液，加入水杨酸、苯酚，混合搅匀后，即可使用。

【用法用量】外用，以医用棉签蘸药酒涂擦患处，日涂擦3～4次，至愈为止。

【功效主治】具有清热解毒、消炎止痒的功效。用于治疗带状疱疹。

【药方来源】引自《中国当代中医名人志》。

雄黄酊

【处　　方】雄黄粉 50 克,75％乙醇 1 000 毫升。

【配　　制】将雄黄与乙醇混合,置于碗中,研磨备用。

【用法用量】外用,用药液涂擦患处,日涂擦 2 次。

【功效主治】具有解毒、祛湿、杀虫的功效。用于治疗带状疱疹。

【药方来源】引自《新医药学杂志》。

（二十三）皮肤瘙痒症

皮肤瘙痒症是指无原发皮疹,但有瘙痒的一种皮肤病,中医称之为风瘙痒。皮肤瘙痒症属于神经精神性皮肤病,是一种皮肤神经官能症疾患。临床上将只有皮肤瘙痒而无原发性皮肤损害者称之为瘙痒症,属中医"痒风"的范畴。本篇选编部分具有理气、散寒、止痒功效的药酒,供患者临证选用。

百部酊

【处　　方】百部草 180 克,75°乙醇 360 毫升。

【配　　制】将百部草置于容器中,加入 75％乙醇,密封浸泡 1 周,过滤去渣后,即可使用。

【用法用量】外用,涂擦患部,日涂擦 3 次。

【功效主治】具有杀虫止痒的功效。用于治疗皮肤瘙痒症、虱病、阴痒等。

【药方来源】引自《北京中医学院东直门医院协定处方》。

苦参猬皮酒

【处　　方】苦参 100 克,露蜂房 15 克,刺猬皮 1 具,酒曲 150 克,糯米 1 500 克。

【配　　制】前 3 味共研粗末,用水 2 500 毫升,煎至 500 毫升,去渣留液,待冷。糯米蒸饭,待温,入药液、曲末拌匀,如常法酿酒,酒熟后去糟。

【用法用量】空腹温饮,每次 10 毫升,每日 2 次。

【功效主治】具有清热解毒、祛湿止痒的功效。用于治疗各种疥疮、周身瘙痒、阴痒带下。

【药方来源】引自《证治准绳》。

神蛇酒

【处　　方】活蛇 1 条,人参 15 克,10°高粱酒 1 000 毫升。

【配　　制】活蛇置容器中,加酒,置阴冷处,密封浸泡 6 个月,去渣留液。

【用法用量】口服,每次 5～6 毫升,每日 1～2 次。

【功效主治】具有祛风化湿、解毒定痉的功效。用于治疗肌肉麻痹不仁、筋脉拘急、皮肤瘙痒或破烂。

【药方来源】引自《中医外科临床手册》。

枳实酒 ······································· ❀

【处　　方】枳实(拌面炒黄)适量,白酒适量。

【配　　制】将枳实研成细末备用。

【用法用量】口服,每次取药末 6～10 克,用白酒 15～20 毫升浸泡,过滤去渣后,服酒,或连渣服之。同时用枳实 15 克,煎水洗患处,每日 2 次。

【功效主治】具有理气、散寒、止痒的功效。用于治疗遍身白疹、瘙痒不止。

【药方来源】引自《世医得效方》。

枳壳秦艽酒(二) ···················· ❀

【处　　方】枳壳(去瓤、麸炒)15 克,秦艽(去苗、土)、独活(去芦头)、肉苁蓉各 20 克,丹参 25 克,松叶 30 克,白酒 1 000 毫升。

【配　　制】将 7 味药去除杂质,用凉开水快速淘洗,沥净水分,晒干,研为粗末,用 2 个双层纱布袋盛装,扎紧袋口,放入瓷瓶内,注入白酒浸泡,密封瓶口,每日摇晃 3～5 次,1 个月后启封,去除药渣,滤取药液,瓶装密封备用。

【用法用量】口服,每次 15 毫升,每日 4 次(白天 3 次,夜间 1 次)。亦可根据自己的酒量适当增加。夜间服药酒时,宜盖被使微汗出,避风寒。

【功效主治】具有祛风止痒的功效。主治皮肤瘙痒症。

【药方来源】引自《圣济总录》。

乌蛇浸酒 ·····················　✽

【处　　方】乌梢蛇1条,白酒2 000毫升。

【配　　制】将乌梢蛇洗净,放瓷坛内,倒入酒后封口,浸泡30日,滤出药酒,瓶装备用。

【用法用量】口服,每次10毫升,每日2次,温服。

【功效主治】具有祛风湿、通经络、攻毒的功效。主治皮肤瘙痒症、风湿痹痛、破伤风、产后风等。

【药方来源】引自《普济方》。

（二十四）瘢　痕

瘢痕是皮肤损伤愈合过程中,胶原合成代谢功能失去正常的约束控制,持续处于亢进状态,以致胶原纤维过度增生的结果,又称为结缔组织增生症,在中医上称为蟹足肿或巨痕症,它表现为隆出正常皮肤,形状不一,色红质硬的良性肿块。

中医辨证本病多属气滞血瘀,凝结肌肤,治疗以活血化瘀、软坚散结为原则,本篇选编部分具有祛瘀消瘢功效的药酒,供患者临证选用。

枸杞根酒 ·····················　✽

【处　　方】枸杞根500克,干地黄、干姜、商陆根、泽泻、蜀椒、肉桂心各100克,酒曲适量。

【配　　制】将枸杞根切碎,以东流水40 000毫升,煮1日1夜,取汁10 000毫升,渍曲酿之,如家酿法,酒熟取清液。后 6 味,共研末,入布袋,内酒中,密封,埋入地下 1 米,坚覆之,经 20 日后,取出开封,其酒当赤如金色。

【用法用量】空腹口服 30～50 毫升。

【功效主治】具有滋肾助阳、温阳利水的功效。主治灭瘢痕,除百病。

【药方来源】引自《千金翼方》。

商陆酒

【处　　方】商陆末(白色者)、天冬末各 2 500 克,细曲(捣碎)5 000 克,糯米(净淘)10 000 克。

【配　　制】先炊米熟,候如人体温;另取热水适量,放冷,入诸药拌匀,再与米饭、细曲拌和,入瓮中,密封酿 60 日成,去糟取用。

【用法用量】口服,不拘时,随意饮之。

【功效主治】具有滋养健壮、补肺益气、润泽皮肤的功效。主治灭瘢痕。

【药方来源】引自《太平圣惠方》。

(二十五)丹　毒

丹毒系由 B 型溶血性链球菌引起的急性感染性皮肤病,中医称为"火丹"。其临床表现为起病急,局部出现界限清楚之片状红疹,颜色鲜红,并稍隆起,压之褪色。皮肤表面紧张炽热,迅速向四周蔓延,有烧灼样痛。伴高热畏寒及头痛等。

中医学认为,丹毒的病因以火毒为主,可由风湿热诸邪化火而致,气滞血瘀,经络不通,在外则出现赤如丹涂之色,在内则有口干便秘、烦躁等症。其中发于颜面者,又称抱头火丹或大头瘟;发于下肢者,称为流火;发生于新生儿或小儿的丹毒,称赤游风、赤游丹或游火。治疗时宜凉血解毒、清心开窍。本篇选编部分具有温肾祛湿、祛风理气、活血通络功效的药酒,供患者临证选用。

 枳壳酒 •••••••••••••••••••••••••••••••••• ❋

【处 方】枳壳(炒)、黄柏皮各 250 克,五叶草 500克,白酒 1 500 毫升。

【配 制】将上述前 3 味药切碎,装入布袋,置于容器中,加入白酒,密封浸泡 7 日,过滤去渣后,即可使用。

【用法用量】每次温服,日服数次,常令有酒气相续为佳。

【功效主治】具有清热燥湿、祛风理气、活血通络的功效。用于治疗刺赤游风。

【药方来源】引自《圣济总录》。

 满天星酊 •••••••••••••••••••••••••••••••• ❋

【处 方】鲜满天星(全草)250 克,雄黄 6 克,75% 乙醇 100 毫升。

【配 制】将满天星洗净、去杂质、晾干、切碎置于容器中,加入乙醇,密封浸泡 7 日后,再用竹将药材捣拦,以纱布绞,取汁加入雄黄(研末)混匀后,即可使用。

【用法用量】外用,用时先视丹毒的蔓延走向,在末端离病灶 3～4 厘米处开始涂圆形药圈,然后由内到外,反复涂药5～10 分钟为宜,日涂擦 2～3 次。

【功效主治】具有祛风、解毒、杀虫的功效。用于治疗丹毒。

【药方来源】引自《中草药通讯》。

三黄药酒

【处　　方】牛黄、玄参、白芷各15克，雄黄、黄连各20克，冰片10克，75％乙醇800毫升。

【配　　制】将上述前6味药去除杂质，置于乙醇中，在密闭容器内浸泡10日后，即可服用。

【用法用量】外用，用棉签蘸取药酒外涂受伤部位，日涂擦3次。

【功效主治】具有清热解毒、祛瘀消肿的功效。用于治疗一切痈疽、丹毒。不管脓形成与否，用药3日即可见效。

【药方来源】引自《傣族民间浸泡药酒》。

（二十六）灰 指 甲

灰指甲，又称甲癣，是指皮癣菌侵犯甲板或甲下所引起的疾病。甲真菌病是由皮癣菌、酵母菌及非皮癣菌等真菌引起的甲感染。甲真菌常见两型：①真菌性白甲（浅表性白色甲真菌病）。此型病损局限于甲面一片或其尖端。②甲下真菌病。又分远端侧位型、近端甲下型及浅表白色型，此型病变从甲的两侧或远端开始，继而甲板下发生感染。

苍耳酊

【处　　方】苍耳子（炒）100克，75％乙醇500毫升。

【配　　制】将苍耳子捣碎,放玻璃瓶中,注入乙醇,密封浸泡1周,过滤取汁,封口存放备用。

【功效主治】具有杀菌止痒、祛腐生新的功效。主治灰指甲。

【用法用量】外用,取苍耳酊适量,浸泡十指,每日2次,每次10分钟左右。用2日后将药液倒掉重配,1个月为1个疗程。

【药方来源】引自《中医外治杂志》。

（二十七）甲 沟 炎

指甲除游离缘外,其余三边均与皮肤皱褶相接,连接部形成沟状,称为甲沟。甲沟炎即在甲沟部位发生的感染。甲下脓肿即指甲与甲床间的感染。两者可相互转化或同时存在。

大黄栀子酒

【处　　方】大黄、栀子各30克,红花10克,75％乙醇1 000毫升。

【配　　制】将大黄捣碎如豆粒大小,栀子捣碎,然后与红花一起放置于玻璃瓶中,用乙醇密封瓶口浸泡,每日摇晃1次,夏季7日,冬季15日,过滤去渣,装瓶备用。

【用法用量】外用,用棉签蘸药液涂擦患处,每日3～5次。

【功效主治】具有清热解毒、活血通络的功效。主治甲沟炎。

【药方来源】引自《四川中医》。

药酒方剂索引

H

X

Y